权威·前沿·原创

皮书系列为
"十二五""十三五"国家重点图书出版规划项目

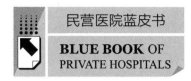

民营医院蓝皮书

BLUE BOOK OF
PRIVATE HOSPITALS

中国民营医院发展报告
（2019）

ANNUAL REPORT ON CHINA'S PRIVATE HOSPITALS
DEVELOPMENT(2019)

主　编／刘　谦
副主编／赵　淳　陈晓红

社会科学文献出版社
SOCIAL SCIENCES ACADEMIC PRESS（CHINA）

图书在版编目（CIP）数据

中国民营医院发展报告. 2019 / 刘谦主编. -- 北京：
社会科学文献出版社，2019.11
（民营医院蓝皮书）
ISBN 978 - 7 - 5201 - 5771 - 1

Ⅰ.①中… Ⅱ.①刘… Ⅲ.①民营经济 - 医院 - 研究
报告 - 中国 - 2019 Ⅳ.①R197.3

中国版本图书馆 CIP 数据核字（2019）第 238591 号

民营医院蓝皮书
中国民营医院发展报告（2019）

主　　编 / 刘　谦
副 主 编 / 赵　淳　陈晓红

出 版 人 / 谢寿光
组稿编辑 / 周　丽　王玉山
责任编辑 / 周　丽
文稿编辑 / 李小琪

出　　版 / 社会科学文献出版社·经济与管理分社（010）59367226
　　　　　地址：北京市北三环中路甲 29 号院华龙大厦　邮编：100029
　　　　　网址：www. ssap. com. cn
发　　行 / 市场营销中心（010）59367081　59367083
印　　装 / 天津千鹤文化传播有限公司

规　　格 / 开本：787mm × 1092mm　1/16
　　　　　印张：20.75　字数：308 千字
版　　次 / 2019 年 11 月第 1 版　2019 年 11 月第 1 次印刷
书　　号 / ISBN 978 - 7 - 5201 - 5771 - 1
定　　价 / 118.00 元

本书如有印装质量问题，请与读者服务中心（010 - 59367028）联系

《中国民营医院发展报告（2019）》
编 委 会

《中国民营医院发展报告（2019）》
编 辑 部

编辑部主任　张国忠

编辑部副主任　丁　滨

组 织 策 划　中国医院协会民营医院分会

　　　　　　　　北京中卫云医疗数据分析与应用技术研究院

编撰者简介

刘　谦　全国人大教科文卫委员会副主任委员，中国医院协会会长，中共党员，研究员。曾在美国波士顿大学医学院和麻省理工学院生物技术工程中心（BPEC）作访问学者，参加过哈佛大学肯尼迪政府管理学院高级管理人员培训（SEF 班）。曾任原卫生部科技教育司司长，科技部中国生物工程开发中心主任，国家 863 计划生物领域办公室主任、专家委员会成员，中国医学科学院、中国协和医科大学党委书记兼常务副院校长，北京协和医院院长，原卫生部副部长、党组成员，原国家卫生计生委副主任、党组成员，中央保健委员会原副主任兼办公室主任。

赵　淳　中国医院协会民营医院分会常务副会长，《医院报》社长，研究员。曾任卫生部医院评审委员会委员、百佳医院办公室副主任、中国医院协会副秘书长、中国医院协会全国百姓放心示范医院管理评价办公室主任、《中国医院法制》杂志社副社长、《中国数字医学》编委等职。从事我国民营医院行业协会工作近 20 年，发表或出版大量有关民营医院的文章及论著。

陈晓红　北京中卫云医疗数据分析与应用技术研究院院长，国家卫生健康委员会医院管理研究所医院管理咨询与评价研究中心主任。主任医师，我国误诊研究的开创者，曾多年担任《临床误诊误治》杂志主编。1993 年主编《误诊学》；2000 年主编《怎样避免疾病误诊误治》系列丛书；2003 年主研的"防范临床误诊的理论与应用研究"项目获河北省科技进步二等奖；2005 年创办国内首家科普宣传临床误诊研究的门户网站——中国康网，并担任网站总编；2017～2018 年以研制误诊基本数据库 30 年的经历，完成

"误诊信息智库"，获得国家专利，并出版专著《中国误诊大数据分析》；2015～2017年，带领北京中卫云医疗数据分析与应用技术研究院为全国诚信民营医院实施医疗数据的分析评价工作；2019年以来带领团队为民营医院开展DRG专项数据服务与培训服务。

摘　要

　　社会发展为民营医院带来新的发展空间，自新医改以来，在政策利好持续释放下，引发社会办医新高潮。2019 年，国家卫生健康委等十部门联合印发《关于促进社会办医持续健康规范发展的意见》，再次释放出重要利好政策，从长远目标看，中国社会办医发展前景看好。《中国民营医院发展报告（2019）》分总报告、政策发展篇、投融与运营篇、医养结合篇及创新实践篇。

　　总报告对 2018～2019 年我国民营医院发展总体情况进行了深度阐述。政策发展篇对江苏省、广西壮族自治区民营医院区域性发展现状进行数据分析。2018 年以来，我国的医保管理体制逐步完善，医保管理手段日趋精细化，民营医院受到医保新政的影响更加显著。"医保新政对社会办医影响分析"的报告探究了医保新政对民营医院发展的影响，为民营医院的发展转型提供了参考。投融与运营篇则围绕中国社会办医疗机构未来十年发展趋势、近年中国民营医院交易并购分析、民营医院发展需求调查以及江苏省民营医院政策发展等方面进行了探讨。医养结合成为近年社会资本办医的热点领域，本报告的医养结合篇，既有国家卫生健康委研究机构的医养结合政策研究发展报告，也有围绕智慧养老话题，对我国当前比较成熟且有特点的几类医养结合机构的发展模式进行的分析与总结。临床重点学科建设是体现一所医院医疗服务能力的重要标志，民营医院经过近 20 年发展，部分民营医院的重点学科脱颖而出，创新发展篇选择了成都爱迪眼科医院、武汉普仁医院、河北平安医疗集团、安徽济民肿瘤医院在重点学科建设和医院创新发展方面的经验总结。

　　关键词：民营医院　医疗服务　资源配置

目　录

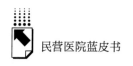

Ⅲ 投融与运营篇

Ⅳ 医养结合篇

Ⅴ 创新实践篇

Ⅵ 附 录

皮书数据库阅读**使用指南**👆

总 报 告

General Report

B.1

2018～2019年中国民营
医疗机构总报告

罗五金　何国忠　张子楠　杨光　赵曜　赵子兆　张舒惟　陈红雨*

摘　要： 本报告根据《2019年中国卫生健康统计提要》相关数据对
2015～2018年民营医疗机构的资源配置情况、门诊住院诊
疗能力进行描述性分析，以了解我国民营医疗机构发展现
状，明确其在我国医疗服务体系中的地位和作用。从整体
上看，民营医疗机构的资源配置，包括机构数量、人力资
源和床位数量等方面均呈现持续升高的趋势。对应公立医
院的增长量，民营医院的增长量和投资资金的增长量远超

---

* 罗五金，华中科技大学医药卫生管理学院教授，博士生导师，研究方向为社会医学与卫生事
业管理；何国忠，昆明医科大学公共卫生学院研究员，博士生导师，研究方向为大健康事业
与产业研究、国家治理与危机管理研究、宏观政策与组织评估研究；张子楠，南京医科大学
医政学院讲师；杨光、赵曜、赵子兆、张舒惟、陈红雨均为昆明医科大学硕士研究生。

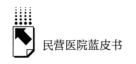
公立医院,同时,民营医院的门诊服务量和住院服务量的增长速度均维持在15%左右。但当前阶段,民营医疗机构存在诸多发展瓶颈:第一,缺乏规范有效的执行政策和执行标准;第二,缺乏人才队伍建设的政策环境,医技人员缺乏与公立医疗机构人员同等的晋升渠道;第三,大众对民营医疗机构存在部分偏见。因此,民营医疗机构唯有通过对外加快落实相关政策,对内加强自身规范化、科学化管理,方能让民营医疗机构得到进一步的发展。

关键词: 民营医院 医疗服务 资源配置

发展民营医疗机构,使社会力量广泛地进入医疗卫生领域,是深化医药卫生体制改革的重要内容。同时,也是实现健康中国长远目标的重要举措。根据《2019年中国卫生健康统计提要》数据,2015～2018年我国民营医疗机构资源配置进一步上升,在机构数量、人力资源和床位数量等方面呈现持续升高的趋势。对应公立医院的增长量,民营医院的增长量和投资资金的增长量远超公立医院,同时,民营医院的门诊服务量和住院服务量的增长速度均维持在15%左右。当前,面临新的重大发展机遇,社会办医必将对满足人民群众各层级健康需要产生重大作用。但当前民营医疗机构存在诸多发展瓶颈。因此,民营医疗机构唯有通过对外加快落实相关政策,对内加强自身规范化、科学化管理,方能让民营医疗机构得到进一步的发展。

一　发展民营医疗机构的重要性

近年来,国家政策不断向民营医疗机构方向倾斜,民营医疗机构不再受区域规划和卫生规划限制,民营医疗机构的设置审批权大放开,允许兼职执业医师（含中医）开办诊所，鼓励兼职执业护士开办护理机构①等。2019年6月12日，国家卫生健康委、国家发展改革委、国家医药保障局等十部门联合印发了《关于促进社会办医持续健康规范发展的意见》。文件从加大政府支持力度、简化审批服务等六个方面，推出22项政策措施来支持社会办医，以满足百姓不同层次的就医需求。

在"新时代"背景下，一批政策的出台与改革措施的施行，使得目前的民营医疗机构从规划、审批到经营都出现了最好的发展机遇。这将进一步促进社会办医持续健康规范发展。

二 民营医疗机构发展现状

（一）机构数量

1. 民营医疗机构数量

截止到2018年，我国共有997434家医疗机构，其中非公立医疗机构459365家，占全国医疗机构的46%。"十三五"期间，我国非公立医疗机构呈现缓慢的增长趋势。在2015年末，我国共有非公立医疗机构439862家，占全国医疗机构的44.7%。经过四年的发展，非公立医疗机构增长了19503家（见图1）。

2. 民营医院数量

2018年，我国共有33009家医院，其中民营医院有20977家，占全国医院的63.4%。四年时间，我国民营医院增加了6459家，相反地，公立医院数量却呈现逐年减少的趋势（见图2）。

在我国民营医院的分布中，东部地区民营医院数量最多，其次为西部地区，中部地区数量最少（见表1）。其中，山东省民营医院数量位居全国首

---

① 《社会办医五大新机遇，基层医师又该如何把握?》，基层医师公社，2019年9月22日，https://new.qq.com/rain/a/20190307A1GT8E。

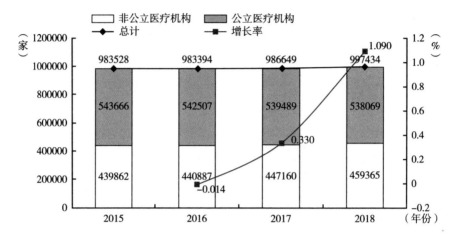

图1　2015～2018年医疗机构数量变化

资料来源：《2019年中国卫生健康统计提要》。

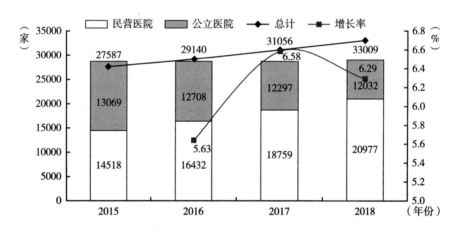

图2　2015～2018年医院数量变化

资料来源：《2019年中国卫生健康统计提要》。

位，共有1771家。西部地区中，四川省民营医院数量较多，共有1652家。拥有民营医院数量较少的省份主要有海南省和云南省，分别有74家和41家。

表1 2018年各地区民营医院数量分布

单位：家

地区	民营医院数量	地区	民营医院数量
东部	8466	西部	6641
中部	5870	总计	20977

资料来源：《2019年中国卫生健康统计提要》。

（二）人力资源情况

我国民营医疗机构在人力资源方面，2018年我国民营医院卫生技术人员共有213.8万人，其中执业（助理）医师人数为91万人，注册护士人数为90.6万人。由图3可见，我国在"十三五"期间，民营医院的卫生技术人员的人数有较大幅度的增加，注册护士人数从2015年末的54万人，增长到2018年的90.6万人，四年时间增长了36.6万人，执业（助理）医师的人数也增加了28万人。

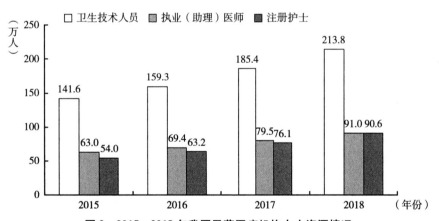

图3 2015～2018年我国民营医疗机构人力资源情况

资料来源：《2019年中国卫生健康统计提要》。

（三）床位数量

2018年我国民营医院共设置病床171.8万张，占全国医院病床数的

26.3%。随着国家不断加强社会资本办医的政策支持力度，我国民营医院病床数量的增长速度有明显提升，从2015年末到2018年，我国民营医院病床数量增长了68.4万张，增长数量超过了公立医院，公立医院同期病床数量增长了50.6万张（见图4）。

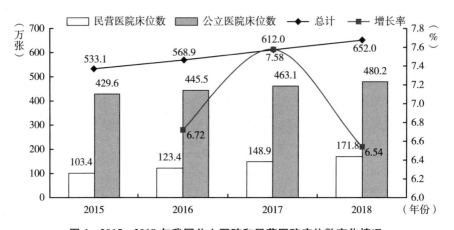

图4　2015～2018年我国公立医院和民营医院床位数变化情况

资料来源：《2019年中国卫生健康统计提要》。

（四）医疗服务能力

1. 门诊服务能力

2018年我国民营医疗机构的门诊服务人次为5.26亿人次，占全国医疗机构门诊服务人次的14.7%。在2015年末，我国民营医疗机构门诊服务人次为3.71亿人次，到2018年仅增长了1.55亿人次。而在四年间，我国公立医院的门诊服务人次增长了3.39亿人次（见图5）。

各地区门诊服务能力的分析显示，我国东部地区民营医疗机构门诊服务人次较多，为2.73亿人次，中部和西部地区的民营医疗机构的门诊服务人次相差不大，分别为1.29亿人次和1.24亿人次（见表2）。其中，江苏省民营医疗机构的门诊服务人次位居全国首位，为0.61亿人次；另外浙江省、河南省、山东省、广东省和四川省的民营医疗机构门诊服务人次也较多，均为0.3亿人次。

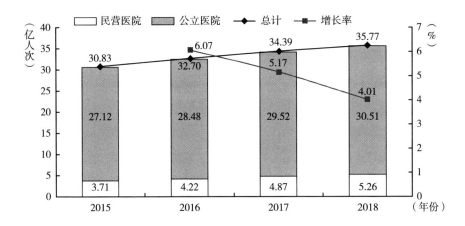

图5　2015～2018年我国公立医院和民营医院门诊服务量的变化情况

资料来源：《2019年中国卫生健康统计提要》。

表2　2018年我国公立医院和民营医院门诊服务人次

单位：亿人次

地区	公立医院	民营医院	合计
东部	16.32536	2.73201	19.05737
中部	6.99196	1.2875	8.27946
西部	7.19505	1.24187	8.43692
总计	30.51237	5.26138	35.77375

资料来源：《2019年中国卫生健康统计提要》。

2. 住院服务能力

2018年我国民营医院的住院人数为3666万人，占全国医院住院人数的18.3%。虽然占比较低，但与2015年数据相比，民营医院住院人数仍增长了1301万人（见图6）。

3. 病床使用率

在床位使用率方面，我国民营医院和公立医院的差距比较明显。2015年我国公立医院的床位使用率就已超过90%，到2018年，我国公立医院的床位使用率达到91.1%。但2018年我国民营医院床位使用率为63.2%，与2015年相比仅上升了0.4%，且较2017年下降了0.2%（见图7）。

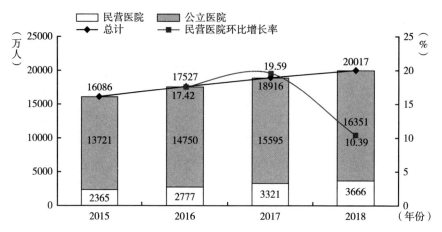

图6 2015～2018年我国公立医院和民营医院住院人数变化

资料来源：《2019年中国卫生健康统计提要》。

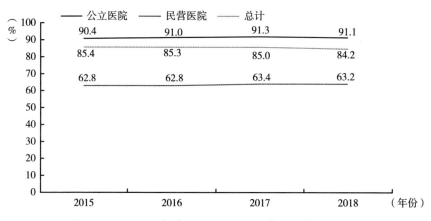

图7 2015～2018年我国公立医院和民营医院床位使用率

资料来源：《2019年中国卫生健康统计提要》。

三 制约民营医疗机构发展的关键点和瓶颈

（一）政策制约

虽然我国目前新出台的各项医疗改革政策均提出鼓励社会资本办医，但大多仅停留在宏观层面，缺乏具体的执行方法和标准，使我国民营医疗机构的发展出现诸多问题。例如医疗保险政策、税收政策以及民营医疗机构准入政策等。医疗行业投资具有支出大、回收慢等特性，由于民营医疗机构属于营利性医疗机构，在享受3年的政策优惠后，营业税和企业所得税的压力使民营医疗机构面临巨大的资金风险。在民营医疗机构准入方面，我国出台的大部分政策文件都缺乏具体的实施细则，缺乏准入范围和标准，这就造成实际审批过程经常需要花费较长的时间。另外，我国出台的一些医疗机构标准过于陈旧，随着医疗技术的快速更新，有些医疗标准已远远落后，限制了医院的发展。

在市场定位方面，民营医院并没有发挥出自身的潜在优势——走专业化、专科化道路。相比较而言，公立医院因为具有国资背景等条件，受到政府相关部门的高度关注，管理手段多样、资金来源渠道较多，使其拥有稳定的资金来源、充足的医疗以及管理人才，且技术先进，美誉度更高、品牌效应更好。所以群众对公立医院信赖度也随之增强，更多的患者会选择前往公立医院进行治疗。

而从民营医院来看，由于其实力薄弱、资金有限、规模较小、技术力量比较弱、高精尖人才匮乏等现象非常普遍。加之相关的管理体制不科学、不健全，缺乏科学化、标注化的管理模式和经验，导致民营医院无法发挥出自身优势，严重阻碍了医院长久稳定发展。[1]

（二）财务管理制度不完善

民营医院财务管理中存在的问题是财务管理制度不健全，以至于很难形成良好的财务管理环境，使民营医院开展财务管理活动缺乏规范性。基础性制度长期处于缺位或不完善状态，是造成民营医院财务管理能力低下的另一个重要原因。而且，财务管理有效性的提升难度较大，迫使民营医院财务管理成本相对较高。[2]

---

[1] 李鲜、章德林、贾琼：《基于SWOT分析法的我国民营医院发展战略研究》，《现代医院管理》2019年第2期，第48～51页。

[2] 邓汉阳：《民营医院财务管理存在的问题及应对策略》，《时代经贸》2019年第16期，第22～23页。

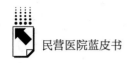

民营医院的现行财务管理制度中，普遍缺乏一个有效的评价与监督机制予以支撑。在基础性制度的指导与规范性功能无法较好发挥时，财务管理评价与监督机制的缺位也会大大降低财务管理部门的作用。此时，很多财务管理问题无法被及时发现，相关问题堆积在一起，必然会增加医院开展财务管理活动的压力，当财务风险产生的可能性达到甚至超过临界点时亦无预警。①

（三）人力资源制度管理方式相对落后

目前我国民营医疗机构的自身建设存在较多问题，大部分文献研究将专业人才的缺乏作为阻碍民营医疗机构发展的重要因素。造成人才来源和人才储备不足、人才匮乏的因素有很多，概要归纳为以下几个方面。

首先，部分民营医院缺乏长远的发展战略眼光。由于民营医疗机构的自身属性限制及资本逐利，迫使大多数民营医疗机构管理层需要在短时间内实现盈利或高速发展。

其次，忽略医疗卫生服务行业专业技术人才培养和成长时限较长的特殊性，缺乏对医疗卫生服务供需关系的深刻认识。为了生存和发展，较多民营医院邀约公立医院的知名专家定期出诊和手术，虽然能在短时间内吸引患者，提高民营医院的接诊能力，在客观上也起到了对民营医院医护人员"传帮带"和丰富临床经验的作用，但在一定程度上也影响了民营医院的人才储备和培养。

再次，我国民营医疗机构多缺乏长效的、综合性的医院绩效管理及激励制度。由于人员结构难以像公立医院一样配齐配全，加上绩效管理机制等问题的存在，导致民营医院医护人员容易缺乏归属感和认同感。

由于以上种种问题的存在，民营医疗机构的人才流失现象比较严重，最终导致人才队伍难以达到"金字塔"形的良性循环模式。由于人才队伍的不健全，我国民营医疗机构的医疗服务质量难以得到保证。

---

① 邓汉阳：《民营医院财务管理存在的问题及应对策略》，《时代经贸》2019 年第 16 期，第 22～23 页。

（四）缺乏公平竞争环境

资料显示，我国大量高端医务人员主要集中在公立医院，这是民营医院与公立医院无法抗衡的最真实、最直接的原因（见图8）。

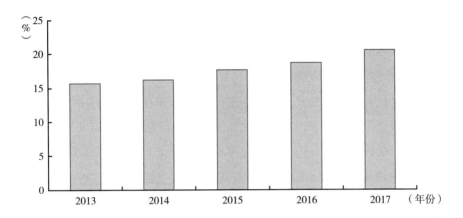

图8　2013～2017年民营医院卫生技术人员占比

资料来源：《中国卫生与计划生育统计年鉴（2014～2017）》《中国卫生健康统计年鉴（2018）》。

与公立医院相比，造成民营医院难以吸引和留住青年技术骨干的原因是晋升渠道狭窄、晋升评比相对不公平。同时，我国大多数民营医疗机构开展科研的条件无法与公立医疗机构相比。尽管近年来国家相关政策陆续出台，给社会办医机构的人才引进、职称评审、学科建设等方面带来了诸多利好，但各地区各部门的落实情况仍存在差异，且尚需时日。因此，知名医学院校的毕业生更多倾向于在公立医院立业发展。

对于人才断层和瓶颈，相当一部分民营医院采取聘请公立医院退休专家的策略，"新鲜血液"大多是来自二本医学类院校或医学专科学校的毕业生，而高层次青年人才的稀缺也在一定程度上制约了民营医院的发展。①

---

① 纪德尚、付璐：《当前我国民营医院发展现状、困境及趋势》，《黄河科技大学学报》2016年第4期，第29～33页。

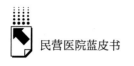

（五）社会偏见

一方面，受我国社会文化、公众长期的就医选择习惯的影响，我国民营医疗机构处于劣势地位，加之民营医疗机构的发展起步较晚及莆田系医院非法经营造成的恶劣社会影响，百姓对我国民营医疗机构始终存在偏见。

另一方面，社会资本的终极目标是追求利益最大化，这就导致投入我国民营医疗机构的社会资本急功近利，一心追求短期收益，从而忽视医疗服务质量，导致医疗事故的发生。

要想将民营医疗机构发展的机遇和建议政策抓在实处、落到"点"上，解决民营医疗机构发展中出现的一些瓶颈和难点问题，需制定和出台相关政策。因此，在执行中，我们应该避免出现"光打雷、不下雨"或"只能看、不能吃"的现象。如果出现落不到"实处"和"点"上的"空文"政策，不仅不能解决民营医疗机构发展中的实际问题，而且会让已经"激荡"起来的社会资本失去生命力和活力，有损政府公信力和医疗卫生服务提供与组织者的"药力效果"。

因此，避免"乱开处方"政策现象出现的前提是：政策出台前深入一线民营医疗机构进行调查，出台中不断听取医务人员的声音，出台后查看其是否能解决群众的健康需求与诉求。唯有把大众的健康需求与经济社会发展结合起来，与民营医疗机构的投资者、经营管理者、一线医务人员的利益挂钩，切实综合施策、精准发力，事后评估和监督，把政策抓在实处、落到"点"上，才会让政策效力最大化。

四　政策建议

1. 建立自律与他律体系，改善民营医院的社会形象

社会与民间资本投入医疗服务市场，民营医疗机构得到快速发展，这为老百姓不断增长的医疗服务需求缓解了一定的压力，同时也为深化医疗改革带来了动力。但是由于民营医疗机构存在鱼目混珠现象，加上监管缺失，导

致部分民营医院片面追求经济效益，忽略或放松医院内部管理，从而产生一些不依法执业和"钻空子经营"的现象。

首先，需要建立健全相关医疗机构的监管体系，这是由医疗行业高风险、高知识性的特质决定的。将民营医疗机构纳入统一的监管体系，对日常的诊疗规范、人员聘用、医疗广告等进行严格监管，不仅有利于民营医院提高诊疗量，更有利于医疗机构整体社会环境的营造。①

行业自律环境的形成需由政府积极引导，将民营医疗行业健康有序地发展与不断提升民营医院医疗水平有机地结合起来，引导民营医院加强行业自律，树立行业规则和自我形象。通过成立民营医院行业自律组织，规范民营医院诊疗行为，加强民营医院核心竞争力建设，通过提升服务质量和医疗质量，达到吸引患者的目的，并不断改善民营医疗机构在大众口碑中不好的状况。②

其次，政府部门、行业指导部门、主管部门在加强监管的基础上，需积极发挥专业学会、协会的内部监督和行业指导作用。让民营医疗行业的专业学会、协会同时成为民营医疗机构的"心灵港湾与家园"，并在民营医疗机构与各级政府、各层级管理部门之间起到"穿针引线"的作用，达到为民营医疗机构"谋福利、求发展"的目的。

最后，各级民营医院应进行定期交流，包括执业信息、录用信息、处罚信息等方面，从而加强社会、患者家庭与个人对民营医疗机构的监督与认知。③

2. 制定相关优惠政策，支持民营医疗机构的规范发展

优惠政策应该坚持激励与发展并重。民营医疗机构的存在与发展，有利于促进医疗市场的有序竞争，拓展卫生事业发展的筹资渠道，满足群众不同

---

① 《社会办医五大新机遇，基层医师又该如何把握?》，基层医师公社，2019 年 9 月 22 日，https://new.qq.com/rain/a/20190307A1GT8E。
② 黄灵肖、方鹏骞：《我国民营医院行业监管的现状分析与思考》，《中国医疗管理科学》2015 年第 4 期，第 15~18 页。
③ 魏晓瑶：《我国社会办医发展环境的优化措施研究》，硕士学位论文，北京协和医学院，2017。

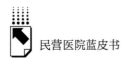

层次的医疗保健需要，有利于多元化办医格局的形成。

要落实鼓励和支持民营医疗机构发展的各项政策措施，宣传和表彰民营医疗机构中的先进人物和事迹，帮助民营医疗机构树立良好的社会形象，营造有利于民营医疗机构健康发展的舆论氛围是今后政策软环境建设的重要环节。

2010 年 11 月，《关于进一步鼓励和引导社会资本举办医疗机构的意见》① 出台后，各地陆续发布相关的优惠政策，成为民营医院数量大幅增长的主要原因。2019 年 6 月，《关于促进社会办医持续健康规范发展的意见》② 出台，深化"放管服"改革，推动"非禁即入"、审批应减、尽减和清理妨碍公平竞争各种规定的落实，解决了阻碍民营医疗机构发展的重点难点问题，起到了进一步促进社会办医持续健康规范发展的重要作用，同时也为民营医疗机构发展带来新的机遇。

要贯彻落实国家对民营医疗的相关优惠政策，切实推进国家税收优惠政策及地方管理制度的不断完善，需要构建一个相对公平的竞争环境。这就需要建立和完善以下机制：一是各级政府要加强相关部门协调配合，共同促进国家优惠政策切实得到贯彻落实；二是税收征管部门应结合工作实际，积极推进民营医疗税收政策的不断完善，争取三年免税时间从医疗行为启动之日算起，促进优惠政策真正落实到位，减轻民营医疗服务的成本和负担；三是在同等情况下推进执行价格政策公平合理，在条件允许的情况下，探索推进民营医疗执行价格政策与经济社会发展、物价增长指数相适应，为民营医疗营造相对公平的竞争环境。

民营医疗机构加强自身建设和规范化管理

规范化管理强调的是在管理过程中充分体现人的自我价值实现。通过确立一套与医疗技术人员价值观念相适应的自我意志和行为选择体系，达到自我提升的目的，因此规范化管理属于自身建设和自我完善范畴。

---

① 国办发〔2010〕58 号。
② 国卫医发〔2019〕42 号。

从个体行为考量，行业内部的规范化管理应决策程序化、考核定量化、组织系统化、权责明晰化、奖惩有据化、目标计划化、业务流程化、措施具体化。强调的是基本医疗行为标准化、患者诊治过程个性化。

从组织行为考量，行业内部的规范化管理应系统化、常态化、专业化、数据化、信息化。强调的是医疗机构的整体效率和组织效益。

优化人才队伍建设，不断提升民营医院的美誉度和关注度

改善人才流动政策环境，制定双向选择、短期工作、项目合作等灵活多样的柔性人才流动政策，引导专业技术人才合理流动。

首先，民营医疗机构应拓宽人才评价渠道，不断改进卫生人才的评价方式，对不同专业的人才采用不同的评价方式。例如在对中医医务人员进行评价时，应彻底改变唯学历、唯职称、唯项目、唯奖项、唯论文的"五唯现象"，将中医人才按照复合型、临床型、科研型划分，在评价时多用个性化治疗效果指标。同时，健全医疗教育协同机制，鼓励民营医务人员参加函授、脱产、进修等继续教育，坚持把能力建设作为民营医疗机构卫生人才培养的核心，大力开展全员培训计划，鼓励他们开阔视野。

其次，引导媒体进行客观、正面的宣传。目前民众对民营医院的误解和偏见，除部分来自自身因素外，更多的则是由不良媒体对民营医院片面、消极的系列报道和轰炸式、网红式的报道引起的。这既限制了民营医院的发展经营，又减弱了民营医院员工对未来职业生涯规划的积极性，导致人才流失状况加重。因此民营医院行业协会和民营医院自身应通过多种媒体渠道，从国家级传媒机构到传播能力日益强大的医疗自媒体，形成民营医院宣传矩阵。这对民营医院的公益性服务和技术性图谱给予正面的舆论引导至关重要，有利于提升民营医疗机构的美誉度，增加大众对民营医院的关注度。[1]

再次，进一步健全民营医疗机构编制动态管理机制，完善岗位管理制度。优化人才引进聘用机制和薪酬绩效分配机制，充分调动医疗技术人员的

---

[1] 刘瑞明、雷光和、王双苗等：《民营医院人才培养、引进及管理探究》，《卫生经济研究》2012年第12期，第26~29页。

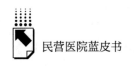
积极性和主动性,不断提高"金字塔"形卫生人才队伍的数量和质量。

3. 创建医院特色文化,促进民营医疗机构的差异化发展

从医院发展的战略高度着眼,通过建设高尚的精神文化和优秀的服务文化来打造医院信誉品牌,创建特色的医院文化。①

首先,高尚的精神文化有利于增强全体员工的主人翁意识,发挥员工的积极性、创造性和主动性,形成"医院命运共同体",进而创造良好的社会信誉。

其次,先进科学文化是医院文化建设的直接源泉。树立与时俱进的科学发展观,是行业人才引进和培养时应着重关注、考核的内容。

再次,民营医院应坚持"以健康为中心"的健康文化的创建,将人性化与个性化有机结合起来,将技能素养与精品化医疗有机结合起来,将社会—生理—心理的现代医疗服务模式与从被动健康到主动健康有机结合起来,并将上述"三结合"引入医疗服务的全过程。

4. 找准自身定位,树立长远发展战略

民营医疗机构是公立医疗机构的有力补充,因此对民营医疗机构来说首先要明确自身定位,在提升医疗技术的前提下,明确自身的专科和行业竞争优势。目前,民营医疗机构不能仅仅承担单纯的医疗卫生服务,还应适时调整民营医院未来的发展与医院内部变革的问题。

首先,民营医疗机构需要从优质的服务入手,将医疗、预防、保健一体化转变作为今后竞争和发展的要素。同时,将为大众提供方便、及时、便宜、有效的医疗优质服务作为下一步民营医疗机构改革发展的核心。在经营上避免"急功近利"思想,注重回归医疗属于公益的社会本质,在管理上避免"粗放化"模式,建立科学化、规范化和体系化的民营医疗机构管理体系。②

---

① 邓汉阳:《民营医院财务管理存在的问题及应对策略》,《时代经贸》2019 年第 16 期,第 22~23 页。

② 张立红、梁杰、张爱萍:《北京市民营医疗机构发展现状与对策探析》,《中国医院管理》2013 年第 12 期,第 10~12 页。

其次，要充分认清自身发展中的不足，不要一味追求"大而全"，应根据自身优势，不断开辟市场的增长点和需求点，遇到相对弱势的专科或设备不完善时，应本着客观、负责、诚信的态度为患者提供建议，形成内循环（民营医院与民营医院之间）和外循环（民营医院体系与公立医院体系之间）联合闭环体系，大幅度提升医疗资源的利用和配置效率。

再次，品牌化管理和经营方式，为民营医疗机构的长久发展提供有力支撑。为保证市场占有率，民营医院的发展重点除投放专科医院（专科门诊）外，还可以重点发展特需医疗、医养和居家医疗服务，目的是从患者需求入手，重点满足那些较高收入人群的需要和需求，比如提供 VIP 服务，包括高端产科、专家预约门诊、专家居家服务等，在均等化医疗服务提供过程中，寻找医疗水平与环境、舒适度相适宜的需求人群。

最后，国内医疗保险制度日趋健全，全民医疗保险覆盖面不断增加。除公费医疗外，城镇职工医疗保险、城镇居民医疗保险、新型农村医疗保险的参保率已超过95%，民营医院在社会医疗保险方面除了与公立医院享有同等申报定点医疗机构的权利外，在商业保险、国际保险支付方面具有更大的优势和空间，如为商业保险客户提供更为便捷的报销服务等。[1]

综上，在新时代背景下，我国政府已给予民营医疗机构有力的政策支持，民营医疗机构迎来了巨大的发展机遇和潜力发挥空间。但我国社会办（民营）医院医疗服务总量始终处于较低水平，核心竞争力不足。近来，中国医院协会民营医院分会整合行业各类优质资源和积极力量，为我国社会办医院开展定位清晰、目标明确、措施有力、效果显著的"全国社会办医院助力培优"公益活动，扶持和帮助一批发展基础好、培优意愿强的社会办医院快速提升综合实力和竞争优势，在全国或本地区服务半径内真正实现"品质优秀、诚信自律、百姓信任、行业认同、政府满意"，稳步迈入行业发展第一阵营，不断壮大社会办医"头部"医院数量，推动社会办医行业进步。

---

[1] 赵彦涛、朱梦蓉：《我国民营医院发展趋势和面临的困境与机遇》，《医药导报》2019 年第 2 期，第 276～278 页。

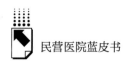

参考文献

［1］《社会办医五大新机遇，基层医师又该如何把握?》，基层医师公社，2019 年 9 月 22 日，https：//new. qq. com/rain/a/20190307A1GT8E。

［2］李鲜、章德林、贾琼：《基于 SWOT 分析法的我国民营医院发展战略研究》，《现代医院管理》2019 年第 2 期。

［3］邓汉阳：《民营医院财务管理存在的问题及应对策略》，《时代经贸》2019 年第 16 期。

［4］纪德尚、付璐：《当前我国民营医院发展现状、困境及趋势》，《黄河科技大学学报》2016 年第 4 期。

［5］刘昉、徐智、赵秀竹等：《民营医院监管现状的思考与对策》，《中国卫生监督杂志》2018 年第 3 期。

［6］黄灵肖、方鹏骞：《我国民营医院行业监管的现状分析与思考》，《中国医疗管理科学》2015 年第 4 期。

［7］魏晓瑶：《我国社会办医发展环境的优化措施研究》，硕士学位论文，北京协和医学院，2017。

［8］刘瑞明、雷光和、王双苗等：《民营医院人才培养、引进及管理探究》，《卫生经济研究》2012 年第 12 期。

［9］张文琴、孙新生、李永莲：《创建特色医院文化促进医院改革发展》，《中国卫生事业管理》2007 年第 3 期。

［10］张立红、梁杰、张爱萍：《北京市民营医疗机构发展现状与对策探析》，《中国医院管理》2013 年第 12 期。

［11］赵彦涛、朱梦蓉：《我国民营医院发展趋势和面临的困境与机遇》，《医药导报》2019 年第 2 期。

政策发展篇

Policy Development Reports

B.2

江苏省发展民营医院的政策研究报告

黄晓光 苏丽丽 侯静静 胡翠玲 周志伟*

摘　要： 本报告了解并分析江苏省放开民营医院政策的发展现状，通过研究江苏省民营医院的情况，发现目前省内政策的不足之处，并提出有效的政策建议。研究方法：通过查阅文献，对目前国内及江苏省内鼓励民营医院发展的政策进行学习，同时结合国家卫健委统计数据以及江苏省2018年卫生健康事业发展统计公报，对目前省内民营医院政策的实施现状进行研究。研究结果：目前江苏省放开民营医院政策的实施取得了一定成效，尽管民营医院在医院数量、床位数、服务量等方

* 黄晓光，南京医科大学医政学院副教授，硕士生导师，研究方向为卫生经济与卫生政策、医院管理；苏丽丽，在读硕士生，研究方向为卫生经济与卫生政策、医院管理；侯静静，在读硕士生，研究方向为卫生经济与卫生政策、医院管理；胡翠玲，在读硕士生，研究方向为卫生经济与卫生政策、医院管理；周志伟，在读硕士生，研究方向为卫生经济与卫生政策、医院管理。

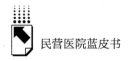
面的占有量在稳步上升，但仍然存在政策环境不公平、政策定位不清晰、政策落实不到位等问题。研究结论：江苏省政府要继续鼓励民营医院的发展，进一步优化对民营医院的支持政策，加大政策的落实力度；同时要加强对民营医院的市场监管，引导民营医院以及医疗市场的健康发展。

关键词： 民营医院　发展现状　政策研究

自改革开放以来，我国经济快速发展，人民生活水平显著提高，带来一系列诸如社会工业化、城镇化、人口老龄化、疾病谱转变、生活方式变化等问题，人民健康需求显著提高，社会对优质医疗的期望值也随之上升。与此同时，国家经济政策发生转变，允许多种资本进入医疗服务市场。在这一背景下，民营医院应运而生。

自20世纪80年代以来，我国医疗服务市场中的民营医院飞速发展。民营医院数量占医疗服务市场总量的半数，医疗资源占有量、医疗服务量在整个医疗服务体系中的比重也逐年增长。可以说，民营医院已经成为我国医疗服务体系的重要组成部分。然而，相较于政府主导的公立医院来说，我国民营医院尽管是与之相对的市场主体，但在实际运营中仍然面临诸多困难，尤其受诸多政策的限制，在市场竞争中处于弱势地位。

江苏省作为东部沿海省份，经济发展较好，人口众多。随着人民生活水平的日益提高，人民对优质医疗卫生服务的需求也与日俱增，对医疗服务的需求呈现多层次、多元化的格局。近年来江苏省各级政府逐步放开对民营医院的管理政策，鼓励民营医院的发展。在相关政策扶持下，民营医院迎来了发展的"春天"，但依旧存在诸多问题。目前江苏省民营医院的发展困境主要表现为政策公平性有待提高、发展环境有待政策加持。我国民营医院无论从规模上还是从其他方面，如教学科研、医疗技术、社会保障等均处于劣势，很难与其他资本的医疗机构形成公平的竞争局面。本报告对现有民营医院生存发展的相关政策进行研究，不仅在于关注传统的卫生体制发生的巨大变化以及给民营医院带来的深刻影响，还在于探索未来应如何通过卫生政策的合理制定，推动和促进卫生市场中各主体开展公平竞争，以此推动医疗市场健康有序发展。通过发挥市场和政府的双重作用，促进多元化办医格局的有序展开，保障健康中国战略目标的实现。

一　放开民营医院的政策发展历程

1. 国家民营医院政策发展回顾

1951 年 4 月国家卫生部发布了《关于调整医药卫生事业中公私关系的决定》，该决定指出：对于一切公立的、私立的、合作性质的、公私合营的医疗机构，各地卫生行政机关应根据实际需要及技术与设备条件，领导其实行合理的分工合作，不得有所歧视。[①] 1953 年，中共中央制定了过渡时期总路线，并逐步实行了对农业、手工业和资本主义工商业的社会主义改造。在第一个五年计划之后，我国的医疗卫生事业过渡到以社会主义公有制为主体的时期。在这一时期，由于国家政策的导向，我国非公有制医疗机构的数量开始逐年减少，改革开放之前降至最低点。

20 世纪 80 年代，开始实行改革开放，国家放宽对医疗领域资本类型的限制，社会资本重新进入中国的医疗市场。在 1978 年召开的十一届三中全会上，第一次提出了以公有制为主体，多种所有制共同发展的经济制度，为社会办医政策的提出和制定奠定了政治基础。1980 年 9 月卫生部印发《关于允许个体开业行医问题的请示报告的通知》，这是第一个有关医疗服务领域中非公经济类型医疗机构的文件，也是改革开放后第一次明确允许以个体服务的形式提供医疗服务。[②] 1985 年，经由国务院批准、卫生部制定的《关于卫生工作改革若干政策问题的报告》表示：鼓励和支持集体经济组织、

---

① 刘嫣、齐璐璐、朱骞、朱同玉：《我国社会资本办医的历史和相关政策的发展》，《中国医院管理》2014 年第 5 期，第 14～17 页。

② 朱炜：《社会资本举办医疗机构：发展与挑战》，硕士学位论文，浙江大学，2012。

城镇和街道组织举办医疗卫生设施，支持个体开业行医。于 1988 年颁布的《医师、中医师个体开业暂行管理办法》，对个体开业的开业资格、执业管理等做出具体要求。1989 年，卫生部与外经贸部联合制定了《关于开办外宾华侨医院诊所和外籍医生来华执业行医的几条规定》，该规定中允许国内试办中外合资合作医疗机构，禁止外商独资，但未规定中外资金比例。[①]1994 年《医疗机构管理条例》出台，在第 18 条中，明确将医疗机构所有制分为 5 种：全民、集体、私营、中外合资合作、其他。1997 年出台的《中共中央、国务院关于卫生改革与发展的决定》，将社会办医定位为医疗卫生服务体系的补充力量。2000 年 9 月 1 日，由国家计委等四部门联合制定的《关于城镇医疗机构分类管理的实施意见》开始施行，成为不断完善不同经营性质的医疗机构的管理政策。2007～2008 年，卫生部、商务部先后两次对港澳资本办医放宽投资额等限制，同时对港澳资本投资下的医疗机构提供的医疗服务免征营业税。

自新一轮医改以来，国家出台了一系列促进非公立医疗卫生机构发展的政策措施。2009 年，国务院印发《关于深化医药卫生体制改革的意见》，明确提出坚持非营利性医疗机构为主体、营利性医疗机构为补充、公立医疗机构为主导、非公立医院共同发展的办医原则。2010 年 5 月印发并实施的《关于鼓励和引导民间投资健康发展的若干意见》，鼓励民间资本参与发展医疗事业。2010 年，由国家发改委、财政部等五部门联合制定的《关于进一步鼓励和引导社会资本举办医疗机构的意见》出台，该意见要求通过放宽社会资本举办医疗机构的诸多限制，加强对非公立医疗机构的监管，促进非公立医疗机构的健康发展。2012 年 10 月，国务院印发的《卫生事业发展"十二五"规划》明确提出大力发展非公立医疗机构，放宽社会资本举办医疗机构的准入范围，鼓励有实力的企业、慈善机构、基金会、商业保险机构等社会力量及境外投资者办医。2012 年国务院在经济体制改革工作会议中

---

① 蒋晓燕：《GATS 框架下医疗服务基本法律问题研究》，硕士学位论文，西南政法大学，2007。

提出，加快形成对外开放的多元办医格局是未来的重点内容之一。2013 年
10 月，国务院印发了《关于促进健康服务业发展的若干意见》，提出要加快
形成多元办医格局。同时，强调各地要清理、取消不合理的规定，加快落实
对非公立医疗机构和公立医疗机构在市场准入、社会保险定点、重点专科建
设、职称评定、学术地位、等级评审、技术准入等方面同等对待的政策。
2014 年，国家卫计委、国家中医药管理局联合发布《关于加快发展社会办
医的若干意见》，从加强规划引导、加大支持力度、提升服务能力等方面提
出了加快社会办医发展的政策措施。2015 年，国务院办公厅印发《关于促
进社会办医加快发展若干政策措施》，明确提出要进一步放宽社会办医的准
入标准，拓宽投融资渠道，促进医疗资源在公立医疗机构与社会办医疗机构
间的流动与共享，优化社会办医的发展环境。2017 年，国务院办公厅印发
《关于支持社会力量提供多层次多样化医疗服务的意见》，鼓励和支持社会
办医，要求各地各部门从人力资源、医疗保险、财政税收等方面给予社会办
医政策上的支持。

近几年，随着简政放权改革的推进以及医改的持续进行，国家出台了一
系列政策措施优化社会办医审批流程。2016 年 5 月，国务院召开全国推进
"放管服"改革电视电话会议，中共中央政治局常委、国务院总理李克强在
会议上做《政府工作报告》，其中提出要持续推进简政放权、放管结合、优
化服务，不断提高政府效能。2017 年 3 月，国务院发布了《关于进一步激
发社会领域投资活力的意见》，提出要制定医疗、养老等机构设置的跨部门
全流程综合审批指引，推进一站受理、窗口服务、并联审批，加强协作配
合，并联范围内的审批事项不得互为前置。2017 年 5 月，国务院发布了
《关于支持社会办医力量提供多层次多样化医疗服务的意见》，提出要简化
优化审批服务，精简整合审批环节。2017 年 6 月，国务院印发《全国深化
简政放权放管结合优化服务改革电视会议重点任务分工方案》，明确提出要
促进就业创业，在全国范围实现"多证合一、一照一码"，更大范围推进
"证照分离"。2017 年 8 月，国家卫计委发布了《关于深化"放管服"改革
激发医疗领域投资活力的通知》，该通知指出取消养老机构内设诊所的设置

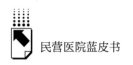

审批，实行备案制。此外，该通知还指出要进一步简化医疗机构审批程序，二级及以下医疗机构的设置审批与执业登记"两证合一"，进一步简化三级医院的设置审批。2017年9月，国务院发布了《关于取消一批行政许可事项的决定》。2018年8月，国家发改委等9部门联合发布了《关于优化社会办医疗机构跨部门审批工作的通知》，提出优化社会办医审批流程，加快社会办医发展，加快形成多元办医格局。

2. 江苏省民营医院政策发展回顾

江苏省高度重视社会资本举办医疗机构。2011年4月，江苏省人民政府办公厅发布《省政府办公厅转发省发展改革委省卫生厅等部门关于进一步鼓励和引导社会资本举办医疗机构实施意见的通知》，鼓励引导社会资本举办医疗机构，加快非公立医疗卫生机构发展。表1列出了江苏省自新医改以来具有代表性的非公立医疗卫生机构的发展政策。

表1　江苏省非公立医疗卫生机构发展政策回顾

序号	文号	文件名称
1	苏政办发〔2011〕47号	省政府办公厅转发省发展改革委省卫生厅等部门关于进一步鼓励和引导社会资本举办医疗机构实施意见的通知
2	苏政发〔2012〕90号	省政府关于"十二五"时期深化医药卫生体制改革的实施意见
3	苏政发〔2014〕76号	省政府关于加快健康服务业发展的实施意见
4	苏价医〔2014〕209号	关于非公立医疗机构医疗服务实行市场调节价的通知
5	苏财社〔2014〕266号	关于印发民办医疗机构省级奖补资金管理暂行办法的通知
6	苏政办发〔2015〕117号	省政府办公厅转发省发展改革委等部门关于鼓励和引导社会办医加快发展实施意见的通知
7	苏价医〔2015〕144号	省物价局　省卫生和计划生育委员会　省人力资源和社会保障厅关于下发营利性非公立医疗卫生机构医疗服务价格项目编码规则的通知
8	苏政办发〔2016〕164号	省政府办公厅关于印发江苏省"十三五"卫生与健康暨现代医疗卫生体系建设规划的通知
9	苏政办发〔2017〕103号	省政府办公厅关于进一步激发社会领域投资活力的实施意见
10	苏政办发〔2017〕98号	省政府办公厅转发省卫生计生委等部门关于深入推进医疗卫生与养老服务相结合实施意见的通知

序号	文号	文件名称
11	苏政办发〔2017〕92号	省政府办公厅转发省审改办等部门关于全省推行"3550"改革意见的通知
12	苏政办发〔2018〕28号	省政府办公厅关于印发江苏省深化医药卫生体制改革规定（2018~2020年）的通知
13	苏政办发〔2018〕54号	省政府办公厅关于支持社会力量提供多层次多样化医疗服务的实施意见
14	苏办〔2018〕45号	省委办公厅省政府办公厅印发《关于深入推进审批服务便民化的实施方案》的通知
15	苏政办发〔2018〕64号	省政府办公厅关于转发省审改办"不见面审批"标准化指引的通知
16	苏政办发〔2018〕76号	省政府办公厅关于印发深化"放管服"改革转变政府职能重点任务分工方案的通知
17	苏政办发〔2018〕81号	省政府办公厅关于印发进一步简化流程优化服务提升企业开办便利度实施方案的通知

（1）准入政策

《关于进一步鼓励和引导社会资本举办医疗机构的实施意见》明确提出，拓宽社会资本进入医疗行业的空间，积极为社会资本举办医疗机构，创造良好的执业环境，鼓励社会资本举办各类医疗机构，参与公立医院改制，扩大医疗行业对境外资本开放。《省政府关于"十二五"时期深化医药卫生体制改革的实施意见》要求在制订各类规划时，给社会资本办医院发展留出足够空间。《省政府关于加快健康服务业发展的实施意见》提出要鼓励企业、慈善机构、基金会、商业保险机构等社会资本直接投向资源稀缺及存在多元需求的医疗健康服务领域。《关于深入推进医疗卫生与养老服务相结合的实施意见》提出支持社会力量兴办医养结合机构，优先支持社会力量针对老年人健康养老需求，通过市场化运作方式开办医养结合机构。

此外，江苏省卫生相关部门积极响应中共中央国务院"简政放权"的号召，发布了一系列"放管服"及优化社会办医审批的政策文件。2017年《省政府办公厅转发省审改办等部门关于全省推行"3550"改革意见的通

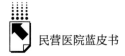
知》，全面落实"开办企业 3 个工作日内完成、不动产登记 5 个工作日内完成、工业建设项目施工许可 50 个工作日内完成"的目标。2018 年 4 月，省政府发布《江苏省深化医药卫生体制改革规划（2018~2020 年）》，明确提出要加快发展社会办医，优化社会办医审批流程。2018 年 7 月，江苏省政府发布了《关于支持社会力量提供多层次多样化医疗服务的实施意见》，制定我省社会办医跨部门全流程综合审批方案，精简整合审批环节。2018 年 9 月，江苏省委、省政府发布《关于深入推进审批服务便民化的实施方案》，该方案提出企业办事"网上办"，深入推进审批服务标准化，大力推行审批服务集中办理；同时，江苏省政府还转发了省审改办《"不见面审批"标准化指引》。2018 年 10 月，江苏省政府发布《深化"放管服"改革转变政府职能重点任务分工方案》和《进一步简化流程优化服务提升企业开办便利度实施方案》，进一步提出简化环节，为优化江苏省社会办医审批流程奠定政策基础。

（2）支持政策

《民办医疗机构省级奖补资金管理暂行办法》提出省级财政设立鼓励社会办医奖补专项资金。《关于鼓励和引导社会办医加快发展的实施意见》提出要进一步扩大社会办医空间，加大医疗服务领域开放力度等十大措施。《省政府办公厅关于进一步激发社会领域投资活力的实施意见》提出鼓励社会力量进入医疗、养老领域，并重点解决医师多点执业难、纳入医保定点难、养老机构融资难等问题。《江苏省"十三五"卫生与健康暨现代医疗卫生体系建设规划》提出社会办医发展水平提升工程，要求拓宽社会办医投融资渠道、引导各地建立专项资金用于支持社会办医发展，鼓励和引导医师到非公立医疗卫生机构多点执业，并且采取"一区一策"方式进行社会办医省级试点，探索江苏发展社会办医的创新路径。

（3）监管政策

《关于非公立医疗机构医疗服务实行市场调节价的通知》明确提出，非公立医疗机构提供的所有医疗服务的价格制定或调整需公示一周，并在告知当地价格、卫生、人力资源社会保障部门后执行。各级价格主管部门要会同相关部门建立健全相应的监测制度，加强动态监测，及时掌握医药价格及费用变化情况。《关于下发营利性非公立医疗卫生机构医疗服务价格项目编码规则的通知》要求建立健全非公立医疗卫生机构内部价格管理制度，各省辖市价格主管部门会同卫生计生、人力资源和社会保障部门制定对市区及县级的医疗服务价格项目登记程序、时限，省直管县（市）的医疗服务价格项目报省辖市登记，加强对放开后医疗服务项目价格监测。

二 放开政策的实施成效

1. 我国民营医院发展现状

根据国家卫健委的统计数据，截至 2017 年底，全国医疗卫生机构中，共有公立医院 12297 家，民营医院 18759 家，民营医院占比为 60.4%。与 2016 年相比，公立医院减少 411 家，民营医院增加 2327 家。近几年，我国民营医院有了较大发展，随着公立医院数量的逐年减少，民营医院数量逐年增加，民营医院在解决百姓就医问题的过程中所起的作用也越来越大。

截至 2017 年底，全国医疗卫生机构诊疗人次达 34.49 亿人次，同比提高 5.17%。其中，医院诊疗人次为 343892.1 万人次，同比提高 5.18%。医院中的公立医院诊疗人次为 295201.6 万人次，同比提高 3.66%；民营医院诊疗人次为 48690.5 万人次，同比提高 15.42%。

在全国医疗卫生机构中，2017 年医院出院人数达 18822.6712 万人，其中公立医院 15542.3557 万人、民营医院 3280.3155 万人，民营医院占比为 17.43%；医院入院人数总计 18915.4280 万人，其中公立医院有 15594.6794 万人次，民营医院有 3320.7486 万人次，民营医院占比为 17.5%；医院住院病人手术人次为 5293.3496 万人次，其中公立医院有 4479.7491 万人次，民营医院有 813.6005 万人次，民营医院占比为 15.37%。

从理论上讲，鼓励社会办医引入竞争机制，在医疗市场中发挥"鲶鱼效应"和"倒逼效应"，使卫生资源配置更加合理，医疗机构运行更加高效。目前我国民营医院创新运营体制机制，人员采用聘用制，不同于以往公

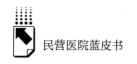

立医院那种超编严重、效率低下的体制，打破了"终身制"，按绩效或工作量发薪酬，创建了低成本、高效率的运营模式。从国内整个医疗市场来看，民营医院的发展有以下特点：第一，民营医院数量增长快速，民营医院占医疗机构总数已过半，但医院建设规模较小，设备、床位等皆占数较少；第二，民营医院的门诊量、住院人次、手术人次近两年增长快速，但市场占比较小，民营医院资源使用效率不高；第三，民营医院目前主要还是为居民提供基本医疗服务，服务类别主要是低端医疗服务，高端医疗服务绝大部分仍由公立医院提供。

2. 江苏省民营医院发展现状

根据江苏省 2018 年卫生健康事业发展统计公报的数据，近年来江苏省民营医院数量呈持续增长趋势。2017 年江苏省民营医院有 1257 家，公立医院有 473 家，民营医院占医院总数 72.6%，2018 年江苏省民营医院有 1386 家，公立医院有 467 家，民营医院无论是在数量上还是占比上都在增长。近几年，江苏省对民营医院放开政策限制，特别是在民营医院市场准入方面加大政策扶持力度，使民营医院在数量上增长较快。

在床位数方面，2017 年民营医院床位数为 125122 张，公立医院为 245169 张，民营医院床位数占比为 33.8%；2018 年民营医院床位数为 138675 张，公立医院为 249306 张，民营医院床位数占比为 35.7%。总体而言，尽管民营医院床位的数量在增加，所占比例也在上升，但依旧与公立医院存在较大差距。这也从侧面反映出目前民营医院尚未形成较大规模，仍处于"小医院"经营阶段。

在医疗服务方面，2018 年公立医院诊疗人次为 20328.03 万人次（较上年增长 2.55%，占医院总诊疗人次的 76.93%），民营医院诊疗人次为 6097.56 万人次（较上年增长 3.43%，占医院总诊疗人次的 23.07%）。2018 年，公立医院入院人数为 879.08 万人（占医院总入院人数的 74.92%），民营医院入院人数为 294.25 万人（占医院总入院人数的 25.08%）。不难看出，医疗服务市场份额大部分仍集中在公立医院，民营医院所占份额较上年虽有所增长，但市场占有量仍比较少。

目前，江苏省民营医院处于创办热潮期，民营医院在数量上以及在医院总占比上都超过公立医院。但是，民营医院所吸引的患者数量没有太多提高，无论从就诊人次还是从入院人数来看，民营医院的经营现状不如预期的好。

三 政策发展存在的问题

1. 民营医院发展的政策环境有失公平

目前江苏省医疗服务市场主要是以公有医疗机构为主导，社会资本办医疗机构共同发展。国家出台多项鼓励民营医院发展的政策，其出发点主要是缓解现有医疗需求增加背景下的医疗资源紧缺，而不是搭建所有医疗机构平等竞争的平台。省级层面虽针对江苏省民营医院发展中的实际问题制定了相关政策，但对于民营医院发展现况来说，仍需进一步完善。

（1）准入政策细节诸多限制

在准入方面，主要体现在民营医院审批办理细节上存在诸多限制。虽然我省总体上对社会办医的整体政策逐渐松绑，但在细节制定上尚显不足。尤其是某些地区相关部门为了规避社会资本办医的风险，审批手续烦琐严格，限制优秀社会资本投资医疗领域。

具体来说，第一，审批效率低、耗时长。社会办医审批效率低、耗时长的状况长期以来广受诟病，成为社会资本进入医疗行业的"拦路虎"。在江苏省具体表现有以下三点：一是各审批环节耗时都在 20 天左右，走完全部审批流程耗时长，尤其是医疗机构的执业许可证审批环节，仅专家评审回复意见就长达 20 多天；二是企业要把申请材料准备齐全后，才能提交给审批部门，经过审查符合要求，才能进入下一步审批环节，不能并联审批环节导致耗时长；三是部分环节的窗口服务人员与后台领导审核标准不一，重复提交材料导致耗时长。

第二，审批环节多、程序复杂。"大审批下小审批繁多"，涉及部门多，且各部门材料要求复杂。大审批包括卫生、医保、物价等审批，小审批包括医疗机构执业许可证下的业务技术审批等。比如，卫生行政部门审批了妇科

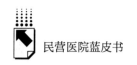
诊疗业务,但是占妇科业务30%~50%的计生业务却需要另行审批,耗时耗力。此外,部分审批程序缺乏法定依据,部分不必要的申请材料,更加重了审批程序的烦琐程度。

第三,部分审批手续相互"打架"。审批流程中需要工商管理、环境保护、税务部门、消防部门多个行政管理部门的协调,各部门在审批管理中互为"前置审批"条件的现象屡见不鲜,导致经办人反复跑腿,耗时耗力。

第四,缺乏信息共享机制。加强新政审批系统的信息化和网络化建设是简化审批流程、缩短审批时间以及优化发展环境的重要举措。但是目前在社会办医审批方面,江苏省还未建立完善的信息共享机制。由于缺乏信息共享机制,申请人对政策了解不足,对办什么类型的医疗机构、按照什么标准建设、交什么材料和审批流程等不清楚,申请人呈报的内容经常经过多次修改仍难以符合要求;卫生计生、环保、消防、民政、工商等部门的审批信息共享不足,导致重复提交材料和循环证明的情况时有发生。此外,部分程序无法进行网上审批,且网上审批进展无法查询,也为社会办医带来麻烦。

第五,缺乏"一站式"服务。目前我省审批程序未全部纳入政务服务中心进行集中审批,这导致社会办医经办人员办一项业务需要跑多个部门,增加了民营医院的办医难度。

(2)支持政策不够细化

在税收方面,我国税收管理权限主要集中在中央,目前我省对民营医院执行的税收政策主要包括:对社会办医疗机构提供的医疗服务,免征营业税;对符合规定的社会办非营利性医疗机构自产自用的制剂免征增值税,自用的房产、土地免征房产税、城镇土地使用税;对符合规定的社会办营利性医疗机构自用的房产、土地,自其取得执业登记之日起,3年内免征房产税、城镇土地使用税;社会办医疗机构经认定为非营利组织的,对其符合条件的收入免征企业所得税;等等。此外,根据《中华人民共和国企业所得税法》,经认定为高新技术企业的医疗机构可享受高新技术企业15%的所得税优惠政策。鉴于此,江苏省公布的《关于支持社会力量提供多层次多样化医疗服务的实施意见》明确,支持符合条件的社会办营利性医疗机构参与高新技术企业认定，通过认定的按规定享受相关优惠政策。然而在实际操作中，一方面，民营医院绝大多数为营利性医疗机构，执业登记3年后其税收与公立医院相比负担沉重，市场竞争力逐渐被削弱；另一方面，相关技术认定的文件不够完善，如现有政策中提及的高新技术企业认定中，关于生物与新医药技术的相关标准目前尚不完善，有关的评价认定条例也比较模糊。

在政府财政补助方面，财政历来补偿公立医院发展建设和人员经费支出，民营医院则长期得不到财政资金支持。社会资本举办的民营医院提供基本医疗服务，按公立医院运营情况核定相对较低的政府指导价，但是财政补贴相对很少，而公立医院则能得到一定的政府补贴。与公立医院相比，民营医院在运营过程中获得补偿的难度很大，在竞争中处于不利地位。目前，国家出台相关政策对社会办医在土地、投融资、财税、产业政策等方面予以支持。但是江苏省针对这些方面的政策条例尚不完善，对于民营医院的财政补贴政策也带有"条件性"，对于许多专科性的民营医院来说获得政府财政补贴的难度较大。总体而言，除个别发展比较好的民营医院外，江苏省民营医院中实际能得到政府补助的较少。

医疗服务领域中公立医院长期占领大部分市场，政策上的模糊不利于民营医院与公立医院市场公平竞争环境的形成，容易导致民营医院通过诱导需求获取补偿，产生不正当的营利行为。[①] 频繁的不规范的行医使得民营医院声誉受损，不利于其长期发展，容易使民营医院的经营进入恶性循环。政府进一步明确并细化对民营医院的支持政策，将有助于对民营医院的支持落到实处，缓解目前医疗服务市场的不公平现象。

2. 民营医院发展的政策定位有待明确

国家支持非营利性医疗机构发展，但是对于举办何种性质、功能的医疗机构尚未形成明确的思路。[②] 使得进一步推进民营医院发展存在困难，政策

---

① 何达、王瑾、王贤吉等：《我国社会办医发展现状研究》，《中国卫生政策研究》2014年第4期，第8~14页。

② 王练深、魏东海、黄敏芳等：《新医改政策下广东省民营医院发展状况试析》，《中国医院》2014年第12期，第42~44页。

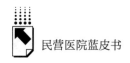

落实也存在问题。另外，《中华人民共和国民法通则》明确法人包含企业法人、机关法人、事业单位法人以及社会团体法人，《事业单位登记管理暂行条例》明确公立医院属事业单位法人，但不同类型民营医院法人性质属事业单位法人还是企业法人仍有待明确，这种法律界定上的不明确，也加重了对民营医院的监督管理难度。

总体而言，尽管政府大力支持民营医院的发展，但是关于其发展的定位及方向的争论一直没有最终的定论。一方面，政府大力支持多元化办医，出台多项政策引导鼓励社会办医疗机构的发展，而公立医院由于"效率低下"的问题，无法满足人民群众日益增长的多元化医疗服务需求；另一方面，民营医院的发展有可能导致医疗服务公益性的丧失，群众获得医疗服务的层次失衡，卫生费用无法有效控制。社会对于社会办医认识存在偏差，政府对民营医院发展的态度模糊。

3. 民营医院具体政策落实不到位

（1）医疗物力资源支持有限

医疗物力资源包括医疗服务必备的物质条件。有调查显示，江苏省大部分民营医院均需要租赁房屋，民营医院用地租地困难，且费用较高，医疗用地对于民营医院来说是很大的负担。在设备方面，虽然相关政策放宽对医疗设备的限制，但是与公立医院相比，仍限制较严。此外，民营医院开办的物力资源支持文件尚且不多。

（2）医疗人力资源支持有限

人才短缺是制约民营医院发展的最关键因素。[①] 民营医院在人才引进方面缺少具体的政策支持，缺少具体的人才引进指标。在职称晋升方面，有关部门虽然在鼓励和引导社会办医疗机构的多项政策中强调民营医院与公立医院在职称评定、科研课题申报与成果评价、学科带头人认定、人员编制等人才发展方面具有相同的评定标准。但是，民营医院不具备与公立医

---

① 赵海霞、陈瑛瑛：《浅谈社会资本办医现状及对策》，《财会研究》2017 年第 6 期，第 75 ～ 77 页。

院同等的科研能力、医疗救治环境，民营医院医务人员晋升与发展的机会不多。医师多点执业虽然已放开，但仍存在诸多限制，主要体现在执业收益权衡以及法律权力保障两个方面：执业收益权衡主要是医师执业后，如何平衡院方、医方和第三方医院的权益，使得三方权益最大化；法律权力保障主要体现为如何保证医师多点执业的权力以及患者医疗权力。目前，政府尚未出台详细的法律规范，缺少此等政策扶持，民营医院人才引进存在困难。

（3）医疗财力资源支持有限

在财政支持方面，公立医院由政府主办，且被认为是非营利性的，因而享受同级政府补助。然而，在实际经营中，公立医院获得财政补偿不到其总收入的10%，许多公立医院片面追求经济效益，不注重成本控制。这不仅使公立医院渐渐偏离其公益性的轨道，还使民营医院与公立医院虽同处一个医疗市场，却不在同一个竞争起跑线上。民营医院的投资主体主要为社会资本，享受的财政补助较少。但不少非营利性民营医院与公立医院一样，承担了一定的社会公益任务，在缺乏拨款的情况下，收费也按国家卫生部门的统一标准。这使得拥有同一属性、同样是发挥公益性作用的民营医院受到不公平的待遇，严重挫伤了民营医院的积极性。特别是近几年政府持续不断地加大对县级公立医院和公立卫生院的投入，这在一定程度上提升了公立医疗机构的技术服务能力，也大大降低了他们的运营成本，使得民营医院处于严重不利的地位。

为增加民营医院的资金来源，2013年国务院公布了《关于政府向社会力量购买服务的指导意见》，要求"尽快研究制定政府向社会力量购买服务的指导性目录"[①]。江苏省出台的相关文件中对符合条件的社会办非营利医疗机构给予补助，但补助对象有限制，且相关标准尚未明确，民营医院获得政府补助依旧困难重重。在税收方面，营利性医疗机构的收费价格是放开

---

① 王秀峰：《社会办医政策体系主要问题及完善建议》，《中国卫生政策研究》2015年第5期，第62~66页。

的，而非营利性医疗机构必须按照国家统一定价来执行。① 我国对其他民营医院实行的税收政策，是参照服务性企业执行的，实际缺少法律依据，不符合法律程序。对民营医院实行"比照服务性企业征税"，却缺乏"比照"的合理依据，现行的税费负担超过了营利性医院的实际承担能力，税种设置未能体现医疗单位的特点和实际情况。从公立医院经济运行情况来看，医疗行业的获利能力较弱。营利性民营医院若想获得客观的利润，必然得提高收费标准，从而导致在同等医疗服务市场中因价格机制而处于不利地位，高税收负担则会加重这种不利处境的程度，甚至会使不少民营医院夭折。

（4）医疗保险资源普及度有限

公立医院已经全面普及医保，但民营医院的医保准入问题尚未得到全面解决。虽然国家层面的宏观政策中已经确立了民营医院的合法性以及与公立医院平等的地位，但在实际中，民营医院的配套政策尚不完善。民营医院遇到一些具体问题，常常因缺少具体的政策支持而陷入困境。《中国基本医疗保险定点医疗机构管理暂行办法》规定，民营医院只要"规模较大、管理规范"，就有进入的机会，然而，什么样的规模和管理才符合医保定点的要求，该暂行办法或其他相关规定并没有做出具体的标准细则。江苏省 2018年发布的《关于支持社会力量提供多层次多样化医疗服务的实施意见》提出，要强化基本医保支撑作用，医保覆盖范围局限于基本医疗服务。基本医疗服务以外的服务，比如深受居民关心的大病医保，则需要与医保经办机构协商，而协商的具体文件尚未确立。由此可以看出，民营医院医疗保险的普及在广度和深度上，都远远不够。

在如今公立医院医保制度逐步完善的情况下，站在非定点医疗机构，特别是从民营医院的角度来看，医保定点政策使其难以获得公平竞争，减少了医保患者到民营医院就医的机会，这就涉及"医保利益"的问题。既然从医者具备从医资格，既然医院具备了接诊资格，就应该同样成为医保

---

① 刘斌、周金锁、王宏彦：《关于民营医院政策体制改革的思考》，《现代国企研究》2016 年第 24 期，第 121～123 页。

服务的医疗单位，而不应该再另立门槛。医保问题迟迟未解，使得居民到民营医院就医的意愿受阻，大大削减了民营医院的市场竞争力，阻碍了民营医院的发展。

四 优化江苏省民营医院发展政策的建议

1. 营造公平的竞争环境

营造公平的竞争环境并不是一昧地要求放开公共卫生领域市场，而是在政府宏观调控下，确保民营医院与公立医院在公平的竞争环境中。我国《宪法》规定，国家有义务促进公共卫生领域内医疗机构和谐发展，以保障人民生命健康权。调整目前医疗服务市场的政策现状，应从市场准入、资金支持等方面制定详细的标准规范，将政府对民营医院的导向以明确文件确立下来，给民营医院以基本的公平竞争环境。

（1）简化审批条例，放宽准入限制

第一，多部门协商制定并审批流程和事项清单，做到流程规范透明。江苏省发展改革委会同卫生健康委等相关部门制定社会办医疗机构准入跨部门审批流程和事项清单，督促和指导地方依据审批流程和事项清单，进一步规范审批工作程序。江苏省卫生健康委和中医药管理局要在办事服务窗口及政务网站公开社会办医疗机构跨部门审批流程和事项清单，提供社会办医综合指南服务；其他部门要在政务网站公开本部门负责审批的事项清单；工商（市场监管）主管部门要通过国家企业信用信息公示系统向社会公示社会办营利性医疗机构登记信息，提供开放查询。

第二，审批部门优化审批程序，提高服务意识。通过取消、合并、简化程序等方式优化审批程序，解决审批程序复杂烦琐和审批手续互相"打架"的问题。审批是对符合资格条件的社会办医疗卫生机构准入医疗市场办理手续的服务，审批部门应该转监管理念为服务理念，以方便申请社会办医疗卫生机构为原则，鼓励社会办医疗卫生机构为医疗卫生事业发展增添新动力。首先，可取消部分医疗机构将设置审批作为前置条件，如对卫生健康、中医

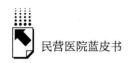

药主管部门规定实行设置审批、执业登记"两证合一"的社会办医疗机构，其他部门履行审批手续时均不以取得卫生健康、中医药主管部门的设置批准文件作为前置条件。其次，可简化对部分医疗机构消防设施的设计、审核和验收流程。最好推进医疗机构项目环境影响评价分类管理，根据建设项目对环境的影响程度，分为报告审批和备案登记管理。

（2）完善税收政策，加强财政补贴

税收是政府调节资源配置的重要经济杠杆，税收政策不仅影响医院竞争力，也会影响投资者对医疗服务项目的选择。[①] 只有保证民营医院有适当的赢利，才能保持其顺利发展，因此国家的税收政策必须保持对民营医院的优惠。民营医院的运营成本高一直是阻碍其发展的重要原因之一。政府目前对民营医院实现的税收政策以及财政补贴虽在一定程度上缓解了民营医院的运营困难，但对于多数民营医院来说，实际获得的政府补助仍十分有限。例如，对民营医院实行开业初期 3 年免税，但对于具有一定规模的综合性民营医院而言，一般需要较长的阶段才能收回投资，开业 3 年很难形成投资规模并取得投资收益。同时，由于与公立医院在政府财政补贴上存在悬殊，民营医院在医疗服务市场中的经营压力不断加大。因此，政府要在掌握民营医院经营规律的基础上，对民营医院经济初期的税收政策给予调整，在财政上予以扶持，对民营医院实行"扶上马，送一程"，进一步提高民营医院的生存率，促进医疗服务市场的健康发展。

2. 清晰民营医院的定位，有侧重地发展民营医院

自 2009 年新医改实行以来，国家大力发展社会办医，但国家制定的政策中尚未对社会办医疗机构的定位和作用做出较为详细的规定。因此，各地政府对相关政策的认识不到位，民营医院发展过程中的问题一直没能从根上得到解决。要解决普遍存在的就医问题，充分发挥民营医院的作用，应当明确民营医院在整个医疗服务市场中的定位。政府应该科学引导民营医院的发

---

① 张胜军：《我国民营医院发展的政策问题分析及对策建议》，《湖南行政学院学报》2016 年第 3 期，第 98~101 页。

展，落实优惠政策，使民营医院发展有侧重点，并改善公立医院在医疗服务市场中的不足之处。此外，有关部门应明确民营医院的权利和义务以及民营医院监管部门的责任，促使民营医院树立良好的社会形象，以促进民营医院的健康有序发展。

3. 多方面落实民营医院发展政策

首先，给予民营医院医疗用地、引进先进设备以及科研环境支持。其次，提供与公立医院同等的岗位编制，健全人才引进指标、医师多点执业规范等政策，便于人才引进。落实民营医院引进的人才享受公立医院政策待遇，职称评定、科研立项、学术团体任职等都享受与公立医院同等的待遇。政策制定的目标之一就是完成医生由"单位人"向"职业人"转变。而这种转变需要消除公立医院与民营医院在职称评定等方面的不公平待遇，这样才能打破民营医院在人才引进方面的困境，使医疗人才能够横向流动，使市场发挥其调节作用。再次，对于非营利性民营医院，政府可以在税收、土地等方面给予一定的优惠，但规定在赢利以后，投资人不得将其以收入形式进行分配。对于营利性民营医院，政府应减轻其税收，降低民营医院的经营成本。最后，继续扩大民营医院内医保的使用范围，对专科、中医科的医保报销比例要有一定的侧重。卫生行政部门应加快对民营医院的评审步伐。社保部门应根据当前的卫生状况和相关性，让更多符合医保资格的民营医院纳入职工医保、新农合等医疗保障体系，使老百姓有更多的就医选择，形成医疗市场良性竞争的格局，促进民营医院和公立医院的良性发展。

4. 加强对民营医院的市场监管

民营医院从本质上来说是私立的营利性机构，具有逐利性。由于医疗服务的特殊性，在政府大力推进民营医院发展、放开对民营医院限制的同时，加大对民营医院的管制力度，对确保民营医院的服务质量具有重要意义。首先要以现有的法规，诸如《中华人民共和国执业医师法》《医疗机构管理条例》《中华人民共和国护士管理办法》等为总法则，其次要根据《民营医院执业医师管理办法》《民营医院管理办法》《民营医院护士管理办法》等法

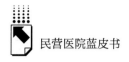
律、法规和规章加强对民营医院中医务人员的准入管理及职业监管。① 要规范医务人员在医疗服务中的行为，将经常性检查、监督与定期考核相结合，提高管理的针对性。对于违反法律法规的医务人员以及考核不合格的民营医院，坚决按照相关法律法规进行处罚。触犯刑律的移交司法机关处理，违反管理条例的按相关规定给予相应的行政处罚。只有重视对民营医院社会声誉的经营和指导，才能促进医疗服务市场的健康发展。

参考文献

［1］刘嫣、齐璐璐、朱骞、朱同玉：《我国社会资本办医的历史和相关政策的发展》，《中国医院管理》2014 年第 5 期。

［2］朱炜：《社会资本举办医疗机构：发展与挑战》，硕士学位论文，浙江大学，2012。

［3］蒋晓燕：《GATS 框架下医疗服务基本法律问题研究》，硕士学位论文，西南政法大学，2007。

［4］何达、王瑾、王贤吉等：《我国社会办医发展现状研究》，《中国卫生政策研究》2014 年第 4 期。

［5］王练深、魏东海、黄敏芳等：《新医改政策下广东省民营医院发展状况试析》，《中国医院》2014 年第 12 期。

［6］赵海霞、陈瑛瑛：《浅谈社会资本办医现状及对策》，《财会研究》2017 年第 6 期。

［7］王秀峰：《社会办医政策体系主要问题及完善建议》，《中国卫生政策研究》2015 年第 5 期。

［8］刘斌、周金锁、王宏彦：《关于民营医院政策体制改革的思考》，《现代国企研究》2016 年第 24 期。

［9］张胜军：《我国民营医院发展的政策问题分析及对策建议》，《湖南行政学院学报》2016 年第 3 期。

---

① 张胜军：《我国民营医院发展的政策问题分析及对策建议》，《湖南行政学院学报》2016 年第 3 期，第 98 ~ 101 页。

B.3
2011～2017年广西壮族自治区
社会办医现状调查研究

霍海英　陈　学　崔笛儿　黄肇明*

摘　要： 社会办医是我国医疗卫生服务体系的重要组成部分。为深入了解广西社会办医现状，梳理优势成效，发现存在问题，剖析与兄弟省份的差距并借鉴经验，从而为广西社会办医地方政策的制定与落实提供循证建议，课题组对广西壮族自治区2011～2017年社会办医发展状况进行了文献研究以及对部分地区进行了实地调研。结果显示：广西社会办医具有充足的发展空间和相对宽松的准入空间，不同主体层面均出台了鼓励和引导社会办医的政策，以监管为抓手推动社会办医质量与安全水平提升。但社会办医政策的突破和落地实施尚存在许多问题。由此建议：构建跨部门协作机制，卫健、医保、市场监管、工商、民政、发改、公立及民营等各部门机构应该加强联系、协调配合、明确职责，就现实问题展开磋商和有效解决，同时强调地方政策的循证制定与落地实施，以促进广西社会办医持续、健康和规范发展。

关键词： 民营医院　社会办医　医疗机构　广西壮族自治区

* 霍海英，广西医科大学信息与管理学院医院管理教研室主任、教授，研究方向为医院管理；陈学，广西医科大学信息与管理学院在读研究生；崔笛儿，广西医科大学信息与管理学院在读研究生；黄肇明，广西医科大学信息与管理学院医学信息工程教研室主任、教授，研究方向为医院管理。

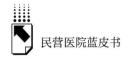

近年来我国政府高度重视发展社会办医，并相继出台了一系列政策措施，以促进社会办医持续、健康和规范发展。在此背景下，为深入了解广西社会办医现状，梳理优势成效，发现存在问题，剖析与兄弟省份的差距并借鉴经验，从而为广西社会办医地方政策的制定与落实提供循证建议，促进广西社会办医发展，自2019年4月以来，由广西非公立医疗机构协会牵头组织，会同广西卫健委相关处室领导、部分广西非公立医疗机构负责人、广西医科大学专家学者等，成立了专题调研小组，在文献调研的基础上，赴广西壮族自治区桂平市、柳州市、平南县、玉林市等地开展实地调研工作。现总结如下。

一 广西壮族自治区社会办医的一般现状

1. 民营医院的数量变化

在对柳州市非公立医疗机构协会的调研访谈中了解到，截至2018年底，柳州市非公立医疗机构共2085家，占所有医疗机构数量的88.3%；其中医院34家（二级医院8家，其余为一级医院），社区卫生服务机构33家，不设床位的小型医疗机构2000余家。全市非公立医疗机构服务量约占30%。据柳州市卫健委对全市门诊部以上较大规模非公立医疗机构业务收入的统计，总体来讲，非公立医疗机构的业务收入增幅大于公立医疗机构业务收入的增幅。柳州市非公立医疗机构在一级及以上医院办医层次上，主要涉及综合医院和妇产、口腔、眼科、精神病等专科医院。在门诊部以下，社会办医在口腔、医疗美容等领域较为活跃。近几年，通过不懈努力，已有多家非公立医疗机构在柳州市建立了服务品牌，成长为各自领域的佼佼者，获得了市民的信任和肯定。

为深入比较广西社会办医的发展现状，调研小组收集整理了2012～2018年的《中国卫生统计年鉴》《四川省卫生统计年鉴》《广西卫生与计划生育统计提要》，以及四川、云南和广西卫健委官网历年发布的卫生统计年报等数据，对2011～2017年广西与全国及其他地区民营医院的数量进行了统计描述。

由表1可知，2011～2017年广西民营医院从122家增加到259家，增长幅度为112.3%，年均增长率为13.36%，尽管呈逐年增长趋势，但与全国数据对比，仍低于全国民营医院14.23%的年均增长率。从构成比来看，四川省和云南省民营医院的构成比均高于全国及其他地区，广西民营医院的构成比远低于全国及其他地区（见图1）。

表1　2011～2017年广西与全国民营医院数量变化比较

年份	广西				全国			
	数量（个）	构成比（%）	环比（%）	年均增长率(%)	数量（个）	构成比（%）	环比（%）	年均增长率(%)
2011	122	26.24	—		8440	38.40	—	
2012	134	28.57	9.84		9786	42.24	15.95	
2013	142	29.83	5.97		11313	45.78	15.60	
2014	158	32.51	11.27	13.36	12546	48.52	10.90	14.23
2015	195	37.00	23.42		14518	52.63	15.72	
2016	212	39.04	8.72		16432	56.39	13.18	
2017	259	43.97	22.17		18759	60.40	14.16	

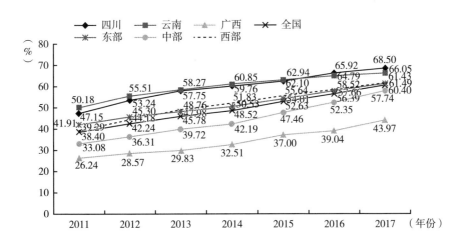

图1　2011～2017年广西与全国及其他地区民营医院数量构成比变化趋势

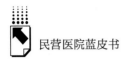

2. 民营医院床位数变化

2011～2017 年广西民营医院床位数从 5553 张增加到 20723 张，增长幅度为 273.18%，年均增长率为 24.54%，高于全国的年均增长率（见表2）。从构成比看，广西民营医院床位数的构成比远低于全国民营医院床位数的构成比（见图2）。

表2　2011～2017 年广西与全国民营医院床位数变化比较

年份	广西				全国			
	数量（张）	构成比（%）	环比（%）	年均增长率（%）	数量（张）	构成比（%）	环比（%）	年均增长率（%）
2011	5553	3.65	—		461500	12.46	—	
2012	10578	6.27	90.49		582200	13.99	26.15	
2013	7644	4.08	-27.74		713200	15.58	22.5	
2014	9688	7.49	26.74	24.54	835400	16.84	17.13	21.56
2015	12948	9.23	33.65		1034100	19.4	23.79	
2016	15260	10.28	17.86		1233600	21.68	19.29	
2017	20723	12.87	35.8		1489300	24.33	20.73	

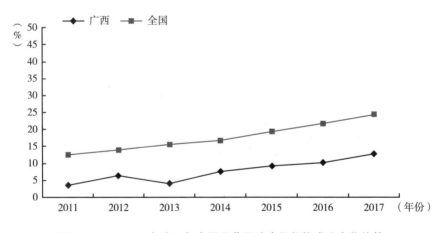

图2　2011～2017 年广西与全国民营医院床位数构成比变化趋势

3. 民营医院医疗服务能力变化

2011～2017 年，全国民营医院的诊疗人次及住院人次呈逐年递增趋势，广西亦然，7 年间诊疗人次及住院人次的年均增长率分别为

15.38%、11.56%（见表3、表4、图3、图4）。但与同为西部地区的四川省和云南省比较，广西民营医院的住院人次最少；而且与本省公立医院服务能力相比差距很大。

表3 2011～2017年广西及全国民营医院与公立医院的诊疗人次比较

地域	年份	民营医院			公立医院		
		数量 （万人）	构成比 （%）	年均增长 率（%）	数量 （万人）	构成比 （%）	年均增长 率（%）
广西	2011	286.68	4.45	11.56	6158.31	95.55	7.09
	2012	371.14	5.14		6845.40	94.86	
	2013	366.74	4.73		7385.30	95.27	
	2014	393.39	4.73		7928.28	95.27	
	2015	456.87	5.25		8245.71	94.75	
	2016	503.56	5.42		8779.54	94.58	
	2017	552.91	5.62		9291.32	94.38	
全国	2011	20629.33	9.13	15.38	205254.40	90.87	6.24
	2012	25295.30	9.95		228866.31	90.05	
	2013	28667.12	10.46		245510.56	89.54	
	2014	32465.38	10.92		264741.61	89.08	
	2015	37120.53	12.04		271243.55	87.96	
	2016	42184.28	12.90		284771.61	87.10	
	2017	48690.54	14.16		295201.53	85.84	

表4 2011～2017年广西及全国民营医院与公立医院的住院人次比较

地域	年份	民营医院			公立医院		
		数量 （万人）	构成比 （%）	年均增长 率（%）	数量 （万人）	构成比 （%）	年均增长 率（%）
广西	2011	11.03	3.39	25.85	314.81	96.61	9
	2012	14.66	3.78		373.20	96.22	
	2013	19.78	4.51		418.73	95.49	
	2014	24.97	5.22		452.97	94.78	
	2015	33.97	6.80		465.53	93.20	
	2016	35.09	6.62		495.12	93.38	
	2017	43.83	7.67		527.88	92.33	

续表

地域	年份	民营医院			公立医院		
		数量（万人）	构成比（%）	年均增长率（%）	数量（万人）	构成比（%）	年均增长率（%）
全国	2011	1047.28	9.74		9707.46	90.26	
	2012	1396.28	10.97		11331.15	89.03	
	2013	1692.27	12.08		12315.17	87.92	
	2014	1960.35	12.75	21.20	13414.79	87.25	8.22
	2015	2365.40	14.70		13721.44	85.30	
	2016	2777.21	15.84		14750.48	84.16	
	2017	3320.75	17.56		15594.68	82.44	

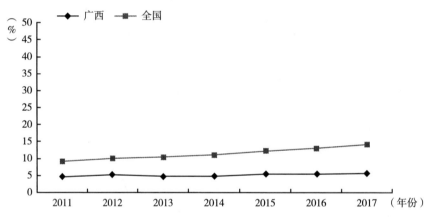

图3　2011～2017年广西及全国民营医院诊疗人次占比变化趋势

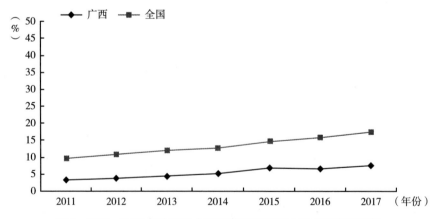

图4　2011～2017年广西及全国民营医院住院人次占比变化趋势

4.民营医院医疗服务效率变化

（1）病床使用率：2011～2017年，广西民营医院的病床使用率始终维持在61.7%～68.4%，2015年以前逐年增加，2015年达到68.40%，但此后两年再次降低，2017年降低到62.9%；全国民营医院病床使用率虽然也仅为62.3%～63.4%，但7年间波动幅度不大。同期全国及广西的公立医院的病床使用率均达到90%以上，但也呈广西波动下降、全国趋稳的趋势（见表5、图5）。

表5 2011～2017年广西及全国民营医院与公立医院病床使用率比较

单位：%

地域	年份	民营医院	公立医院	地域	年份	民营医院	公立医院
广西	2011	61.7	95.0	全国	2011	62.3	92.0
	2012	62.7	97.6		2012	63.2	93.5
	2013	66.0	99.5		2013	63.4	93.5
	2014	63.9	97.4		2014	63.1	92.8
	2015	68.4	91.8		2015	62.8	90.4
	2016	66.1	90.3		2016	62.8	91.0
	2017	62.9	91.1		2017	63.4	91.3

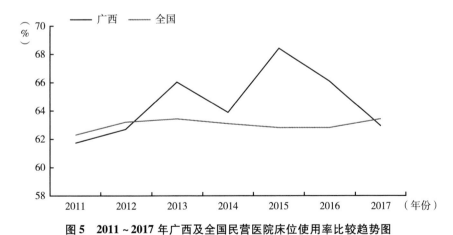

图5 2011～2017年广西及全国民营医院床位使用率比较趋势图

（2）平均住院日：截至2017年底，广西民营医院的平均住院日为9.4天，在2016年后超过了全国民营医院的平均住院日，且呈不断上升趋势（见表6、图6）。

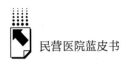

表6 2011～2017年广西及全国民营医院与公立医院平均住院日比较

单位：天

地域	年份	民营医院	公立医院	地域	年份	民营医院	公立医院
广西	2011	9.1	9.5	全国	2011	8.5	10.5
	2012	8.8	9.3		2012	8.3	10.2
	2013	8.1	9.3		2013	8.4	10.0
	2014	8.0	9.0		2014	8.4	9.8
	2015	8.1	8.8		2015	8.5	9.8
	2016	9.1	8.6		2016	8.6	9.6
	2017	9.4	8.6		2017	8.7	9.4

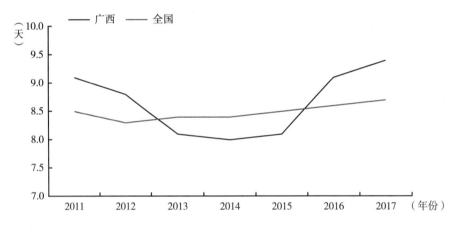

图6 2011～2017年广西及全国民营医院平均住院日比较趋势

5. 民营医院卫生人力资源情况

2011～2017年，广西民营医院职工数由7628人增长至18764人，构成比由5.8%增长至9.14%。尽管如此，广西民营医院在广西医院职工总人数中的占比仍不足10%（见表7）。

表7 2011～2017年广西民营医院与公立医院职工总数比较

年份	民营医院		公立医院	
	职工总数（人）	构成比（%）	职工总数（人）	构成比（%）
2011	7628	5.8	123851	94.2
2012	8888	6.07	137552	93.93

年份	民营医院		公立医院	
	职工总数（人）	构成比（％）	职工总数（人）	构成比（％）
2013	9463	5.96	149216	94.04
2014	10835	6.32	160665	93.68
2015	13567	7.43	169037	92.57
2016	14979	7.74	178558	92.26
2017	18764	9.14	186491	91.86

从卫生技术人员情况看，2017年广西民营医院有卫生技术人员14777人，占广西卫生技术人员总数的8.78%；执业（助理）医师有4606人，占广西执业（助理）医师总数的9.15%；执业医师有3873人，占广西执业医师总数的8.02%（见表8）。同期广西民营医院医护比为1:1.5，低于广西公立医院的1:1.71。这也反映出我国民营医院在卫生人力资源匮乏的情况下还存在结构不合理的问题。

表8　2017年广西民营医院与公立医院卫生人力资源构成情况

人员类别	民营医院		公立医院	
	人数（人）	构成比（％）	人数（人）	构成比（％）
卫生技术人员	14777	8.78	153621	91.22
执业(助理)医师	4606	9.15	45907	90.85
执业医师	3873	8.02	44428	91.98
注册护士	6930	8.11	78482	91.89
药师（士）	825	9.45	7909	90.55
技师（士）	863	9.74	8000	90.26
其他技术人员	806	13.58	5130	86.42
管理人员	1269	14.05	7770	85.95
工勤技能人员	1912	8.74	19970	91.26

二　广西社会办医的优势成效与存在问题

1. 具有充足的发展空间和相对宽松的准入空间

有关的研究显示，当前我国社会办医存在一种"大树底下不长草"的

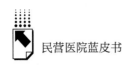

现象，即在公立医疗机构发展水平比较高的省域，其社会办医力量相对弱小。广西的公立医疗资源在全国来说并不强势，因此，从这个意义上讲，广西社会办医具有极大的发展空间。国家"十三五"医疗卫生事业发展规划目标要求社会办医每千人口床位数达到1.5张，但广西"十二五"末期评估时才达到每千人口床位数0.35张，当前也只达到每千人口床位数0.45张。可以说，留给广西社会办医的不单是一片空间，甚至可以形容为一片天空。

课题组在对柳州市的调研中获悉，柳州市将非公立医疗机构发展纳入《柳州市医疗卫生服务体系规划》和《柳州市十三五卫生计生事业发展规划》，将每千人口床位数0.86张留给社会办医，在全市非公立医疗机构床位数达到此数据前，社会办医疗机构的设置不受限制。

此外，柳州市对社会办医也有较宽松的准入空间。一是简化审批流程，压缩审批时限。按照国家和自治区的要求，将二级以下医疗机构审批权限下放到县区，实行设置审批、执业登记两步合一，并积极落实对社会办医的优惠政策，只要国家和自治区有文件的，在柳州已全部落实，允许中小医疗机构检验、检查等委托第三方机构的也能作为符合医疗机构基本标准的条件。二是将非公立医疗机构纳入全市医联体规划。全市民营医院可自由申请加入5个市级医疗联合体和4个在柳区直单位医疗联合体。通过双向选择，目前全市已有8家民营医院加入上述医联体，通过医联体上级医院的扶持和协作，不仅扩大了民营医院的业务量，诊疗行为也进一步规范，民营医院的品牌由此得到提升。三是积极引导符合要求的医疗机构升级。对于符合上一级医疗机构基本标准的民营医院，柳州市积极引导其申报等级医院评审，并优先给予评审。近年来，柳州市共有7家达到标准的民营医院被评审为二级医院。

2. 不同主体层面均出台了鼓励和引导社会办医的政策

自2009年新医改以来，广西出台了一系列政策措施支持社会办医。由自治区人民政府颁布的有2009年4月的《关于深化医药卫生体制改革的实施意见》，2010年12月的《关于加快我区城镇基础设施和公共服务基础设施建设的若干意见》《关于进一步促进民营经济发展的若干措施》，2012年3月的《关于加快发展现代保险服务业的实施意见》，2015年1月的《关于加快发展现代保险服务业的实施意见》，2015年6月的《关于全面推进县级公立医院综合改革的实施意见》，2016年12月的《广西经济体制改革"十三五"规划》，2016年8月的《关于城市公立医院综合改革试点的实施意见》，2017年3月的《广西深化医药卫生体制改革"十三五"规划》，2017年8月的《广西支持社会力量提供多层次多样化医疗服务实施方案》。2014年12月自治区发改委、卫生计生委、财政厅、商务厅、人力资源社会保障厅联合颁布了《关于进一步鼓励和引导社会资本举办医疗机构的实施意见》，2018年2月广西卫生计生委颁布了《关于促进社会办医规范有序加快发展的实施意见》等。

此外，2013年7月，柳州市在全区14个地市中率先出台了《柳州市关于进一步鼓励和引导社会资本举办医疗机构的实施意见》，从放宽社会资本举办医疗机构的准入范围、改善社会资本举办医疗机构的执业环境、加强指导和规范管理促进非公立医疗机构持续、健康和规范发展等几个方面鼓励和支持社会资本办医。

3. 已将社会办医的人才工作提上日程

人才是医疗的核心资源。2019年初，广西卫健委及广西非公立医疗机构协会共同组织召开了广西非公立医疗机构人才培训座谈会，非公立医疗机构代表与公立医疗机构代表就非公立医疗机构的医护人员进修、实习、继续教育、住院医师规范化培训、科研培训、对口支援、医联体建设等问题进行热烈讨论，达成共识，寻求解决问题的办法。会议同时决定，将广西非公立医疗机构协会举办的非公立医疗机构人员专业化培训纳入常态化工作。

柳州市也在非公立医疗机构的人才问题上开展了实质性的工作。2015年出台医师多点执业管理文件，促进医务人员在全市公立和非公立医疗机构间合理流动，目前全市办理多机构执业备案的医师超过200人（不含同一法人等特殊情况不需办理备案数据）。非公立医疗机构医务人员的职称评定、执业技能鉴定、专业技术和执业技能培训等均享受与公立医疗机构医务人员同等的待遇。加强对非公立医疗机构医务人员的培训，把非公立医疗机构卫生技术人员的培养纳入医疗卫生人才继续教育等培训计划。

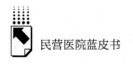

4. 以监管为抓手，推动社会办医质量与安全水平提升

广西卫生行政管理部门通过纳入质控体系、医疗机构校验、医师定期考核等手段，对社会办医疗机构及其医务人员执业情况进行检查、评估和审核，推动非公立医疗机构建立医疗质量控制评价体系，推动非公立医疗机构主动开展临床路径、限制性医疗技术备案等提升医疗质量管理的工作。近年来，广西非公立医疗机构医疗质量和医疗安全管理水平明显提升。

5. 广西民营医院院长的身份具有一定优势

广西民营医院很少有职业院长，大部分民营医院的院长同时也是投资人，具有说话算数的优势。因此，民营医院的各项事务有望得到较高效的解决，民营医院院长具有灵魂人物的作用，在带领团队创业的过程中会相对减少一些内部复杂人际关系等因素的影响，更有利于集中精力应对外部环境。

6. 广西社会办医存在的问题

通过对广西各地非公立医疗机构相关负责人的调研访谈，发现广西社会办医存在的问题多种多样，内容涉及面较广。但总的来说，可归结为政策的落地实施问题、政策的突破问题、有关标准与规定的修改问题、人才队伍的建设问题以及部分民营医院被差别对待的问题。

近年来，国家和地方密集出台支持社会办医的相关政策，但是目前社会办医还是遇到相当多的困难，原因在于政策尚未得到有力的落实执行。具体表现为：医疗用地政策亟须落地实施；支持民营医院加入以公立医院为主体的医联体建设，在政策层面亟待进一步优化设计；民营医院对现行医保政策缺乏深入了解，对即将到来的 DRG 医保付费改革存在困惑与焦虑。

人才队伍的建设问题也较为突出。与公立医院相比，民营医院在重点专科、人才建设等方面存在明显劣势，卫生人力资源的匮乏一直是制约民营医院发展的短板。尽管广西社会资本举办的医疗机构数量不断增加，但大部分非公立医疗机构专科特色不突出，高素质卫生技术人才缺乏，人员学历结构、职称结构和年龄结构不合理，尚未形成公立与非公立医疗机构合理竞争的格局，人才队伍相对薄弱，且人才培训的支持力度不足。目前国家已出台相关政策支持医师多点执业，多点执业可以使公立医院的医生到民营医院去，帮助培训医院的职工，提高医院的诊疗水平，但是广西在这一方面的进度还比较缓慢。

三　促进广西社会办医的对策与建议

由前期的调研得到启示：构建跨部门协作机制，卫健、医保、市场监管、工商、民政、发改、公立及民营等各部门机构应该加强联系、协调配合、明确职责，就现实问题展开磋商并进行有效解决，同时强调地方政策的循证制定与落地实施，以促进广西社会办医持续、健康和规范发展。

1. 完善政策配套体系，营造公平环境

近年来，虽然国家和广西均出台了一系列鼓励支持社会办医的政策，但从总体上来看，大多数政策仍难落到实处，缺乏可操作性，社会办医依旧处在不平等的政策环境中。因此，要想社会办医健康发展，除了建立新机制外，现有政策的细化、落实也非常重要。政府要完善政策体系，制定与宏观政策相配套的具体实施细则和要求，并确保政策的实施切实有效，为社会办医的进一步发展创造良好的政策环境。政府应在降低社会办医准入门槛的同时优化社会办医机构的审批流程；明确医保定点的标准，让符合标准的社会办医机构顺利纳入医保；进一步修订税收制度，细化税收的相关细节。融资一直是民营医疗机构发展的壁垒，因此，应强化民营医疗信贷支持，支持民营医疗对接资本市场，加强民营医疗融资创新服务。

另外，地方政府亦可考虑将非公立医疗机构列入财政补贴范畴，或者成立专门的基金，通过评优评先，把公立与民营医院放在一起评选，或者就在民营医院内部，评选出最佳医生奖、最佳雇主奖、百姓最放心医院奖等荣誉称号，政府可奖励优秀的民营医疗机构及相关人员。广西要持开放的心态，大胆地利用好少数民族自治区的特色优势。在立法层面，应把国家政策优化到最大限度，支持非公立医疗机构发展。

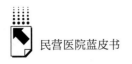
2. 拓展社会办医领域，激发社会办医竞争活力

公立医院和民营医院都是我国医疗服务系统的重要组成部分，在当前二者发展有较大差距的情况下，拓展民营医院的发展领域具有重要的意义。利用好公立医疗机构的技术优势与社会资本的资金优势，可通过托管、公建民营等方式，将公立与民营医疗机构有机地联系起来。民营医院与公立医院可开展医疗业务、学科建设、人才培养等方面的合作，并建立合理的分工与分配机制。综合力量或者专科服务能力较强的公立医院可牵头组建医联体，民营医院还可以通过参加远程医疗协作网，承接三级公立医院下转康复、护理、安宁疗护等业务。此外，民营医院可加快发展智慧医疗服务和数字化医疗服务，推动医养产业融合发展，进而有序发展前沿医疗服务。

3. 提升服务意识与能力，培育和发展民营医疗品牌

民营医院由于其自身存在的短板，当前，要想在竞争激烈的医疗市场中保持稳定发展就要注重提升自身的服务意识与能力，培育和发展优质的理疗品牌。在激烈的市场竞争中，一些民营医院为谋发展而选择了急功近利的经营手法，出现虚假广告宣传、过度医疗服务等行为，从而失去了社会认可度和信任度，造成的诚信危机严重阻碍了其发展。因此，民营医院必须树立正确的观念，建立全新的服务理念，摒弃投资医疗赚快钱的想法，加强医德医风的建设，不断提高医疗质量和加强医疗安全管理，夯实自身的能力，通过规范化的经营管理模式打造属于自己的品牌优势和文化优势，为患者提供优质的医疗服务，最终赢得社会和公众的信任。

4. 完善人才培养和引进机制，加快形成人力资源共享格局

逐步完善医师多点执业管理制度，并尽快出台和落实相关细则以保障医疗机构和医务人员的合法权益，使民营医院可以聘用专家和高技术医疗人才，扩建自己的医疗队伍。与此同时，在人才引进措施上，民营医院应加强对医疗卫生人才的吸引力，如提供优厚的工作待遇、良好的晋升平台、定期的进修机会等，不仅要招得进人，还要留得住人。此外，民营医院可以探索与高校合作的模式，对于所需的卫生人才进行订单式

培养，逐步完善人力资源共享机制，完善和优化人才培养和引进机制，从而完善自身的卫生人力资源结构，更好地为社会公众提供更加优质的医疗服务。

5. 完善综合监管体系，建立政府主导的多元监管体制

政府应进行定期常规检查、建立监督举报机制、结合专项监督检查等，通过抽查民营医院的化验单、门诊病历、处方单等对其进行监督管理。为保证医疗服务的质量和安全，应定期向社会公布对民营医院的监督检查结果，依法打击非法行医活动和医疗欺诈等行为。政府还可以联合医疗保险公司、社会公众、第三方监督机构以及行业组织对社会办医疗机构的资金使用、业务提供、职称申报、科研立项等情况进行多角度、全方位的监督，构建起由政府主导的多元监管体制。同时，要通过合理的监管和退出机制，引导民营医院规范化发展。

参考文献

［1］安慧君、王前强、刘亚军：《新医改条件下的广西民营医院发展现状及问题研究》，《卫生软科学》2016年第12期。

［2］张映芹、向琼：《新医改背景下西安市民营医院发展状况分析》，《医学与社会》2017年第12期。

［3］姜巍、李清、朱兆芳：《我国民营医院发展状况研究》，《中国卫生经济》2016年第5期。

［4］赵邦、陈晓栾、霍海英、袁利：《新医改背景下广西民营医院发展现状分析及对策》，《中华医院管理杂志》2018年第4期。

［5］周小园、尹爱田：《医改视角下社会办医发展的基本思路》，《中国卫生经济》2014年第4期。

B.4
医保新政对我国民营医院的影响分析

谢 宇 李永斌 向国春*

摘 要： 2018 年以来，随着国家医疗保障局的组建成立，我国的医保
管理体制逐步完善，医保管理手段日趋精细化，医保对于医
疗服务体系的影响愈加显著。民营医院作为我国医疗服务体
系的重要组成部分，其定位仍然是公立医院的补充，受到医
保新政的影响更加显著。本文以政策分析的视角，对医保新
政的主要做法及其逻辑进行剖析，探究医保新政对民营医院
发展的影响，为民营医院的发展转型提供参考。

关键词： 基本医疗保险 民营医院 社会办医 集中采购 支付方式

随着国家医疗保障局（以下简称医保局）的组建成立，我国的医保管
理体制逐步完善，医保管理手段日趋精细化，医保对于医疗服务体系的影响
愈加显著。民营医院作为我国医疗服务体系的重要组成部分，其定位仍然是
公立医院的补充，受到医保新政的影响更加显著。本报告以政策分析的视
角，对医保新政的主要做法及其逻辑进行剖析，探究医保新政对民营医院发
展的影响，为民营医院的发展转型提供参考。

---

* 谢宇，中国药学会科技开发中心副研究员，复旦大学公共卫生学院博士研究生，曾任《中国
卫生政策研究》编辑部主任、中国医院协会分支机构管理部主任，主要研究方向为卫生政
策、医院管理、药物政策等；李永斌，中国医院协会评价部主任，主要研究方向为医院管理、
医院评价；向国春，南方医科大学卫生管理学院副研究员，主要研究方向为医疗保障、卫生
总费用核算。

一 社会办医的政策环境

社会办医在满足居民日益多元化的医疗服务需求、促进公立医院竞争发挥"鲶鱼效应"等方面发挥了越来越重要的作用。2015年，民营医院的机构数量首次超过了公立医院，但是其在床位数、医师数、诊疗量、入院人次以及服务收入等方面仍然远远落后于公立医院[1]，这种数量与服务倒挂的现象表明民营医院仍然比较薄弱。实际上，一方面是因为社会办医自身发展时间没有公立医院的时间长，在人才、技术和资源等方面的积累仍然不及公立医院；另一方面也有诸如医保政策、区域卫生规划等方面的政策因素，例如先前社会热议的"玻璃门"或"旋转门"就是指的这些政策方面的影响。[2]"十二五"期间，国家出台了一系列促进社会办医的文件，制约社会办医的政策障碍大幅度减少，从政策层面来讲，当前社会办医和公立医院面临着同等的政策环境。[3]

在政策环境方面，卫生服务体系面临一个重大的政策改变，就是国家医保局成立后医保支付方力量和地位的变化，以及其出台的有关医保相关政策的影响。自2018年国家医保局成立以来，原国家卫生计生委的新农合工作，人社部的城镇职工和城镇居民基本医疗保险、生育保险工作，国家发改委的药品和医疗服务价格管理，以及民政部的医疗救助等归入国家医保局统一管理。国家医保局成为医疗服务的主要购买者和服务价格的制定者，其对医疗服务体系产生了重要的结构性影响。这些影响对处于主体地位的公立医院已经产生了重大改变，比如从单纯扩大规模向更加重视控制成本和提高效率方面转变。对于本来就十分脆弱的社会办医的影响更加值得重视，因此有必要

---

[1] 国家卫生和计划生育委员会编《中国卫生和计划生育统计年鉴（2016）》，中国协和医科大学出版社，2016。

[2] 张华玲、褚湜婧、罗昊宇：《我国社会办医现状、困境及政策建议》，《中国医院》2018年第5期，第22～24页。

[3] 钱稳吉、黄葭燕、谢宇：《深化医改以来社会办医政策的内容、特点与趋势》，《中国卫生政策研究》2018年第8期，第56～62页。

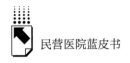

从政策视角分析医保新政对于社会办医的影响，从而为社会办医的转型和健康发展提供参考。

二 医保新政的主要内容及其政策逻辑

随着我国人口老龄化的加剧，面临的将是退休人口增多以及总人口中不缴费人口占比逐步扩大。同时，老年人群的患病率较高，对医保基金的耗费也较大。2018 年全国基本医保基金总收入比上年增长 19.3%，基金总支出比上年增长 23.6%，基金总支出增长率高于总收入增长率。[①] 医保基金收入的增长既难以通过增加费率的方式，也难以通过扩大缴费人群提高基金数量，因此从减少支出方面下功夫最为有效，这也是分析医保政策目标及其一系列措施的基本逻辑起点。

（一）医保管理体制整合，系统提升了医保战略性购买能力

随着 2018 年国家医保管理体制的机构改革，新的国家医保局整合了农村合作医疗、城镇职工医疗保险、城镇居民医疗保险以及药品和医疗服务价格定价权等职能，成为医疗服务体系的唯一支付方，其作为战略购买者的谈判能力和话语权大大增强，甚至具有一定的"垄断性"。[②] 而这些能力的强化也决定了新的机构如果可以有效运用其手中的话语权和政策工具开展深层次的改革，其改革的力度将是结构性和全局性的。

（二）医保政策工具优化，明显强化了医疗机构的管理与规制力度

1. "两定三目录"与医保资格准入

"两定"即定点医疗机构和定点药店，是医保实行资格准入的重要手段，是决定社会办医能否获得医保支付支持的"入场券"。在《关于印发促

① 郑伟：《医保基金隐忧》，《中国保险报》2019 年 7 月 9 日，第 008 版。
② 吴圣：《医保局：明天的战略购买者》，《中国卫生》2018 年第 9 期，第 59～60 页。

进社会办医持续健康规范发展意见的通知》（国卫医发〔2019〕42号）中提出，社会办医正式运营3个月后即可提出定点申请，定点评估完成时限不得超过3个月。可以说，基本医保对于社会办医在准入方面已不存在明显的门槛。从课题组对天津、云南、成都、深圳、长春等已经实施医保定点协议管理地区的调研来看，这些地方在对社会办医的医保定点资格审查方面已经不存在与公立医院差别对待的现象，基本上只要符合区域卫生规划和卫生行业管理的条件，以及符合医保信息化管理的条件就能够被纳入定点。① 而医保目录对药品生产企业的影响更显著，对于医疗机构主要是规范行为方面的影响，此处不再详细分析。

2. 医保支付方式改革与医保激励约束

医保支付方式是医保实现对供需双方激励约束的主要抓手，也是监督和规范医疗机构行为的基本政策工具。② 经过20多年的发展，我国医保的角色已经从制度建立之初的事后付费者向战略购买方转变，支付方式也由单一付费不断向多元复合式付费发展。目前，医保支付方式基本上形成了"以总额控制为基础，以协商谈判和风险共担机制为核心，以门诊按人头付费、门诊慢病大病和住院按病种付费为特点，项目付费不断减少，病种分值和DRGs付费正在逐步推进"的总体框架。③

2019年6月5日，国家医保局等四部门联合印发了《按疾病诊断相关分组（DRG）付费国家试点城市名单的通知》，正式公布了DRG付费的30个国家试点城市名单。实行支付方式的主要目标在于通过建立对供需双方的激励约束机制，规范供需双方的服务行为和就医行为，控制医疗费用，减少浪费。住院服务是传统医疗服务体系主要的费用支出，因此对于住院费用的控制是医保政策的主要着力点之一。传统上，医保在用于支付住院费用时会受到总额控制，即给予医院一个"总盘子"，实行"超支不补，结余留用或

---

① 《基本医疗保险定点医疗机构管理调研报告》，2019年7月。
② 杜创：《动态激励与最优医保支付方式》，《经济研究》2017年第11期，第88~103页。
③ 廖藏宜、闫俊：《我国医保支付方式的改革历程及发展趋势》，《中国人力资源社会保障》2019年第6期，第13~15页。

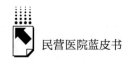

就低支付"的原则。① 这对于控制医保基金风险具有明显的效果,但方式显得过于粗糙,而且单纯的总额控制也容易造成医疗服务质量的降低,而有些医院的应对措施还造成了一些具有不良社会影响的事件②,比如在超过医保支付总额之后推诿病人、不合理地压缩住院天数进而影响身体恢复等。因此,总额控制下的 DRGs 的实施就成为新时期控制医疗住院费用的重要举措。

3. 药品带量采购与药品降价

无论是公立医院还是民营医院,依赖产品赢利的模式是相同的,不同的是对于赢利后的利润如何分配的问题。医疗机构最重要的产品是药品和耗材。深化医改"取消药品和耗材加成"的政策旨在打破之前的产品依赖型模式,通过"腾笼换鸟"实现服务依赖型的模式。取消药品加成对于降低药品价格的作用是明显的,但是利益相关者仍然可以通过"高开低走"的方式予以规避,即出厂价加价、进入医院不加价。而药品招标采购则是直接针对药品价格的源头,即对出厂价直接产生影响。③

国家医保局在取得对医疗服务提供方战略谈判和战略购买者地位后,通过药品招标采购降低药品价格成为应有之义。无论是 2018 年实行的"4 + 7"药品集采改革,还是 2019 年的"4 + 7"扩大都是为实现这个目标而进行的政策变动。药品集中招标采购是利用采购方的地位,直接与生产企业谈判议价,通过"以价换量"的方式降低药品进入医疗机构的价格。这样,之前医疗机构作为销售终端的重要性就会受到消解。之前的集中采购是不带量的,即通过集中招标确定采购的厂商,但是并没有确定每一家厂商的采购量,因此不仅医疗机构可以进行二次议价,而且医生的处方权决定了使用的量。新的"带量采购"方式则是在招标的同时确定采购量,这就大大削减

① 李俊、方鹏骞、陈王涛等:《经济发展水平、人口老龄化程度和医疗费用上涨对我国医保基金支出的影响分析》,《中国卫生经济》2017 年第 1 期, 第 27 ~ 29 页。
② 芦玥:《医保总额预付制对定点医疗机构费用支出的影响》,《行政事业资产与财务》2014 年第 25 期, 第 48 ~ 49 页。
③ 黎东生、白雪珊:《带量采购降低药品价格的一般机理及"4 + 7 招采模式"分析》,《卫生经济研究》2019 年第 8 期, 第 10 ~ 12 页。

了之前医院作为机构的二次议价权利和医生作为销售终端的决定性作用。因此，无论从理论上分析还是从政策实际效果来看，降价效果是明显的。2019年6月10日，国家医保局医药服务管理司司长熊先军在深化医改2019重点工作任务吹风会上表示，"4+7"改革实施后，最终25个通用名药品中选，价格平均降幅为52%，最高降幅达96%。[①]

三　医保新政对社会办医的影响

（一）对民营医院规范性的影响

医保监管方式的完善需要民营医院的发展更加专业和规范。随着医保资金的吃紧，对于医保的监管更加严格，监管的手段也更加精细化和智能化。[②] 部分民营医院套取医保基金的方式已不再适用，特别是在医保信息更加优化、医保智能监控与检测能力加强的情况下，一旦被发现，医疗机构将会面临更加严厉的处罚，甚至退出游戏。对于之前通过灰色地带赢利的部分民营医院来说，这将是一次重大的洗牌过程。在新的政策环境下，民营医院需要更加规范的服务模式和经营行为才能够实现可持续发展。

另外，尽管之前很多文献或者报道认为医保准入门槛是制约民营医院发展的重要因素之一，但是经过多年的发展，很多地方医保对于民营医院准入门槛的限制已大大减少。民营医院既然获得了医保定点资格，也就意味着需要受到医保政策的监管。这实际上是要求民营医院在定价、服务开展及规范性方面加以改变，从而增加了成本，比如按照医保的要求接入医保信息系统，增设专门的人员负责医保报销相关事宜等。

---

① 《国新办举行深化医药卫生体制改革2019重点工作任务吹风会》，国务院新闻办公室网站，2019年6月10日，http://www.scio.gov.cn/32344/32345/39620/40640/index.htm。
② 黄华波：《加强医保基金监管和打击欺诈骗保工作的思考》，《中国医疗保险》2019年第3期，第32～35页。

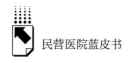

（二）对民营医院赢利模式的影响

在允许"药品加成"政策的时代，公立医院无论是机构还是医生都可以从中获益，而民营医院则主要是机构获益。深化医改的"取消以药补医"政策使公立医院的药品价格下降明显，特别是基层医疗卫生机构的降价幅度更大，这对于民营医院的医疗服务价格具有一定的影响，但是药品厂商仍然可以通过"高开低走"的方式获得利润，而民营医院仍然具有较强的议价权；在药品集中采购实施后，公立医院的价格下降幅度更大，民营医院即使议价权更大，在公立医院的价格参照下，也不得不让渡机构的利益，降低自己的价格。也就是说，民营医院之前利用"政策双轨制"在药品采购中的议价权的优势已不复存在，依靠供应链获取利润的商业模式也不再有效①，这对于当前依赖药品价格服务的民营医院是一个重大的打击。

（三）对民营医院服务模式的影响

依靠药品或耗材等产品盈利的模式的改变以及医保支付方式的改革，促使民营医院服务提供模式也需要改变。对于门诊而言，按人头付费成为主要的付费方式，依赖药品赢利也不再奏效，而努力增加服务对象的数量则成为弥补药品损失的重要出口；对于住院而言，以DRGs为主的复合支付方式意味着在提供更多的高技术水平和高服务水平时，处理疑难重症等方面就成为医院新的重要的赢利点。因此，民营医院本就严峻的人才瓶颈现状迎来了更大的挑战，同时，增加这些服务的人力和技术成本也是不低的。

（四）对不同民营医院产生不同的影响

对于民营医院而言，高端医疗覆盖的人群较少，且主要由商业医疗保险

---

① 《凤凰医疗集团开始招股 供应链业务是主要利润来源》，健康界，2013年11月19日，https：//www.cn-healthcare.com/article/20131119/content-432572.html。

或者自费买单①，受基本医保的新政影响较少。而一些以服务为主的专科民营医院受到的影响也较少，但是服务价格仍然受到公立医院参照价格的影响而不得不降价，否则会失去病源。最受影响的可能是中端和基层民营医疗机构，特别是高度依赖药品销售的医疗机构，而这个时代已经过去。相对比例的个体诊所和村卫生室曾经因为乡镇卫生院取消药品加成之后价格下降所产生的参照效应而失去了大量病源，最后直接关门；一些个体村医也因为产品型的服务提供模式不再持续而导致收入锐减，2009～2013 年，基层民营医疗卫生机构占基层医疗卫生机构总数的比例从 51% 下滑到 46%。②

四　社会办医的转型之路

（一）以更加规范自律的方式提供医疗服务

无论是公立医疗机构，还是民营医疗机构，在国家卫生服务治理能力不断提升和治理体系现代化的时代，医疗保障的政策工具日益丰富，医疗卫生行业对于医疗服务质量和医疗服务绩效的考评也日益完善，对于医疗服务体系的管理更加精细化和精准化，规范的服务和医疗行为是最为基本的要求。野蛮生长的发展方式必然要向精细化、专业化的方向转变。

（二）克服阵痛，实现服务转型

自律是进入赛场的基本要求，而要可持续地发展，进行服务的转型是必经之路，尽管道路艰难，甚至可能是生死转换，但是仍然要迈出这一步。总体而言，一方面，民营医院在卫生服务体系的定位中仍然是公立医院的补充，如果要在住院服务中取得一杯羹，就需要提高诊疗水平，以提供解决更

---

① 金春林、何达、付晨等：《高端医疗服务的概念、内涵与优先发展领域——以上海为例》，《中国卫生政策研究》2015 年第 3 期，第 1～4 页。

② 李文敏、王长青：《中国民营医疗机构：现状、困境与反思》，《中国卫生政策研究》2016 年第 9 期，第 7～12 页。

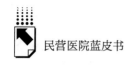
多疑难重症的服务，尽管这是一个非常艰难的过程；另一方面，从门诊服务来看，以药品或耗材等产品赢利的模式已不可持续，需要以更多的服务弥补药品降价带来的损失。无论是住院还是门诊，以服务赢利的方式都要面对"鲍莫尔成本病"的问题，即依靠人力的服务模式难以实现生产效率的快速提升，反而成本会更高，而依赖产品型的方式则可以实现大规模的复制和提升。因此，在转型后寻找新的商业模式也是民营医院生存的必经之路。

（三）解决人才瓶颈、提高服务水平

无论是什么样的盈利模式和服务提供方式，人才瓶颈问题始终是非常关键的问题，是树立品牌特色和技术壁垒的关键所在。目前很多民营医院通过依靠"一老一小"，即返聘老专家，招聘应届生的方式构成其主要的人才结构，因此可以充分利用这种人才结构，建立符合民营医院自身特色的培训体系，同时申请将该培训体系与国家住院医师规范化培训体系接轨。

（四）加强与公立医院的合作

当然，由于新技术和新业态的发展，传统公立医院受制于体制机制，很多服务不能够很好地开展，因此需要民营医院予以协助。无论是互联网医疗，还是其他的新的诊疗服务中心，民营与公立可以在不改变公立医院产权的情况下，进行技术和人才方面的合作。

参考文献

［1］国家卫生和计划生育委员会编《中国卫生和计划生育统计年鉴（2016）》，中国协和医科大学出版社，2016。

［2］张华玲、褚湜婧、罗昊宇：《我国社会办医现状、困境及政策建议》，《中国医院》2018年第5期。

［3］钱稳吉、黄葭燕、谢宇：《深化医改以来社会办医政策的内容、特点与趋势》，《中国卫生政策研究》2018年第8期。

［4］郑伟：《医保基金隐忧》，《中国保险报》2019 年 7 月 9 日。

［5］吴圣：《医保局：明天的战略购买者》，《中国卫生》2018 年第 9 期。

［6］《基本医疗保险定点医疗机构管理调研报告》，2019 年 7 月。

［7］杜创：《动态激励与最优医保支付方式》，《经济研究》2017 年第 11 期。

［8］廖藏宜、闫俊：《我国医保支付方式的改革历程及发展趋势》，《中国人力资源社会保障》2019 年第 6 期。

［9］李俊、方鹏骞、陈王涛等：《经济发展水平、人口老龄化程度和医疗费用上涨对我国医保基金支出的影响分析》，《中国卫生经济》2017 年第 1 期。

［10］芦玥：《医保总额预付制对定点医疗机构费用支出的影响》，《行政事业资产与财务》2014 年第 25 期。

［11］黎东生、白雪珊：《带量采购降低药品价格的一般机理及"4＋7 招采模式"分析》，《卫生经济研究》2019 年第 8 期。

［12］《国新办举行深化医药卫生体制改革 2019 重点工作任务吹风会》，国务院新闻办公室网站，2019 年 6 月 10 日，http：//www. scio. gov. cn/32344/32345/39620/40640/index. htm。

［13］黄华波：《加强医保基金监管和打击欺诈骗保工作的思考》，《中国医疗保险》2019 年第 3 期。

［14］《凤凰医疗集团开始招股 供应链业务是主要利润来源》，健康界，2013 年 11 月 19 日，https：//www. cn － healthcare. com/article/20131119/content － 432572. html。

［15］金春林、何达、付晨等：《高端医疗服务的概念、内涵与优先发展领域——以上海为例》，《中国卫生政策研究》2015 年第 3 期。

［16］李文敏、王长青：《中国民营医疗机构：现状、困境与反思》，《中国卫生政策研究》2016 年第 9 期。

投融与运营篇

Investment and Financing Operation Reports

B.5
制胜下一个十年：中国社会
办医的蜕变之道

波士顿咨询公司（BCG）课题组*

摘　要：　随着市场消费能力的提升和政策环境的推动，我国社会办医
在过去20年里快速发展，数量逐渐超过公立医疗机构，技术
和规模也获得极大提升，多元化竞争格局逐渐形成。虽然总
体环境利好，但社会办医仍面临市场监管力度增强、社会信
任缺失、人才竞争愈演愈烈的机遇和挑战。预期下一个十年，
社会办医市场的增长将主要来自"量变"到"质变"的飞
跃，呈现价值医疗广受认可、多元资本持续涌入、医生资源
市场化程度提升、商业保险加速发展、互联网医疗快速崛起

* 通讯作者：夏小燕，波士顿咨询公司全球合伙人、董事总经理，哈佛商学院工商管理硕士
MBA，主要研究方向为医疗服务方和支付方的行业研究与战略制定。

五个主要趋势。社会办医疗机构如何在未来十年得到长足发展，本报告从业务定位、人才梯队、患者引流、运营管控、多元合作、医险结合的角度为社会办医疗机构提出了六个方面的制胜战略。

关键词： 社会办医　民营医院　市场趋势　价值医疗　制胜战略

近 20 年来，社会办医疗机构总量快速增长，技术提升、规模扩大，国内医疗服务巨头、专科连锁、国际医疗机构以及多元化机构进入社会办医领域，共同构建了社会办医的市场格局。但是，在总体利好的市场环境下，社会办医仍然面临着监管强化、信任缺失、人才竞争、管理滞后的四大机遇和挑战。对此，波士顿咨询公司（BCG）课题组分析了未来十年社会办医市场值得关注的五个主要趋势，并提出了未来十年利于社会办医机构发展的六大制胜战略。

建议社会办医疗机构和该领域的投资者关注价值医疗、资本市场、医生资源、商业险、互联网医疗领域的相关动态，并从业务定位、人才梯队、患者引流、运营管控、多元合作、医险结合六个角度着手，打造核心竞争力，推动社会办医市场的加速发展。

一　社会办医市场发展的主要驱动力

改革开放初期，中国就已经出现一定数量的社会办医疗机构，但由于政策限制，所以并未形成规模。直到 2001 年，医疗市场改革，政府鼓励社会资本进入医疗机构领域，社会办医才逐步走上规模化、体系化的发展道路。自新医改实施以来，随着社会整体消费能力的提升和政策环境的利好，社会办医迎来前所未有的发展机遇。

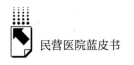
（一）市场驱动力：市场需求提升

过去十年，中国医疗服务市场的需求端发生了重大变化。人口结构和生活方式的变化带来了以老年病、慢性病为代表的疾病治疗需求的增长。持续的收入改善以及多元化医疗保险的覆盖，显著加强了消费者的支付能力。尤其是以上层中产及以上人群为代表的消费者群体的健康意识不断提高，在健康方面的支付意愿显著增强。

老年病、慢性病治疗需求的增加：2018年我国65岁及以上人口占比达到了12%，相较2008年的8%提高了4个百分点。绝对人数从1.10亿人增长到1.66亿人。患心脏病、高血压、骨质疏松等老年病的人群基数大幅提升，疾病治疗需求相应增加。另外，生活环境和生活方式的改变也使心脑血管疾病、糖尿病、呼吸系统疾病等慢性病患者的数量增加。

支付能力的改善：从2009年到2019年，中国人均可支配收入以11%的年均增速持续增长，医疗支付能力显著改善。2011年起，基本医保的覆盖率达到了95%以上，医保的报销范围也不断扩大，近年来高价药不断通过谈判等方式进入国家医保报销范围。商业保险和创新支付方式的快速兴起，同样促进了支付能力的提升。

健康观念的提升和健康消费的升级：随着生活条件的改善和生活理念的变化，人们对于自身健康的关注度越来越高。同时，上层中产及以上人群规模快速增长，在总人群中的占比从3%增长到13%。这类人群倾向于购买更好的医疗服务、消费更多的健康产品，从而扩大了更注重服务的社会办医疗机构市场，尤其是中高端医疗机构市场。

（二）市场驱动力：政策环境利好

自2009年新医改实施以来，国家出台了多项鼓励社会办医的相关政策，从顶层发力，逐步放开限制。2010年11月，国务院办公厅转发的《关于进一步鼓励和引导社会资本举办医疗机构的意见》（国办发〔2010〕58号），为社会办医解除机制体制障碍和政策束缚。2019年6月，国家卫健委等十部门联合印发的《关于促进社会办医持续健康规范发展意见的通知》（国卫医发〔2019〕42号），重申了社会办医作为公立医疗服务体系重要补充的定位，启动了新一轮的政策鼓励。

在医疗机构设立方面，深化"放管服"，推动"非禁即入"。一方面严控公立医院的数量和规模，为社会办医预留空间；另一方面提升审批效率，并在北京、上海、沈阳、南京、杭州、武汉、广州、深圳、成都、西安10个城市开展诊所备案制试点。

在医生资源获取方面，放开多点执业，拓宽社会办医的医生渠道。2009年9月，卫生部印发《关于医师多点执业有关问题的通知》，启动多点执业的先行试点。2017年2月，国家卫生计生委发布《医师执业注册管理办法》，优化和落实了多点执业的制度和流程。在此背景下，各省市也纷纷出台并落实相关政策，解决归属医院放行问题。

在患者资源获取方面，分级诊疗为社会办医带来新机遇。医联体和分级诊疗政策的加速推进，促进了患者在不同级别医疗机构间的有序流动。社会办医疗机构可以通过积极参与医联体，承接有康复、护理需求的患者；专科服务能力较强的社会办医疗机构也可以通过牵头组建医联体获得患者资源。

在支付方面，医保定点资格和商保灵活合作双管齐下。从2010年起，社会办医疗机构在医保定点资格方面取得了长足的进展，并逐步获得了与公立医院同等申报定点医疗机构的"国民待遇"。与此同时，社会办医疗机构与商业健康险的合作越来越灵活，为商保客户提供了更为便捷的医疗和报销服务。

此外，社会办医疗机构还可以享受政府购买服务、财税支持等利好政策。

二 过去十年社会办医的主要成就

过去十年，借助新医改的推动，社会办医在机构总量、单体规模、市场结构方面都取得了显著的提升。仅从数量上看，社会办医疗机构的占比约为

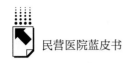
70%，成为中国医疗市场的重要组成部分。此外，在经历了早期的摸索之后，社会办医开始向技术化、规模化方向转型，服务质量稳步提升。国内医疗服务机构、国际医疗服务机构及其制药、器械、保险、地产等陆续入场，社会办医多元化格局初步形成。

（一）总量占优、增长强劲

过去十年，社会办医疗机构数量持续增长，机构数量已经超过公立医院（见图1）。根据2018年《中国卫生健康统计年鉴》的数据，截至2017年底，我国共有政府办医院9595家，社会办医院21461家，社会办医院占比接近70%。

在床位数方面，截至2017年，社会办医院的床位数达到183万张，占全社会总床位数的30%。但从增速看，社会办医院床位数的增速达到14%，相比公立医院7%的床位数增速，社会办医院展现出强劲的发展势头。

同床位数类似，社会办医院服务的住院患者在比例上较公立医院虽有一定差距，床位利用率仍有待提升，但其16%的年均增速远高于市场10%的总体增速，也展现出社会办医良好的市场前景。

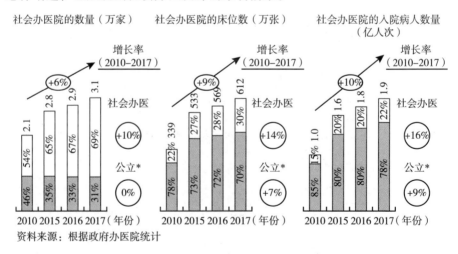

资料来源：根据政府办医院统计

图1 社会办医院的数量、床位数和入院病人数量的增速示意

（二）技术提升、规模发展

在经历了小规模、简单专科的发展阶段之后，社会办医开始向着技术化、规模化的方向发展。在综合医院、专科医院和诊所连锁方面都出现了一些成功案例。

1. 综合医院

社会办医在过去十年的发展进程中，出现了一些成功的综合医院。他们以基本医保为基础发展混合支付业务，借力公立医院合作伙伴资源加快业务发展。以东莞康华医院为例，该院主要面向当地密集的外来务工人员，发展妇产与辅助生殖等特色专科（约占收入的17%）。在基本医保的基础上，增设VIP服务，提高总体利润。此外，该院与广东省中医院的紧密合作也是业务快速发展的重要助力。

2. 专科医院

妇产、眼科、整形外科等普通专科医院是国内社会办医初期，发展最为迅速的一个领域。妇产医院连锁是其中发展较为成熟的一个专科。中高端妇产医院在上海、北京等一线城市开始兴起，涌现出美华、美中宜和等知名品牌。领先的妇产医院正通过开设连锁的方式从一线城市扩张到二、三线城市。同时，二、三线城市内生式发展起来的中高端妇产医院也在逐步兴起，如安琪儿妇产医院从成都起步，已发展至周边其他省份。

聚焦复杂专科的专科医院在数量上虽然较少，但也不乏成功的案例。其中武汉亚洲心脏病医院（以下简称武汉亚心）是这类专科医院中的佼佼者。在医生梯队建设上，武汉亚心从1999年成立伊始便着手建立全职临床队伍，并大力投资年轻医生培训；在临床上，以先心起步，逐步加强临床治疗的能力，大血管手术死亡率远低于普通公立医院，已成为华中地区心血管治疗的领先者；在患者引流上，通过专职的业务团队挖掘患者需求，通过区域化的学术平台建立转诊网络；在支付上，成为基本定点医保机构，解除患者顾虑。此外，专注血液疾病的陆道培医院以及专注脑部疾病的三博脑科等民营专科医院也通过专注特定疾病而取得了较大成功。

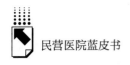
3. 诊所连锁

伴随着分级诊疗的推行，基层诊所连锁得到迅速发展。很多诊所瞄准中高端客户，聚焦某一区域，提供全科诊所服务。以强森医疗为例，自2014年在西安地区成立以来，已拥有30余家社区连锁诊所，并已成功拓展至成都和重庆市场。强森医疗立足于公立诊所尚未触及的城市新区，将社区、家庭和诊所有机结合，定位于老人、儿童和妇女，提供常见病、多发病、慢性病的诊治和家庭医生服务，已获得一定的知名度。

（三）多元发展、差异竞争

随着各类资本的陆续进入，社会办医的参与者正在构筑新的市场格局（见表1）。

表1　近年中国社会办医的四类主要参与者

社会办医市场参与者		代表性案例
"四巨头"和新兴医疗集团		华润医疗、复星医药、北大医疗、中信医疗、绿叶医疗
专科连锁		瑞尔齿科、爱尔眼科、通策医疗
国际医疗机构		麻省总医院、克利夫兰诊所、梅奥医疗、HCA（Hospital Corporation of America）、阿特蒙集团
多元化新进入者	• 制药和器械企业	恒康医疗、人福医药、乐普医疗、泰和诚医疗
	• 保险企业	泰康保险、阳光保险、平安集团
	• 房地产企业	恒大集团、万科集团、万达集团、远洋集团

1. "四巨头"和新兴医疗集团的崛起

华润医疗、复星医药、北大医疗和中信医疗通过私有化和收购扩张，实现全国性的布局并发展成为业界的领先者。他们都瞄准大众市场，搭建涵盖大型综合性医院、专科医院和基层医疗诊所的医疗体系。新兴医疗集团如绿叶医疗集团，通过国际并购以及与国外领先医院合作的方式快速发展。

2. 专科连锁规模化整合

在各类专科连锁医院中，以体检、眼科、口腔科为代表的专科连锁医院整合力度最强，美年、爱康国宾和慈铭已占据社会资本办体检市场约40%

的份额。在眼科领域，爱尔眼科 2014 年起设立多家并购基金，通过激进的市场并购以年增 15 家连锁医院的速度扩大服务网络，迅速成为全国眼科龙头连锁。在口腔科领域，同样涌现出瑞尔、拜博、通策等领先的专科连锁医院。

3. 国际医疗机构以多种形式参与中国市场

近年来，国际领先的医院集团也将目光聚焦中国，大部分国际医疗机构选择与国内公立或社会办医院展开合作。如麻省总医院与上海嘉会国际医院合作，开展医护培训、肿瘤临床经验和运营管理体系方面的合作。亦有部分国际医疗机构选择独资自建医院，如德国阿特蒙集团在上海外高桥保税区建立中国第一家外商独资医疗机构。

4. 多元化新参与者涌现

社会办医市场的蓬勃发展吸引了众多来自相关行业的新参与者。恒康医药等来自制药、医疗器械产业的新参与者利用价值链上的现有业务基础加入医疗服务市场；泰康保险等来自保险业的新参与者利用资金成本优势投资医院，探索医疗服务与养老、保险等业务的关系；万科集团等来自房地产业的新参与者同样积极试水社会办医，为其房地产项目提供配套资源。

三　新时代社会办医面临的机遇和挑战

社会办医疗机构虽然在总体数量上超过了公立医疗机构，但目前仍以规模小、医疗技术能力不高的机构为主，整体结构尚待升级。市场需求增长与国家政策利好将驱动社会办医快速发展。与此同时，新的时代也为社会办医提出了新的课题，需要各方在实践的浪潮中不断反思、不断摸索、不断积累经验。

（一）准入"松绑"背景下的强监管

目前，政策的基调是为社会办医"松绑"，鼓励多元主体在医疗市场中公平竞争。但在"一线放开、二线管住"的总体思路下，政府会对各市

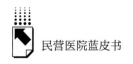
场主体在运营过程中的监管更加严格。2019 年，在《关于促进社会办医持续健康规范发展意见的通知》中对"完善综合监管体系"提出要求，包括落实监管责任、严厉打击价格违法和骗保行为、加强医疗质量管理、健全信用管理、发挥行业组织自律等。省市层面也积极落实国家对社会办医的监管政策，重点开展对社会办医的整治活动，规范社会办医行为。多个地市已经建立起针对社会办医疗机构的制度化、常态化监管体系和"黑名单"制度。广东、福建、贵州等省先后开展针对医疗欺诈的专项整治行动，其他省也在纷纷推进。

政策松绑与监管强化并行，既是在准入上把社会办医和公立医疗放在同一起跑线上，也是在监管上做到一视同仁。对社会办医疗机构来说，强监管会倒逼能力和技术的提升，一批合规、优质的社会办医疗机构将脱颖而出。

（二）需求快速增长背景下的信任缺失

随着消费能力的提升和健康意识的增强，人们对于医疗资源的需求迅猛增长。相比人满为患的公立医疗机构，需求端的增长对社会办医市场的拉动作用尤其显著。但在这种大背景下，民众对于社会办医还存在普遍的信任缺失。

一方面，这源于我国长期以公立医疗机构为主导的医疗体制。在中国，公立医疗机构长期处于医疗资源的垄断地位，相比较而言，社会办医起步晚、积累少、技术水平和管理水平参差不齐。信任来源于了解，人们对大型公立医院的信任正是在长期接触中形成的。而社会办医作为新兴事物，且目前行业内尚未形成机构质量判定的公认标准，民众无法准确识别优劣，容易出现对社会办医的不信任。

另一方面，部分社会办医疗机构确实存在诸多问题，拉低患者对社会办医的整体信任。近年来，社会办医疗机构迅速增加，部分医院为了牟利，对医疗效果进行虚假宣传，导致患者受到欺骗甚至伤害。2018 ~ 2019 年深圳市开展打击医疗机构医疗欺诈等行为专项整治，一年内立案查处 1391 宗，罚没款超 2000 万元。靠不法手段牟取暴利而被媒体频频曝光的社会办医疗机构的确存在，这就导致社会办医整体形象下滑，许多优质的社会办医疗机构也因此受到负面影响。

（三）多点执业放开背景下的人才竞争

随着公立医疗机构编制改革和多点执业的推进，医疗人才市场化程度不断提高，社会办医疗机构获取医生的途径也更加多元化。同时，"人才战争"也愈演愈烈。

1. 来自公立医疗机构的竞争

公立医疗机构薪酬改革导致人才流出、放缓，甚至回流。2010年起，国家逐步深化事业单位收入分配制度改革，医护人员的工资有了较大幅度的提高，因此更多的医护人员愿意继续留在公立医疗机构体制内。国务院办公厅印发的《深化医药卫生体制改革2019年重点工作任务》中要求，人社部将在2019年内制定公立医疗机构薪酬制度改革的指导性文件，预计来自公立医疗机构的人才竞争将会进一步加剧。

2. 来自其他社会办医疗机构的竞争

随着社会办医疗机构数量的持续、快速增长，社会办医疗机构之间的人才流动日益加剧。社会办医疗机构间的人才流动总体上呈现从旧的机构向新的机构流动、从规模小的机构向规模大的机构流动、从待遇差的机构向待遇好的机构流动以及从管理不规范的机构向管理规范的机构流动的趋势。

3. 社会办医疗机构自身短板造成的人才流失

政策条件及外部环境的限制也在一定程度上制约了社会办医疗机构的人才建设。首先，由于科研资源、患者分布、社会关系等方面受限，社会办医疗机构的医护人员往往面临高级职称的晋升途径不完善、医学继续教育的机会少等问题。其次，社会办医疗机构多数无法提供落户口、子女教育福利等待遇。此外，在社会办医疗机构从业的医护人员的公众及媒体认可度低，获得的职业荣誉感也较低。

（四）规模扩张背景下的管理滞后

经历了二十几年的积淀，社会办医开始向着规模化的方向发展。很多领

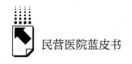

先机构或通过集团化、连锁化的方式积累了多个院区，或通过集中经营一个院区积累了较大的患者规模。但与此同时，多数社会办医实行的仍旧是传统的经验式的管理模式。这种管理模式的灵活性和情感营销带来的团队凝聚力在创始阶段是宝贵的优势，但随着规模的扩大，其权责不明、缺乏管理制度保障、发展战略缺乏系统的规划和分析等弱点便显现出来。这不仅影响了医院的进一步发展，而且使其规模化优势无法充分发挥。在此背景下，外来的投资方与原始管理者在价值观、发展理念和经营思路上产生分歧、冲突就成了行业的普遍现象。

四　对未来十年社会办医市场的展望

过去十年的发展已经将社会办医发展至一个新的阶段，再往后看十年，2030 年是"健康中国 2030"的收官之年，届时社会办医必将呈现全新风貌。未来十年，将是社会办医从量变到质变、从粗放到精细、从"拓疆域"到"练内功"的关键时期。

社会办医将越来越重视为患者带来真正的价值，从经营产品到经营客户，服务患者成为社会办医的核心需求。在战略保障上，拓宽融资渠道、提升资本效率、高效规划医生资源、重点打造人才梯队。在发展模式上，打通产业链，实现险医一体化，促进互联网和医疗的深度融合，积极发展智慧医疗。

（一）价值医疗受到青睐，多方合作模式显现

在全球，价值导向型医疗已经成为最重要的趋势之一。国内一些领先的社会办医疗机构开始积极关注医疗效果和医疗价值，通过重点关注特定疾病的疗效实现从"量变"到"质变"的真正转型。价值导向型医疗对于追求可持续发展的全球医疗体系极具吸引力。很多医疗机构甚至医疗网络都在向价值医疗转型，然而只有当以患者为核心的医疗体系在区域、全国乃至全球层面实施的时候，价值导向型医疗潜在的巨大力量才能真正地发挥出来。世

界经济论坛与波士顿咨询公司联合启动的医疗价值项目组在"亚特兰大市心力衰竭试点项目"中，通过医疗机构、支付方、患者组织、政府、学术机构、制药企业、设备厂商等各相关方的密切合作，取得了可观的成就。预计未来十年，中国也将出现各利益相关方在更高层次上的合作。

（二）资本市场持续活跃，优质标的广受青睐

自 2012 年以来，中国资本市场对社会办医疗机构和公立医疗机构的投资呈现前所未有的井喷式增长（见图 2）。尤其在 2015～2016 年，交易数量持续创历年新高，仅 2016 年进行的并购交易就达到 31 笔，交易金额达 20 亿美元。2015 年绿叶集团斥资 6.9 亿美元收购澳大利亚第三大私立医院集团 Healthe Care，单笔交易额创新高。

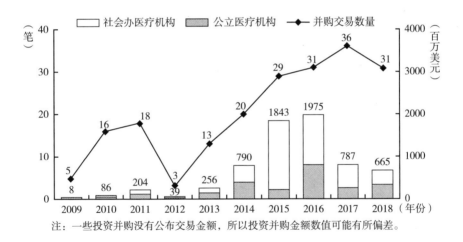

注：一些投资并购没有公布交易金额，所以投资并购金额数值可能有所偏差。

图 2　2009～2018 年中国医院行业投资并购金额和数量

优质标的社会办医在股市同样表现亮眼。2009 年以来，近 10 家大陆社会办医疗机构在香港成功上市。其中既有华润医疗这样的规模型医疗集团，也有新世纪医疗这样的高端专科连锁。2019 年 6 月，在中美两国辅助生殖专科领域拥有行业领先优质资产的锦欣生殖在香港主板挂牌上市，开启了在资本牵线下医疗资源跨国整合的新模式。其大陆业务总量在辅助生殖行业排

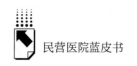

名前三，美国业务量在西部市场排名第一，且中国患者是其重要客户群，市场协同潜力巨大。

未来十年，各类投资者对医疗行业的投资热情将持续高涨，并推动国内外业务的有机整合，预期将有更多的大宗交易和成功 IPO 浮出水面。

（三）医生集团发展成熟，推动医生资源市场化

2009 年国家开启"多点执业"试点，2012 年以后医生集团快速崛起，为民营医院提供了发展契机。预计未来会有更多的、聚焦专科导向的医生集团兴起，医生集团与民营医院将相互促进。医疗机构为医生集团提供患者引流、医院管理能力、软硬件设施和护理团队，而医生集团为医疗机构保障优质的医生团队、科室管理能力和风险隔离机制，双方将形成真正的合作共赢。

（四）商业保险加速发展，险医一体化初具规模

将发展商业保险作为基本医疗保险的补充从而缓解经济压力，有学者称其为医改的一大重点，进而受到了一系列政策的鼓励与支持。2014 年国务院办公厅印发《关于加快发展商业健康保险的若干意见》，鼓励商业保险机构与医疗卫生机构合作。随后陆续出台了税收鼓励政策、投资鼓励与信息共享等政策。商业健康保险在国务院发布的深化医药卫生体制改革年度重点工作任务中始终占有一席之地。在这种背景下，涌现了泰康、中国人寿、阳光保险等一批布局医疗服务机构的垂直整合投资方，同时，一批创新的医险结合产品也陆续涌现，险医一体化的整合模式成为重要趋势。

（五）互联网医疗快速崛起，智慧医院趋势初现

"互联网＋医疗"在市场和政策的合力推动下迅速发展。一方面，中国是世界上移动互联网最发达的国家之一。另一方面，政府出台了一系列政策推进互联网和医疗行业的融合。2018 年 4 月，国务院办公厅发布《关于促进"互联网＋医疗健康"发展的意见》，提出"最大限度地减少准入

限制，加强事中事后监管"。2019 年 8 月，新修订的《药品管理法》在网售处方药方面有所松动，对"互联网 + 医疗"的电子处方带来重大利好。2019 年 8 月底，国家医保局出台《关于完善"互联网 +"医疗服务价格和医保支付政策的指导意见》，将互联网诊疗价格纳入现行医疗服务价格政策体系统一管理，并对符合条件的互联网诊疗服务按照线上线下公平的原则配套医保支付政策。

虽然由民营互联网企业主导的互联网医院仍是市场主流，但随着产品和服务类别的丰富，与线下医疗机构的深度整合是不可避免的趋势。未来十年，在社会办医疗机构中将涌现出一批先行者，通过自建互联网医院或与外部互联网医院合作打造差异化的竞争优势。这些先行者将会通过数字化和移动医疗手段重构医疗服务价值链，实现以患者为中心的全流程健康管理。

2019 年 3 月，国家卫健委发布《医院智慧服务分级评估标准体系（试行）》，将智慧医院建设提上日程。走在"互联网 + 医疗"前沿的社会办医先行者有望以较低的成本、更精准的临床决策协助医生和患者提升医疗服务价值，从而在智慧医院领域实现对公立医院或海外领先机构的弯道超车。

五　社会办医的制胜战略

（一）明确业务定位，构建差异化优势

随着医疗机构总量的快速增加，市场竞争将会变得越来越激烈。社会办医要想在未来的竞争中立于不败之地，首先需要具有更加清晰的业务定位，具有非常明确的目标客群、产品与服务设计以及发展规划，并围绕自身定位选择最适合的业务模式。从国内外经验来看，我们总结了三种社会办医潜在的差异化竞争模式（见表2）。

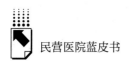
表2 国内外社会办医潜在的三种差异化竞争模式

差异化竞争模式	特点	国际案例	国内案例
传统的规模领先者	• 通过新建或整合不同类型的医院和诊所，实现规模化经营 • 网络覆盖广，患者基础大，以低廉的成本提供高质量的医疗服务 • 通过集中管理，有效控制成本	美国 HCA 医院集团（Hospital Corporation of America）	华润医疗
聚焦的专科领导者	• 专注于需要高度专业能力的专科和专病，利用在临床实践的积淀，形成竞争对手无法企及的优势 • 为患者创造更好的疗效，从而获得业务量的显著增长	德国 Martini - Klinik 医疗中心	武汉亚洲心脏病医院 三博脑科医院
全病程管理提供者	• 打造涵盖预防、诊疗和康复的全病程服务体系，为患者管理健康风险，实现患者价值的最大化 • 机构也会扮演中间人的角色，帮助患者寻找最佳的独立医疗机构	美国凯撒医疗集团	尚无成熟案例

1. 传统的规模领先者

这类机构着重捕捉公立医院供给不足的市场，通过新建或整合大量不同类型的医院或诊所，实现规模化、连锁化经营。其核心在于建立起广阔的医疗网络和足够规模的患者基数，再通过标准化的集中管理手段，提高运营效率，降低医疗成本。国内"四巨头"医院集团、大型专科连锁以及正在扩展中的基层诊所连锁等都定位于这种模式。

2. 聚焦的专科领导者

这类机构将自身业务专注在某个或多个需要高度专业能力的专科和专病上。通过在临床实践和科研上的深厚经验积淀，形成竞争对手无法企及的技术和质量优势，为患者创造更好的疗效和价值。武汉亚洲心脏病医院和三博脑科医院专注于各自领域，已成为国内社会办专科医院的典范。

3. 全病程管理提供者

这类机构真正将患者放在了医疗服务的中心位置。围绕特定疾病，整合内科、外科、护理、药房、康复、营养、理疗等学科资源，为患者提供从疾病预防到诊疗和康复的全病程服务。全病程管理模式往往需要结合保险公司和医疗服务机构，通过完整的医疗服务和健康管理更好地控制赔付风险。全病程管理的理念在国内已经得到诸多领先医疗机构的认可，但全病程管理模式对医疗机构综合能力要求较高，目前还未出现真正的全病程管理提供者。

（二）完善医生人才梯队，激发医生积极性

社会办医疗机构必须不断加强人力资源管理能力，注重打造学科带头人、技术骨干和后备力量三级医生梯队，逐步填补人才断层，转变社会办医常见的"两头大、中间小"的人才结构。

首先，社会办医应拓宽医生资源的获取途径。除了直接聘请外，与公立医院、医生集团等合作也是获得专业技术人才的重要途径。同时，民营医院应重视对自有医生团队的培养，提供更多的科研实践和医学继续教育机会，搭建从后备力量到技术骨干的职业上升路径，从内部填补中间层的断档。

其次，社会办医需要探索创新的绩效激励机制和临床组织管理模式。一方面，削弱医生收入与财务业绩的挂钩程度，把医生的关注重点转移到医疗质量和患者服务上；另一方面，推动跨学科协作，尝试围绕患者群体构建临床团队，进而打破科室壁垒，在有效控制整体医疗成本的基础上，从患者角度出发寻找最佳的综合治疗方案。

再次，在具有市场竞争力的薪酬福利基础上，为医生提供可持续的职业发展空间，一些社会办医疗机构在这方面已经取得了良好效果。例如德达医疗举办医疗学术沙龙，为医生提供参与高水平学术活动的平台；和睦家为医生提供带薪的游学假期；凤凰医疗为科室负责人提供定制化的管理教育培训。

（三）提升营销策略，实现多渠道引流

有效的营销获客是社会办医成功的关键。但当前社会办医在营销方面面

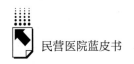

临着三个主要问题。第一，传统广告渠道效果下降。与医疗机构相关的广告受到越来越严格的管控，同时，患者对广告的警觉性也越来越高。第二，未能建立阳光高效的医生医院端的转诊渠道。一方面，当前社会办医仍以医生端的私对公转诊为主，渠道和费用上存在灰色地带；另一方面，医院端的公对公转诊渠道尚未发展成熟。`第三，社会办医疗机构通常历史较短、缺乏口碑积累，且患者对社会办医易存偏见。

为消除这些痛点，帮助社会办医疗机构实现市场营销角度的转型，我们从患者端引流、医生医院端转诊、第三方机构端合作以及产品与服务端创新四个角度分析可能的解决方案。①患者端：在特定领域建立技术优势，并通过网络软文开发、患者引荐、员工引荐等多样化方式积极宣传，积累口碑。通过第三方问诊平台等网络渠道打造网红医生，也是吸引患者直接到院就诊的有效手段。②医生医院端：建立医学拜访和医学教育机制，与医生建立阳光化的联系。专科能力较强的社会办医院还可以牵头成立医联体或积极参与互联网医院建设，引导来自下级医院的公对公转诊。③第三方机构端：与健康管理平台合作，为高端客户提供定制化的服务。一些重点专科医院也可以考虑与地方政府部门或社会组织合作，提升患者就诊的积极性。如辅助生殖专科医院可以与妇联合作，进行患者宣教。④产品与服务端：基于市场调研设计具有吸引力的特色产品或服务形式，如与保险公司合作设计专病保险产品，或根据专科特色设计创新的定价方式。

（四）优化运营管控，推动集团化管理

在经过了十年的快速扩张后，部分社会办医疗企业已经形成一定规模，下一步的重点是如何对旗下新建或并购的医院进行有效管理，通过运营提升优化业绩，切实获取经济效益。

在医院层面，只有多方面提高医院运营效率，才能够在真正意义上提高这些医疗机构的核心价值。例如，凤凰医疗通过建立集中的供应链管理体系，已经实现了95%以上的集中采购，显著降低了采购成本。

集团层面的管控也需要依循分类管控原则，建立系统化的集团管控体

系，依次从公司治理、组织架构、管理流程、激励机制等方面入手，通过集团化管理，真正发挥多个医院的协同效应，形成统一的品牌价值和新的核心竞争力。

值得注意的是，任何实质性的变革都会触动现有的院内生态，很难完全避免来自各级员工的反对，尤其是一线临床医务人员的反对。为了减少变革遇到的阻力，医院管理层可以从相对"无痛"的举措入手，如促进病床在科室间的灵活调配，在改善举措初见成效后逐渐推动更深层次的变革。

（五）重视生态网络，开展多元化合作

社会办医疗机构在向规模化、综合化、技术化转型的过程中，通过多元化的合作弥补自身短板、实现业务突破，将成为社会办医越来越重要的发展路径。

第一类合作伙伴是医疗服务提供方，包括公立医院、海外医院等。过去社会办医与公立医院合作的主要模式是公立医院托管，近年来股权合作、特许经营、IOT（投资－运营－转移）、技术服务等合作模式陆续涌现。当前，很多领先的国际医疗机构正在积极寻找进入中国的机会，不少合作项目已经签订意向甚至投入运营。社会办医疗机构与海外医院的典型合作模式由浅到深分别为双向转诊、咨询服务、战略合作、品牌授权和合资参股（见表3）。虽然合资参股模式在国内尚未出现，但国际医疗机构对中国市场的热情持续高涨，相信不久的将来，在中国社会办医疗机构证明自身的技术能力和质量管控能力的基础上，这种深度合作模式将会出现。

表3　社会办医疗机构与海外医院的五类典型合作模式

合作模式	特点	案例
双向转诊	● 疑难重症推荐到海外医院就诊 ● 海外诊疗后的患者到国内医院进行长期随访	太平投资＋美国加州大学旧金山分校医学中心（UCSF医学中心）

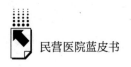
续表

合作模式	特点	案例
咨询服务	● 海外医院提供医院规划和运营的顾问服务 ● 提供现场和赴海外培训机会 ● 提供 SOP 和指导	上海浦东医院 + 美国杜克大学医学中心
战略合作	● 海外专家在国内医院任管理职位 ● 海外团队提供远程诊疗和现场坐诊 ● 联合举办会议	览海医疗 + 美国休斯敦卫理公会医院
品牌授权	● 国内医院可使用海外医院标识 ● 海外医院提供医疗质量审计 ● 可能签署排他性协议	嘉会医疗 + 美国麻省总医院 恒大健康 + 美国布列根和妇女医院 绿叶医疗 + 美国克利夫兰医学中心
合资参股	● 海外医院投资获取国内医院的部分股权	国内尚无案例

第二类合作伙伴是资本提供方，包括保险企业、政府引导基金、财务投资机构等。与资本方的合作可以减轻医院建设初期和转型阶段的资金压力，而医院项目将提供长期稳定的收益作为回报。

第三类合作伙伴是技术创新方，包括医药及器械公司、智慧医疗提供商、健康管理公司、高校与科研院所等。随着社会办医疗机构向技术化的方向转型，对科研创新能力的要求也越来越高。与技术企业合作，建立转化医学平台，共同推动新产品、新技术的研发成为重要的发展方向。

（六）探索医险结合，实现支付端创新

除了直接跨界整合外，社会办医与保险公司在产品、服务、数据等层面也进行了多元化的合作探索。未来支付和保险结合的医疗创新模式将在商业医疗保险市场上不断涌现，帮助社会办医更好地解决支付问题。

定点支付是最简单的合作模式，在此基础上也可以开发针对特定医疗机构的保险。专病保险在市场上已经有所尝试。

从中长期来看，要求社会办医能够建立起一套分级的医疗服务网络，包括诊所、检验中心、专科医院、康复医院等，并能为患者提供涵盖首诊、检查、治疗、康复全病程管理的一体化解决方案。同时，需要配合支付方的打

包收费方式，尽可能地控制整体医疗成本，为客户创造更大的价值。

综上，社会办医行业的发展前景和业务模式日益清晰，正是关注医疗领域的投资机构和企业布局的好时机。无论以哪种方式进入市场，投资者都需要对前面论述的六个关键制胜环节进行充分考量。此外，还要重点关注明确的投资战略、完善的商业基调、高效的投后管理，方能助力社会办医疗机构真正实现外延式增长和跨越式发展。

参考文献

［1］波士顿咨询公司（BCG）：《跨越式发展：价值导向型医疗在中国》，2017 年。

［2］国家统计局：《2018 年国民经济和社会发展统计公报》，2019。

［3］国务院办公厅：《关于进一步鼓励和引导社会资本举办医疗机构的意见》，2010。

［4］国家卫健委等十部门：《关于促进社会办医持续健康规范发展意见的通知》，2019。

［5］卫生部：《关于医师多点执业有关问题的通知》，2009。

［6］国家卫生计生委：《医师执业注册管理办法》，2017。

［7］国家卫健委：《中国卫生健康统计年鉴 2018》，2018。

［8］国务院办公厅：《深化医药卫生体制改革 2019 年重点工作任务》，2019。

［9］国务院办公厅：《关于加快发展商业健康保险的若干意见》，2014。

［10］国务院办公厅：《关于促进"互联网＋医疗健康"发展的意见》，2018。

［11］国家医保局：《关于完善"互联网＋"医疗服务价格和医保支付政策的指导意见》，2019。

［12］国家卫健委：《医院智慧服务分级评估标准体系（试行）》，2019。

B.6
2013～2019年中国民营
医院交易并购分析

钱立强*

摘　要： 随着国家政策对社会资本投资医院的扶持力度加大，民营医院投资成为近几年投资界的热门话题。通过总结2013年至2019年上半年民营医院交易并购的数据，发现受政策规划、产业融合、技术发展等因素的影响，近五年我国民营医院投资经历了准备期、高峰期、调整期，并逐渐向"价值投资"转移。在此过程中，产业投资者和财务投资者通过多种投资模式整合利益链条，寻求投资回报。需要注意的是，民营医院在投资过程中涉及政策、资金、利润分配、投后整合等多方面风险。因此，做好法规和细分市场研究，投资规划，尽职调查，人才、技术和服务能力提升等工作是规避民营医院投资风险的有效措施。

关键词： 民营医院　交易并购　投资模式

　　自新医改实施以来，社会资本积极参与办医，有力促进了民营医院的发展。作为公立医院的补充，民营医院近年的发展呈现迅猛态势，虽然在诊疗人次和收入规模上暂时无法与公立医院匹敌，但其诊疗人次增速和收入规模

---

* 钱立强，普华永道中国并购服务国内市场主管合伙人、医疗行业并购主管合伙人，为境内外投资者提供尽职调查及交易咨询服务。

增速均超过公立医院，由此可见，民营医院在我国医疗行业已逐渐成为一支强劲力量。相比公立医院，民营医院由于赢利模式清晰、可扩张性强、运营机制灵活，受到投资者青睐。

但是，随着近几年交易的消化与沉淀，我们也发现民营医院投资面临的困境，例如持续投入资金却迟迟不见回报，部分专科受到追捧但其营利性却逐年降低。民营医院投资一方面成为风口，另一方面失败案例屡见不鲜。根据普华永道中国对近几年的民营医院投资并购交易的观察，随着政策规划、技术发展、产业推动等因素的变化，民营医院投资从政策刚放开时的跃跃欲试，到大量资本涌入时的趋之若鹜，再到现阶段的步履稳健，每个阶段均有其独特的现象与动因。如何洞悉行业发展趋势，并结合自身投资需求和能力做出正确的投资决策，是本文初步探讨的问题。

一 我国医院并购交易活动发展趋势

自 2013 年以来，社会资本投资医院呈现为准备期、高峰期、调整期三个阶段。准备期主要体现各项政策红利的效应，医院并购交易的规模逐步扩大，交易金额在 2016 年达到高峰，2017~2018 年逐渐调整，2019 上半年投资活动继续回调，2019 上半年已披露的交易金额为 52 亿元（见图 1）。

（一）准备期（2010~2014年）

准备期的并购交易主要受政策红利驱动，医院并购交易逐渐活跃。2013~2014 年，中国社会资本投资医院的交易数量累计超过 53 笔，交易金额累计超过 81.6 亿元，其中民营医院的交易数量占比约 88%。准备期超过 10 亿元的交易包括复星集团、德太投资集团联合收购和睦家，联想控股投资拜博口腔等。

（二）高峰期（2015~2016年）

高峰期的并购交易热潮主要受促进社会办医发展等政策的持续影响。这

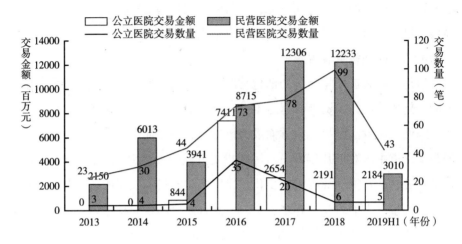

图1 我国医院并购交易统计

注：金额分析中不包含131笔未披露金额的交易；交易数据源中"数千万元、数亿元"等略指均以1000万元、1亿元等暂估。

资料来源：私募通、Wind、汤森路透、Merger Market及普华永道分析。

段时期同时也是国内投资机构较为活跃的时期，直接催生了医院投资机遇。这一时期我国社会资本投资医院的交易数量累计达156笔，交易金额累计达210亿元。在此期间，公立医院和民营医院投融资均得到高速发展。交易金额较大的投资公立医院的交易有：凤凰医疗投资武钢医院、广东三九脑科医院、徐州市矿山医院和淮北矿工总医院，益佰制药投资海南朝阳医院。民营医院交易数量累计达117笔，交易金额累计达126.6亿元。

（三）调整期（2017年至今）

2017年至今，受药品零加成、带量采购、医保控费等政策影响，医院投资回报期延长。另外，投后整合和运营管理的举步维艰，给投资回报带来较大的不确定性，从而使得医院投资活动回归理性状态。在此期间，民营医院成为调整期的投资重点，其间金额较大的交易有：2019年新风天域向复星集团等原股东收购和睦家股份，2018年中金资本领投美中嘉和，2017年复星医药投资深圳恒生医院等。

调整期的医院投资活动具有以下特点。第一，非医疗企业参与投资医疗行业。例如，2016年5月阳光保险与潍坊人民医院合作成立阳光融合医院，2017年6月泰康集团以50亿人民币投资控股泰康仙林鼓楼医院，2018年2月恒大健康集团与美国布莱根和妇女医院（BWH）共建的博鳌恒大国际医院正式开业。第二，国企医院集中剥离。2017年国资委、中央编办、教育部等六部门联合印发了《关于国有企业办教育医疗机构深化改革的指导意见》，要求全国国企医院进行资源整合、移交、关闭、改制等，并于2018年底前基本完成深化改革。在此期间，多家社会资本参与了职工医院的改制，如华润医疗参与淮北矿工总医院、徐州市矿山医院、王台矿医院等职工医院的改制，通用环球医疗集团参与鞍钢总医院改制等。第三，出现医院的再次交易。由于医院建设和运营成本高且培育周期长，医院投资的风险导致原股东开始转手退出。第四，投资模式的转换。很多投资者从单纯收购现有医院转向绿地投资或收购后扩建，避免收购过程和投后整合的不确定性带来的困扰。

二　我国民营医院并购交易活动整体概览

在经历了公立医院股份制改革、国企医院剥离等热潮后，近两年投资重点开始转回民营医院。虽然在经历了2016年的投资高峰后，市场投资活动逐渐回调，但2017年至2019年上半年，医疗投资活动仍然活跃，产业投资者和财务投资者均在积极寻求投资机会。与此同时，非医疗企业（如地产、保险、互联网等）积极加入投资医疗行业，民营医院投资充满机遇。对于近几年的民营医院并购交易，我们根据公开披露信息，按照医院等级、医院类型、专科细分领域、地区集中度几个方面分析交易活动。

（一）按医院等级分析民营医院投资交易活动

2019年上半年年化数据较2018年相比，除三级医院的交易金额略有上升（约25%）外，一级、二级和未评级医院的交易数量和交易金额均呈现下滑趋势，主要受医院投资回归理性和投资标的减少的双重影响（见图2）。

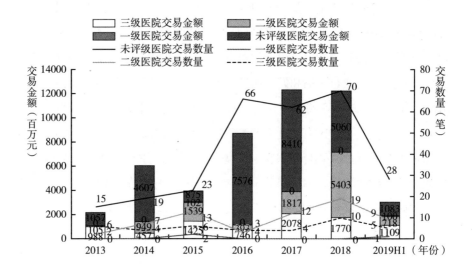

图 2 我国民营医院并购交易统计（按医院等级）

注：未评级的医院主要为民营专科及综合医院；金额分析中不包含 54 笔未披露金额的
交易；交易数据源中"数千万元、数亿元"等略指均以 1000 万元、1 亿元等暂估。

资料来源：私募通、Wind、汤森路透、Merger Market 及普华永道分析。

（二）按医院类型分析民营医院投资交易活动

交易趋势显示，综合医院和医院管理集团在分别经历投资热潮之后，近
两年的交易规模有所下滑，主要受以下两个因素的影响。第一，综合医院和
医院管理集团业务相对复杂，体量相对较大，投后整合的难度较大，相对于
专科医院，更难做出特色业务，且可复制性较差。第二，在医保向按疾病诊
断分组（DRGs）支付改革的大背景下，相比于专科医院，综合医院业务的
多样化使得医院内部运营管理和财务核算的精细化推行阻力更大，因此带来
医保收入的不确定性较高，从而导致投资回报不明朗。相反，专科医院从
2016 年起成为投资热点，2016 年至 2019 年上半年交易数量累计超过 200
笔，交易金额累计超过 200 亿元，且眼科、妇幼等专科医院投资呈现明显的
规模化、连锁化趋势（见图 3）。

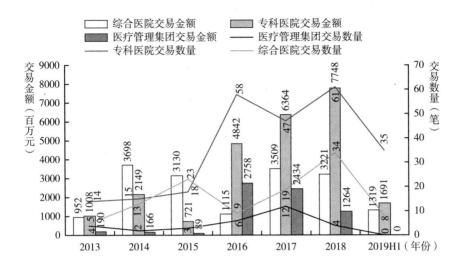

图3 我国民营医院并购交易统计（按医院性质）

注：金额分析中不包含54个未披露金额的交易；交易数据源中"数千万元、数亿元"等略指均以1000万元、1亿元暂估。

资料来源：私募通、Wind、汤森路透、Merger Market及普华永道分析。

（三）按专科细分领域分析民营专科医院投资交易活动

民营专科医院一直备受投资者青睐。根据课题组对投资活动的观察与分析，有三类民营专科医院是投资热点：第一类是技术人才相对较低、医疗风险较小、投资回报较快的消费型专科，如妇产、口腔、整容专科；第二类是技术壁垒较高、产业链价值较高的专科，如肿瘤、脑科等；第三类是受国家政策支持的中医专科。其中的妇幼、口腔等专科虽累计交易数量和金额稳居第一，但由于技术壁垒较低且竞争激烈，市场逐渐进入"红海"，尤其是2018年至2019年上半年，交易金额相比往年显著下降，市场投资热点有向肿瘤、脑科等高技术壁垒的专科转移的趋势（见表1）。

（四）按地区集中度分析民营医院投资交易活动

针对民营医院的投资活动，不同地区的差异较大，北京、广东、四川及

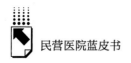
表1　我国民营专科医院并购交易金额统计（按专科细分领域）

单位：百万元

	妇幼	口腔	眼科	肿瘤	整容	脑科	中医	骨科	其他
2013 年	719	33	46	25	—	10	—	80	95
2014 年	28	1510	113	358	—	—	—	90	52
2015 年	377	152	—	13	90	—	—	—	90
2016 年	2111	856	707	15	1053	85	—	—	15
2017 年	1863	947	219	1410	463	1192	—	201	69
2018 年	520	885	2452	1667	482	267	1117	18	340
2019 年 H1	327	81	737	89	372	40	—	—	45

注：金额分析中不包含 32 笔未披露金额的交易；交易数据源中"数千万元、数亿元"等略指均以 1000 万元、1 亿元等暂估。

资料来源：私募、Wind、汤森路透、Merger Market 及普华永道分析。

江浙沪是交易最集中的地区，湖南、安徽、山东也日趋受到投资者青睐。医院投资的地区集中度，体现出国内医疗资源的分布情况，同时也反映出医疗资源地区之间的不平衡问题仍然存在，甚至会由于社会资本的投入进一步加大。

三　民营医院投资者分析

产业投资者和财务投资者的投资意图不同，产业投资者寻求业务布局与协同、产业链的延伸，而财务投资者侧重于赢利能力。2016 年至 2019 年上半年，产业投资并购交易数量累计超过 189 笔，交易金额累计超过 183 亿元，财务投资并购交易数量累计超过 104 笔，交易金额累计超过 180 亿元。综合来看，近年来财务投资者在民营医院投资中扮演了重要角色，除 2017 年的交易金额略低于产业投资者外，2016 年以来财务投资者的投资金额均超过产业投资者的投资金额。

（一）产业投资者

1. 医疗管理集团

医疗管理集团努力扩大业务版图，建立竞争优势。国内大型医疗管理集团的快速扩张离不开公立医院改制的浪潮，例如，2017年复星医药与泰康保险共同出资重组了徐州矿业集团旗下的19家公立医院，华润集团通过收购公立医院直接或间接管理了超过100家医疗机构。

2. 制药公司

医药集团在铺垫好医药、物流配送、医疗器械、医疗技术之后，采用自建或者收购医院的方式向产业链下游延伸，寻求协同效应，以达到成本最优。近期的交易案例有中珠医疗收购广西玉林市桂南医院有限公司60%股权。

3. 保险公司

在"新国十条"对"保险服务业与医疗服务业融合发展"的鼓励下，保险公司积极参与医院投资。其投资动因主要在于延伸产业价值链条，加强客户开发的广度和深度，提高公司对客户的吸引力和黏性。将其被动的疾病、死亡的风险管理模式变为全面的健康管理、疾病管理和康复管理服务。如泰康保险于2018年投资拜博口腔。

4. 地产公司

近年来，越来越多地产公司进军医疗行业，打造"地产＋医疗健康""康养小镇"等概念，主要动因在于三个方面：一是提高自身地产楼盘的附加价值；二是降低拿地难度；三是降低融资成本。如恒大健康集团与美国布莱根和妇女医院（BWH）共建博鳌恒大国际医院，万达集团与英国国际医院集团（IHG）合作在上海、成都、青岛建设三座综合性国际医院等。

5. 高科技公司

高科技公司入驻健康产业主要受两大因素的影响：一是国家出台一系列政策鼓励医疗服务产业向数字化、信息化发展；二是随着国内民众健康素养水平的提高，我国健康产业的发展具有巨大潜力。高科技公司具有强大的资金和科技实力，可以通过"互联网＋医疗"的概念助力医疗产业。比如阿里健康与西安国际医学等医院开展合作，依托阿里巴巴在互联网技术、智慧医疗、云计算、大数据等相关领域的综合优势，为传统医疗健康服务赋能。

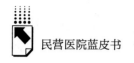

（二）财务投资者

由于中国经济面临下行压力，高成长型行业的投资机会趋于饱和，而医疗行业具有较强的抗周期性和刚性的市场需求。随着国家相继出台鼓励社会资本投资的政策，将"健康中国"正式写入"十三五"规划，财务投资者开始加大在民营医院的投资。

与产业投资者不同，财务投资者更加注重投资回报和退出时点。投资领域以专科医院为主，已披露的交易信息显示，2013年至2019年上半年，财务投资者在民营专科医院的交易金额约占其总交易额的63%。财务投资者对专科医院青睐，主要有两方面原因：一方面，民营专科医院有主业集中、服务标准化、可规模化复制的特点，其可预期的成长性和清晰的赢利模式成为吸引财务投资者的最主要因素；另一方面，专科医院的培育周期相对较短，满足了财务投资者对于退出时点和收益率可预测的需求。

四　民营医院投资模式分析

投资民营医院有托管、收购和新建等模式。一般来讲，投资者会综合考量自身实力和投资目的等因素，选择合适的投资模式。

（一）托管公立医院

在不涉及公立医院产权转移的情况下，投资者通过托管的方式参与公立医院的运营，并通过改善公立医院的运营效率获取管理费和供应链的相关利润。典型案例有2012年华润医疗参与昆明市儿童医院股份制改革，华润医疗与昆明市卫生局联合成立华润昆明儿童医院管理公司，通过占有66%的股权实现控股，并通过对昆明市儿童医院输出运营服务获取管理费。同时，在医院管理有限公司下成立全资子公司——云南华昆医药有限公司，通过托管医院供应链获取收益。在这种投资模式下，托管方在引入先进的管理方法和经营机制时，可能会受到原体制的冲击。

（二）收购公立医院

相比于私立医院，公立医院在医生资源、公众认可度等方面更有优势，投资者可以通过参与改制整合公立医院的相应资源。比如，2018年通化金马以22亿元收购了七台河七煤医院等5家公立医院。在这种模式下，投资者面临的困境主要有两个方面：一方面是收购公立医院的谈判周期较长且风险高；另一方面是公立医院均为非营利性医院，社会资本需要考虑入资后的收益实现和退出。

（三）收购私立医院

收购方通过资金支持、技术或品牌的输出来提升被收购医院的运营效率。对于寻求连锁扩张的民营专科医院，有的投资者会采取"体外孵化＋运营改善＋择时纳入"的投资模式，寻求资金与战略协同的结合。

（四）新建医院

不管是收购公立医院还是私立医院，投资者都要面临医院在原存续期所遗留的历史问题，而且在贯彻新的运营理念时可能会受到阻力。通过新建医院可以规避上述问题，但在这种模式下投资者将会面临审批和建设流程长、培育周期长、投资风险高等问题。在实践中，新建医院模式通常为社会资本联合医科大学或者公立医院共同兴建，社会资本主要提供资金和设备，合作方提供人才、技术等。近几年社会资本新建医院的案例开始不断涌现，如绿叶医疗集团在上海新虹桥国际医学中心建立国际综合医院，泰和诚在北京、上海、广州建立肿瘤医院等。

（五）其他投资模式

除上述四种主流模式外，投资者进入医院投资的方式还包括PPP模式、业务合作、合伙或加盟等。不同医院将举办人利益或投资人利益进行组合，运营和管理保持相对独立。

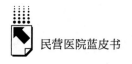

1. PPP 模式

PPP 模式是指将部分政府责任以特许经营权方式转移给社会主体，政府与社会主体建立起"利益共享、风险共担、全程合作"的共同体关系。PPP 模式适合建设初期的大型综合性民营医院，此类医院在新建过程中，需要大量资本和医疗技术高度结合。因此通过 PPP 模式，将社会资本与公立医院技术资源结合，医院的建设、运营和发展将更加稳健。《基本医疗卫生与健康促进法（草案）》中提到，"公立医疗机构不得与社会资本合作举办营利性机构"，虽然草案仍在审议中，但社会资本需提前考虑未来与公立医院的合作方向和模式。

2. 业务合作

投资者通过与医院合作开设诊疗中心、共建科室、投放设备等方式展开业务合作，从而获得投资回报。

3. 合伙或加盟

这种模式通常发生在技术人才要求较低且容易形成连锁化的细分领域，比如整容专科医院。

五　民营医院投资风险与建议

（一）民营医院投资风险

鉴于医疗行业的专业性和独特性，受政策、资金、技术、人才等因素影响，医疗行业投资并购的前、中、后阶段，均有其特有的风险。

1. 投资并购的前风险

（1）进入壁垒高：对投资人来讲，从前期建立医院到成功运营医院，不仅对前期资金的要求很高，而且要求投资人长期持续地投入。另外，医院品牌的建立主要依靠医疗人才和技术，而医疗人才和技术的培养需要较长的孵化期。根据行业经验，一个临床科室团队的培养，通常需要一代甚至两代人的传承，才能打造出医院的品牌。

（2）政策风险：目前仍处于医改的关键时期，每出台一项医改政策都会对行业产生影响，例如带量采购带来的产业链利益重新分配。与此同时，金融政策的变动，例如房地产信托投资基金（REITS）在医院行业的应用政策，会给投资者融资带来决定性影响。此外，资本市场的政策变动，也会给医院并购操作带来影响。

2. 投资并购的中风险

（1）财务风险：由于相当多的医疗机构长期运行于非市场体制下，管理水平参差不齐，其业务及财务系统、日常经营和财务信息以及相关管理人员的技能及经验可能难以完全满足投资人投前评估和投后管理的需求。

（2）资金风险：重资产、重技术的特性导致医院并购整合需要大量的资金支持，无论是企业自有资金还是融资所得，企业都需要时刻关注自身的资金链，尤其是投资非营利性医院。根据《中华人民共和国担保法》和《中华人民共和国物权法》，非营利性医院的财产不可以抵押，非营利性民营医院的投资资产最终不能归出资者所有，这些都限制了非营利性医院投资者的融资渠道。

（3）审批风险：医疗行业涉及的监管机构很多，在操作层面上，如何办理审批手续，如何快速获取医保定点资质，这些政策落地情况仍有待考证。

（4）合并报表风险：根据《关于进一步鼓励和引导社会资本举办医疗机构的意见》（国办发〔2010〕58号）中的规定，非营利性医疗机构所得收入除规定的合理支出外，只能用于医疗机构的继续发展。而根据《企业会计准则第33号——合并财务报表》中的规定，合并财务报表的合并范围应当以控制为基础予以确定。由于出资人实际无法直接享有非营利医疗机构的回报（无法实现控制），通常无法合并非营利医疗机构的报表。

3. 投资并购的后风险

（1）整合风险：投资并购后的整合是全过程中最难的部分，多数并购失败案例都发生在此环节。若是公立医院并购，情况就更为复杂。并购后的

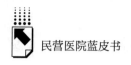

医护人员编制问题、政府科研项目承接问题、组织架构管理权限问题等，都考验着投资者的智慧。

（2）性质变化风险：投资非营利性医院后，如变更为营利性医院，相关人员的成本水平、接受的政府补助、财务税务及其他对应的监管政策等将出现变化，这必然对医院运营产生较大影响。

（3）人才风险：在投后整合过程中，容易出现并购双方人才管理理念矛盾、人才管理方式矛盾等情况，难以避免交易后会产生原有医生流失的现象。另外，虽然国家正在推行医师多点执业，但各地多点执业放开力度不同，民营医院在人才引进方面仍然面临事业单位人事编制、职称、科研、学术交流等多方面的制约。

（4）潜在医疗纠纷风险：近年来我国医疗纠纷呈现高增长、暴力化、舆论化的特点，目标医院的潜在医疗纠纷不仅会给投资者带来潜在负债，更会给医院的股权收购方带来品牌运营风险。医疗纠纷的潜伏期较长，部分医疗事故未必会被及时发现和解除。因此，建议投资者在交易过程中对潜在医疗纠纷做好充分的尽职调查，防控品牌运营风险。

（5）利润分配和退出风险：从目前社会本投资的利润分配模式来看，利润主要靠收取医院管理费来实现，而药品集中采购取得差价的赢利模式因为两票制的限制逐渐露出短板，投资者退出途径目前尚没有成熟的模式可供借鉴。

（二）有效规避投资风险的几点建议

1. 做好法规和细分市场研究

由于医疗投资大多属于重资产投资，交易过程复杂，投资回收期较长，因此，必须做好投资规划和可行性分析，明确战略定位和业务发展方向。需要指出的是，由于医疗行业周期长且容易受到市场和政策环境的影响，因此投资规划不是一次性的工作，投资人需要做好定期审视规划的准备和具备因市利导调整运营战略的能力

2. 做好充分的尽职调查工作

鉴于医院财务管理水平参差不齐，非营利性转营利性所带来的财务税务政策变化，付费转诊、渠道返点、科室外包等医院运营合规程度，均给交易带来不可预测的风险。投资人应在交易并购过程中做好充分的财务、税务、法律、运营等尽职调查，防范交易风险，最大化交易价值。

3. 加强企业内部投资管理

重点在于加强企业内部的资金管理和风险管理。加强资金管理，要求投资决策要符合企业战略和行业环境，否则只会增加资金的机会成本，同时，企业要保持合理的资产结构和充裕的资金流。加强风险管理，建立完善的风险管理制度，帮助企业及早发现并成功规避风险。

4. 完善内部人才培养体系

医疗服务市场的竞争，归根结底是医疗人才、技术、服务的竞争。民营医院人才培养，应针对医疗、管理、市场等不同类型人才，通过学术科研机会、激励薪酬绩效、晋升通道等保持专业人才的稳定。在人才稳定的前提下，深度剖析市场机会和自身能力，可参考"专病—专科—大专科小综合"的发展模式，提升学科建设水平。与此同时，医院管理者应通过发展高质量医疗服务，提升患者满意度，从而加强医院自身的竞争力。

六　未来民营医院并购交易展望

（一）调整期内民营医院投资活动的特点

除非发生经济环境和政策的重大变化，民营医院行业的投资将处于持续的调整期，在此期间，投资活动将呈现价值为主、产业融合、科技赋能的特点。

1. 价值为主

随着医院投资活动整体进入调整期，医院收购趋势从规模化转向价值化，伴随着对以往医院投资项目的消化与沉淀，投资者越来越重视医院整合与管理，价值投资的概念深入人心。因此我们预期，产业投资者和金融投资

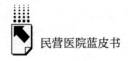

者在未来开展投资决策时，其投资意图将更为明确，投资决策将更为稳健。同时，具备核心竞争力的民营医院将继续得到投资者青睐，其竞争力也将通过价值化投资进一步增强。

2. 产业融合

在越来越多非医疗企业战略投资者加入医院投资的背景下，未来医院投资活动将体现出更多的产业融合的思维。因此我们预期，在未来一段时间内，为实现自身业务布局而开展的并购交易将有所增加，同时，符合产业发展趋势且具备高度协同效应的医院将受到投资者青睐。

3. 科技赋能

自"互联网＋医院"的概念兴起以来，智慧医院、远程诊疗、区域医疗互联互通的建设以及5G技术等如约而至，《关于"互联网＋"医疗服务价格和医保支付政策的指导意见》对民营医院"互联网＋"医疗服务价格的放开，智慧医院投资将会成为下一个投资风口。需要注意的是，虽然受政策的积极鼓励，但各地互联网医院的落地程度尚不清晰且监管形势尚不明朗，同时行业内也不乏"噱头大于实质"的案例。因此我们认为，落地场景清晰、应用模式成熟、核心技术过硬的互联网医院将备受关注。

（二）未来民营医院并购交易活动集中领域

1. 新建三级医院，打造区域医疗中心

尽管新建医院面临投资额度大、投资回报周期长、审批流程复杂等多方面的困难，但随着社会办医政策支持力度加大以及大湾区对建设世界超一流医院的规划，我们预计未来仍会有大量资本加入各地区域医疗中心的建设，各类资本将结合自身的土地、资金、技术、人才等优势，整合利益链条，寻求投资回报。

2. 并购专业特色突出的民营专科医院，向规模化与价值化发展

营利性可期、差异化可实现的民营专科医院是近三年来民营医院投资的热点。随着部分专科投资饱和，以及行业投资整体向价值化演进，预计在未来的民营专科医院投资中，技术壁垒较高、产业链价值高的专科如肿瘤、脑科，受国家政策扶持的专科如康复、中医，以及满足人民日益增长的生活需求的专科如消费医疗，将成为民营专科医院投资的重点。

3. 依托综合医院成立医联体，以新建或托管社区的形式把握基层患者流量

迫于医保支付改革压力，三级医院业务重点逐渐向门诊转移，因此，作为患者流量入口的社区医疗前景可期。随着《关于印发促进社会办医持续健康规范发展意见的通知》对社会资本参与社区医疗的鼓励，我们预期未来会有更多的社会资本以新建、托管、入股等形式参与社区医疗的投资，承接家庭医生、康复、护理、安宁疗护等业务，稳抓患者流量，同时组建医联体，最大化发挥患者流量优势，实现医联体内部资源整合。

总之，不同于其他行业，医院自身的专业性和独特性给投资者带来资金、技术、管理、人才等多方面的挑战，而民营医院的投资更涉及合规、政策等多方面制约，考验着投资者的智慧和毅力。即便投资前景迷雾重重，课题组仍然观察到行业内不乏优秀的先行者。随着"价值投资"深入人心，未来会有更多明智和理性的资本加入，突破行业束缚，点燃我国医疗行业的希望。

参考文献

［1］刘谦主编《中国民营医院发展报告（2018）》，社会科学文献出版社，2018。

［2］戴广宇、曹健、宫成宇等：《医疗投资：基于价值的投资逻辑和实操》，机械工业出版社，2018。

［3］普华永道中国：《中国境内医院并购活动回顾及展望（2013～2018 年）》。

［3］国务院：《关于印发促进社会办医持续健康规范发展意见的通知》，2019。

［4］国家卫计委等六部门：《关于国有企业办教育医疗机构深化改革的指导意见》，2017。

［5］《基本医疗卫生与健康促进法（草案）》。

［6］《中华人民共和国物权法》。

［7］《中华人民共和国担保法》。

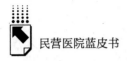

数据说明：

- 本文中数据除注明外均基于《清科数据库》、《汤森路透》及普华永道分析提供的信息
- 《清科数据库》与《汤森路透》仅记录对外公布的交易，有些已经对外公布的交易有可能无法完成
- 很多交易未披露信息或者未披露交易金额，一定程度影响我们分析的全面性和趋势。特别在某些医院投资方面，由于交易信息比较敏感，公开信息有限
- 本文中提及的交易数量指对外公布交易的数量，无论其交易金额是否披露
- 本文中提及的交易金额仅包含已披露金额的交易
- 本文中交易数据不包含香港特别行政区、澳门特别行政区、台湾地区的交易数据

B.7
江苏省民营医院发展现状与策略研究

黄晓光　苏丽丽　侯静静　胡翠玲　周志伟*

摘　要： 本报告揭示了江苏省民营医院的发展状况，为进一步鼓励和吸引社会资本投资医疗卫生领域，提供了有效的政策建议。方法：根据《中国卫生和计划生育统计年鉴》、《江苏省卫生事业发展统计公报》、江苏省卫生健康委员会信息中心以及民营医院提供的相关数据，采用描述分析和对比分析对江苏省2012~2016年民营医院的数量、等级情况、床位配置、卫生人力资源、医疗服务量、资产负债情况、医疗服务效率以及医疗费用进行研究。结果：目前江苏省民营医院整体在快速成长，医院数量、病床数、服务量等医疗服务市场占有量都有了较快增长，但仍然存在诸如自身市场定位不清、医疗卫生资源短缺、政策落实困难等一系列问题。结论：民营医院要坚持多元化发展，正确定位；加强自身人才建设，形成人才储备；做好政府监管，规范医疗服务市场。

关键词： 民营医院　社会办医　发展状况　策略研究

---

* 黄晓光，南京医科大学医政学院副教授，硕士生导师，研究方向为卫生经济与卫生政策、医院管理；苏丽丽，在读硕士生，研究方向为卫生经济与卫生政策、医院管理；侯静静，在读硕士生，研究方向为卫生经济与卫生政策、医院管理；胡翠玲，在读硕士生，研究方向为卫生经济与卫生政策、医院管理；周志伟，在读硕士生，研究方向为卫生经济与卫生政策、医院管理。

自新中国成立以来，我国卫生产业投资经历了由唯政府投资转向政府、外资、私营、个人、社会等多元投资格局，最终形成以公有制为主导，多种所有制经济共同发展的制度。自 20 世纪开始，国家陆续出台政策鼓励社会资本进入医疗市场。经过 40 多年的发展，我国民营医院（指公立医院以外的其他医院，包括联营、股份合作、私营、台港澳投资和外国投资等医院）为平衡医疗卫生供需、解决就医困难等社会问题做出了重大贡献。在《2015 年政府工作报告》中首次提出要发展社会办医。此后在 2016～2019 年的政府工作报告中都指出要鼓励社会办医，支持社会力量提供医疗服务。党的十九大以来，民营经济及其引领的民营企业成为社会关注的热点，健康服务业政策环境明显改善，社会办医加快发展。

2015 年 6 月，国务院办公厅印发的《关于促进社会办医加快发展若干政策措施的通知》指出，对社会办医进一步放宽准入。2016 年颁布实施的《"健康中国 2030"规划纲要》中明确提出：优化多元办医格局，优先支持社会力量举办非营利性医疗机构。2017 年，国务院办公厅印发《关于支持社会力量提供多层次多样化医疗服务的意见》，要求各地各部门在人力资源、医疗保险、财政税收等方面给予社会办医政策上的支持。2018 年 8 月，国家发改委等九部门联合发布的《关于优化社会办医疗机构跨部门审批工作的通知》提出，优化社会办医审批流程，加快社会办医发展，加快形成多元办医格局。从发展历程来看，我国社会办医疗机构的发展是市场经济条件下的必然产物，也是社会发展的需要[1]，国家各项相关政策导向更加明确，内容更加具体[2]。

江苏省近几年民营医院的发展已经进入快车道。2017 年，南京市发改委、卫生计生委、人社局联合印发《关于转发〈关于确定江苏省社会办医省级试点地区的通知〉的通知》。江苏省高度重视社会资本举办医疗机构，2011 年就制定下发了《关于进一步鼓励和引导社会资本举办医疗机构的实

---

[1] 林秀榕：《浙江民营医院发展的现状与对策研究》，硕士学位论文，天津大学，2010。

[2] 金春林、王贤吉、何达等：《我国社会办医政策回顾与分析》，《中国卫生政策研究》2014 年第 4 期，第 1～7 页。

施意见》，鼓励引导社会资本举办医疗机构，加快非公立医疗卫生机构发展。自新医改以来，江苏省陆续颁布了若干政策文件支持和鼓励社会办医。2018 年 7 月，江苏省政府办公厅发布了《关于支持社会力量提供多层次多样化医疗服务的实施意见》。伴随着办医政策环境的改善，江苏省民营医院以其舒适的就医环境、优质的医疗服务及新颖的管理机制等优势逐步占据一部分医疗市场份额。本报告通过研究江苏省民营医院的发展状况，分析民营医院存在的问题，并提出相应建议。

一 资料与方法

1. 文献研究

根据研究目的，收集国内外民营医院、社会办医院以及社会办医疗卫生机构发展、运营的相关文献资料，全面地掌握国家社会办医疗卫生机构的发展历史与现实意义。

2. 现场调查

抽取非公立医疗卫生机构发展水平不同的典型地区或个案进行现场调研，对民营医院的资源配置、人财物等情况进行现场评估分析，全面了解江苏省民营医院的发展规模、运营状况。

3. 政策研究

了解当前国家、江苏省和其他部分经济发达省市对民营医院、社会办医院、社会办医疗卫生机构发展的相关政策要求，采用定性与定量的分析方法，比较不同地区为促进社会办医发展出台政策的数量、发文机关与执行措施等，为后续研究规划做好理论准备。

4. 定性访谈法

通过与民营医院相关卫生管理人员交谈，了解政策管理者对民营医院发展中遇到的困惑的看法。从而可以多角度、全方位掌握各方面人员对民营医院发展的看法，进行综合评价和分析，形成本次专题评估的结论。另外，以专题座谈会议的形式研讨、制定、修正研究方案，对遇到的问题提出解决策

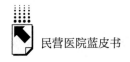

略，确保各项研究任务按计划开展。

5. 数据收集

收集《中国卫生和计划生育统计年鉴》、《江苏省卫生事业发展统计公报》、江苏省卫生健康委员会信息中心以及相关民营医院所提供的相关数据，采用描述性分析，对江苏省民营医院的数量、床位规模及服务量等方面的发展状况进行评价。

二 江苏省民营医院发展现况

1. 基本情况

2012～2016 年江苏省非公医疗机构数量一直保持增长趋势，年均增长率为 1.8%，快于公立医疗卫生机构 0.4% 的增长速度（见表1）。截至 2016 年底，共有 9886 家非公立医疗卫生机构，主要集中在基层医疗卫生机构和医院，占比分别为 88.0% 和 11.7%（见表2）。2016 年底，在全省医疗机构中，医院共 1679 家，民营医院共 1154 家，占全省医院总数的 68.7%。

表 1 2012～2016 年江苏省公立和非公立医疗卫生机构数量变化情况

医院类别	项目	2012 年	2013 年	2014 年	2015 年	2016 年
公立	数量（家）	21862	21630	22395	22518	22249
	构成比（%）	70.4	69.8	70.0	70.5	69.2
非公立	数量（家）	9192	9371	9605	9407	9886
	构成比（%）	29.6	30.2	30.0	29.5	30.8

表 2 2012～2016 年江苏省非公立医疗卫生机构各类机构数量变化情况

类别	项目	2012 年	2013 年	2014 年	2015 年	2016 年	年均增长率（%）
医院	数量（家）	901	961	997	1056	1154	6.4
	构成比（%）	9.8	10.3	10.4	11.2	11.7	
综合医院	数量（家）	645	671	684	707	734	3.3
中医医院	数量（家）	16	22	26	28	33	19.8
中西医结合医院	数量（家）	10	10	11	13	15	10.7

类别	项目	2012 年	2013 年	2014 年	2015 年	2016 年	年均增长率(%)
专科医院	数量(家)	200	213	224	239	277	8.5
基层医疗卫生机构	数量(家) 构成比(%)	8278 90.1	8392 89.6	8573 89.3	8319 88.4	8696 88.0	1.2
社区卫生服务中心(站)	数量(家)	361	355	347	308	331	-2.1
卫生院	数量(家)	17	6	6	6	6	-22.9
村卫生室	数量(家)	1562	1432	1465	1103	1076	-8.9
门诊部	数量(家)	513	616	695	799	1011	18.5
诊所、卫生所	数量(家)	5825	5983	6060	6103	6272	1.9
专业公共卫生机构	数量(家) 构成比(%)	4 0.04	5 0.1	17 0.2	10 0.2	10 0.3	25.7
其他卫生机构	数量(家) 构成比(%)	9 0.1	13 0.1	18 0.2	22 0.2	26 0.3	30.4

2. 床位配置与使用情况

2012～2016 年江苏省非公立医疗卫生机构床位数量一直保持增长趋势，2016 年达 109486 张，年均增长率为 15.4%，快于公立医疗卫生机构 5.3% 的年均增长率（见表 3）。

表 3　2012～2016 年江苏省公立和非公立医疗卫生机构床位数量变化情况

医院类别	项目	2012 年	2013 年	2014 年	2015 年	2016 年
公立	数量(张) 构成比(%)	271470 81.5	293043 79.6	308097 78.5	319658 77.3	333614 75.3
非公立	数量(张) 构成比(%)	61665 18.5	75244 20.4	84196 21.5	93954 22.7	109486 24.7

在非公立医院中，综合医院的床位最多，近五年的年均增长率为 11.9%；专科医院的床位数量增长最快，年均增长率为 17.3%。在非公立基层医疗卫生机构中，社区卫生服务中心（站）床位数量在 2012 年与卫生院相差不大，但近五年社区卫生服务中心（站）的床位数量保持上涨，而

卫生院近五年的床位数量呈持续下降趋势。在床位占比方面，非公立医院的总体数量保持增长，2016 年有所下降，年均增长率为 15.7%。非公立基层医疗卫生机构床位占比从 2015 年的 1.4% 快速增长到 2016 年的 35.4%；但总体数量在 2012～2016 年呈下降趋势，年均增长率为 −1.7%（见表 4）。

表 4 2012～2016 年江苏省各类非公立医疗卫生机构床位数量变化情况

类别	项目	2012 年	2013 年	2014 年	2015 年	2016 年	年均增长率(%)
总计	数量(张)	61665	75244	84196	93954	109486	15.4
医院	数量(张) 构成比(%)	60069 97.4	73601 97.8	82727 98.3	92373 98.3	105438 96.3	15.7
综合医院	数量(张)	41274	49578	53921	58842	69086	11.9
中医医院	数量(张)	2608	3087	3391	3803	4404	14.0
中西医结合医院	数量(张)	840	908	1179	1272	1349	14.0
专科医院	数量(张)	9903	11836	14484	15907	23148	17.3
基层医疗卫生机构	数量(张) 构成比(%)	1576 2.6	1523 2.0	1349 1.6	1361 1.4	38707 35.4	−1.7
社区卫生服务中心(站)	数量(张)	799	1204	1024	994	4340	7.7
卫生院	数量(张)	707	270	270	270	276	−18.1
村卫生室	数量(张)	0	0	0	0	3385	—
门诊部	数量(张)	70	49	55	97	13687	2.4
诊所、卫生所、医务室	数量(张)	0	0	0	0	17019	—
专业公共卫生机构	数量(张) 构成比(%)	20 0	20 0	20 0	20 0	724 0.7	91.7
其他卫生机构	数量(张) 构成比(%)	0 0	100 0.1	100 0.1	200 0.2	1445 1.3	—

3. 卫生技术人员情况

江苏省非公立医疗卫生机构的卫生技术人员，主要以执业（助理）医师和注册护士为主，2012～2016 年两者数量均保持增长，年均增长率分别为 8.4% 和 15.4%；而同期公立医疗卫生机构的卫生技术人员中，执业（助理）医师和注册护士的年均增长率分别为 6.2% 和 7.7%，且呈逐年下降趋

势。在非公立医疗卫生机构中，执业（助理）医师占比从 2012 年的 42.3%
下降到 2016 年的占比 38.8%，而注册护士占比从 2012 年的 37.7% 上升到
2016 年的 44.4%（见表 5 ~ 表 7）。

表 5　2012 ~ 2016 年江苏省公立和非公立医疗卫生机构执业（助理）医师数量

类别	项目	2012 年	2013 年	2014 年	2015 年	2016 年
公立	数量（人） 构成比(%)	125841 79.7	134588 79.3	178551 82.7	149522 79.0	160280 78.3
非公立	数量（人） 构成比(%)	32119 20.3	35073 20.7	37314 17.3	39694 21.0	44407 21.7

表 6　2012 ~ 2016 年江苏省公立和非公立医疗卫生机构注册护士数量

类别	项目	2012 年	2013 年	2014 年	2015 年	2016 年
公立	数量（人） 构成比(%)	1266 81.6	1387 79.6	1887 82.6	1590 78.0	1704 77.0
非公立	数量（人） 构成比(%)	2859 18.4	3545 20.4	3980 17.4	4490 22.0	5077 23.0

表 7　2012 ~ 2016 年江苏省非公立医疗卫生机构各类卫生技术人员数量变化情况

类别	项目	2012 年	2013 年	2014 年	2015 年	2016 年	年均增长率(%)
卫生技术人员	数量（人）	75882	86738	94878	103095	114392	10.8
执业（助理）医师	数量（人） 构成比(%)	32119 42.3	35073 40.4	37314 39.3	39694 38.5	44407 38.8	8.4
注册护士	数量（人） 构成比(%)	28598 37.7	35454 40.9	39805 42.0	44903 43.6	50777 44.4	15.4
药师	数量（人） 构成比(%)	4123 5.4	4457 5.1	4835 5.1	5097 4.9	5561 4.9	7.8
技师	数量（人） 构成比(%)	3793 5.0	4082 4.7	4500 4.7	4740 4.6	5383 4.7	9.1
其他	数量（人） 构成比(%)	7249 9.6	7672 8.8	8424 8.9	8661 8.4	8264 7.2	3.3

　　进一步对 2016 年非公立医疗卫生机构中的卫生技术人员的分布及类别
进行分析，结果显示主要集中在医院，其次是基层医疗卫生机构。医院中执

业（助理）医师的占比相对其他卫生人员较低，主要集中在综合医院，其次是专科医院，中西医结合医院最少。而基层医疗卫生机构中执业（助理）医师的占比相对其他卫生人员较高，主要集中在门诊部、诊所、卫生所、医务室（见表8）。

表8　2016年江苏省各类非公立医疗卫生机构卫生技术人员数量情况

类别	项目	卫技人员	执业（助理）医师	注册护士	药师	技师	其他
医院	数量（人） 构成比（%）	80958 70.8	26208 59.0	39073 77.0	4242 76.3	4139 76.9	7296 88.3
综合医院	数量（人）	55784	18679	26244	3061	3037	4763
中医医院	数量（人）	3597	1168	1718	222	167	322
中西医结合医院	数量（人）	1084	415	485	59	48	77
专科医院	数量（人）	16616	5180	8040	765	804	1827
基层医疗卫生机构	数量（人） 构成比（%）	32189 28.1	17951 40.4	11420 22.5	1304 23.4	803 14.9	711 8.6
社区卫生服务中心（站）	数量（人）	3689	1623	1513	329	106	118
卫生院	数量（人）	233	93	109	11	10	10
村卫生室	数量（人）	1576	1476	100	0	0	0
门诊部	数量（人）	10680	5133	4119	583	601	244
诊所、卫生所、医务室	数量（人）	16011	9626	5579	381	86	339
专业公共卫生机构	数量（人） 构成比（%）	530 0.5	174 0.4	264 0.5	14 0.3	43 0.8	35 0.4
其他卫生机构	数量（人） 构成比（%）	715 0.6	74 0.2	20 0.0	1 0.0	398 7.4	222 2.7

4. 医疗服务能力

2012~2016年，江苏省非公立医疗卫生机构的门诊和住院服务量均保持增长趋势，年均增长率分别为5.9%和11.3%，快于公立医院5.0%和7.5%的年均增长率。从门诊服务量来看，从2012年的67732846人次增长到2016年的85034604人次；门诊服务人次的占比从2012年的16.5%增长到2016年的16.9%（见表9）。

表9　2012～2016年公立和非公立医疗卫生机构门诊服务人次变化情况

类别	项目	2012 年	2013 年	2014 年	2015 年	2016 年
公立	数量（人次） 构成比（%）	343291335 83.5	373555940 83.1	398525303 83.0	416049045 83.5	417760916 83.1
非公立	数量（人次） 构成比（%）	67732846 16.5	75846628 16.9	81533393 17.0	82164137 16.5	85034604 16.9

从住院服务量来看，江苏省非公立医疗卫生机构2016年出院人数为2463185人，相比2015年增长9.1%，2012～2016年出院人数呈持续增长趋势，年均增长率为11.3%，出院患者占比从2012年的16.9%增长到2016年的18.9%（见表10）。

表10　2012～2016年江苏省公立和非公立医疗卫生机构出院人数变化情况

类别	项目	2012 年	2013 年	2014 年	2015 年	2016 年
公立	数量（人） 构成比（%）	7901996 83.1	8646455 82.4	9413691 82.0	9882285 81.4	10564676 81.1
非公立	数量（人） 构成比（%）	1606783 16.9	1846266 17.6	2068666 18.0	2258375 18.6	2463185 18.9

5. 资产负债情况

2012～2016年，江苏省非公立医疗卫生机构的资产负债率呈波动变化，且高于公立医疗卫生机构。2016年江苏省非公立医疗卫生机构总资产有3992135.5万元，其中流动资产占39.2%；负债总额为2312338.6万元，占资产总额的57.9%。2012～2016年非公立医疗卫生机构资产总额和负债总额呈上涨趋势，年均增长率为12.8%和16.3%。2012～2016年非公立医疗卫生机构的总资产一直高于公立医疗卫生机构，2016年公立医疗卫生机构的资产负债率为44.0%（见表11）。

2012～2016年，江苏省非公立医疗卫生机构的总资产逐年增加。从机构总资产的分布来看，其中非公立医院资产占比最高，均超过95%，虽2016年略有下降，但总资产仍保持上涨趋势，年均增长率达到12.4%。

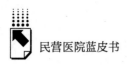

表11 2012～2016年江苏省公立和非公立医疗卫生机构资产负债情况

类别	项目	2012年	2013年	2014年	2015年	2016年	年均增长率(%)
公立	总资产(千元)	153000522	169284929	194032353	217544913	236963910	11.6
	负债(千元)	62750828	72227289	84877535	96711954	104352316	13.6
	资产负债率(%)	41.0	42.7	43.7	44.5	44.0	
非公立	总资产(千元)	24690334	26067858	29733414	34854578	39921355	12.8
	负债(千元)	12648897	14616651	17542668	20887413	23123386	16.3
	资产负债率(%)	51.23	56.07	59.00	59.93	57.92	

2012～2016年，非公立基层医疗卫生机构资产总额呈持续上涨趋势，年均增长率为16.0%；2016年达到91799.9万元，占江苏省非公立医疗卫生机构资产总额的2.3%。2012～2016年，非公立专业公共卫生机构的资产总额增长速度最快，从2012年的3665.6万元上涨到2016年的18116.4万元，年均增长率达到49.1%。

在各类非公立医疗机构中，综合医院的资产总额最高，2016年达到2872957.6万元；专科医院次之；基层医疗卫生机构中卫生院的总资产则呈下降趋势，从2012年的13936.6万元下降到2016年的6297.4万元（见表12）。

表12 2012～2016年江苏省各类非公立医疗卫生机构资产变化情况

类别	项目	2012年	2013年	2014年	2015年	2016年	年均增长率(%)
总计	金额(千元)	24690334	26067858	29733414	34854578	39921355	12.8
医院	金额(千元)	23969216	25207219	28752498	33623182	38243431	12.4
	占比(%)	97.1	96.7	96.7	96.5	95.8	
综合医院	金额(千元)	19746062	20186616	22250014	25448893	28729576	9.8
中医医院	金额(千元)	1054405	1266627	1521158	1718399	2064392	18.3
中西医结合医院	金额(千元)	183111	224160	221290	237615	274406	10.6
专科医院	金额(千元)	2854297	3259205	4478310	5755188	6138586	21.1
基层医疗卫生机构	金额(千元)	506669	581139	626597	769505	917999	16.0
	占比(%)	2.1	2.2	2.1	2.2	2.3	

类别	项目	2012 年	2013 年	2014 年	2015 年	2016 年	年均增长率(%)
社区卫生服务中心	金额(千元)	367303	531232	568099	707523	855025	23.5
卫生院	金额(千元)	139366	49907	58498	61982	62974	-18.0
专业公共卫生机构	金额(千元) 占比(%)	36656 0.1	37693 0.1	43727 0.1	51878 0.1	181164 0.5	49.1
其他机构	金额(千元) 占比(%)	177793 0.7	241807 0.9	310592 1.0	410013 1.2	578761 1.4	34.3

6. 医疗服务效率

2012～2016 年,江苏省非公立医疗卫生机构的病床利用率有波动下降趋势,2013～2016 年病床使用率一直处于下降趋势,2016 年仅为 69.08%,五年间一直低于公立医疗卫生机构,且差距越来越大(见表 13)。

表 13　2012～2016 年江苏省公立和非公立医疗卫生机构病床使用率

单位:次,%

类别	2012 年	2013 年	2014 年	2015 年	2016 年	年均增长率
公立	86.88	87.26	87.35	86.48	86.63	-0.1
非公立	71.70	71.93	71.50	70.93	69.08	-0.9

从病床周转次数来看,2012～2016 年江苏省非公立医疗卫生机构的病床周转次数呈下降趋势,年均增长率为 -2.6%。五年间病床周转次数一直低于公立医院,而且两者差距越来越大(见表 14)。

表 14　2012～2016 年江苏省公立和非公立医疗卫生机构病床周转次数

单位:次,%

类别	2012 年	2013 年	2014 年	2015 年	2016 年	年均增长率
公立	30.5	31.0	31.7	32.2	33.1	2.1
非公立	27.5	26.7	26.3	26.2	24.8	-2.6

7. 医疗费用情况

(1) 门诊诊疗费用:2012～2016 年,江苏省非公立医疗卫生机构门诊患者次均诊疗费用快速上涨，从 2012 年的 107.3 元上升到 2016 年的 151.8 元，年均增长率为 9.1%。按年度分析，每年非公立医疗卫生机构门诊患者次均诊疗费用均低于公立医疗卫生机构的门诊患者次均诊疗费用，不过两者的差值在逐步缩小，从 2012 年 39.3 元的差值缩小至 2016 年 29.5 元的差值（见表 15）。

表 15　2012～2016 年江苏省公立和非公立医疗卫生机构门诊患者次均诊疗费用

单位：元，%

类别	2012 年	2013 年	2014 年	2015 年	2016 年	年均增长率
公立	146.6	153.3	163.4	172.1	181.3	5.5
非公立	107.3	118.8	127.0	140.4	151.8	9.1
差值	39.3	34.5	36.4	31.7	29.5	-6.9

其中，基层医疗卫生机构门诊人均费用 2013～2016 年增长最快，年均增长率达到 15.9%，2016 年的门诊人均费用为 65.2 元；其次增长幅度较大的是专业公共卫生机构，年均增长率为 10.8%，2016 年的门诊人均费用为 292 元（见表 16）。

表 16　2013～2016 年江苏省各类非公立医疗卫生机构门诊人均费用情况

单位：元，%

类别	2013 年	2014 年	2015 年	2016 年	年均增长率
总计	118.8	127.0	140.4	151.8	8.5
医院	171.1	180.6	196.0	211.5	7.3
综合医院	157.2	163.0	174.7	184.2	5.4
中医医院	170.8	184.6	200.1	209.4	7.0
中西医结合医院	193.7	256.3	244.3	254.5	9.5
专科医院	259.2	289.1	336.8	376.6	13.3
基层医疗卫生机构	41.9	46.7	56.5	65.2	15.9
社区卫生服务中心(站)	92.3	98.8	115.0	123.4	10.2
卫生院	110.5	121.7	125.1	147.7	10.2
门诊部	140.4	156.8	184.5	206.1	13.7
专业公共卫生机构	214.5	204.3	231.8	292.0	10.8
其他机构	478.6	605.2	545.7	417.7	-4.4

（2）住院费用：2012～2016 年，江苏省非公立医疗卫生机构住院患者人均住院费用呈上升趋势，从 2012 年的 4907.6 元增长到 2016 年的 6137.9 元，年均增长率为 5.8%，比公立医疗卫生机构增长快（见表 16）。尽管如此，江苏省非公立医疗卫生机构住院患者人均住院费用始终低于公立医疗卫生机构，2012 年差值为 3243.8 元，2016 年差值达到 3733.4 元（见表 17）。

表 17　2012～2016 年江苏省公立和非公立医疗卫生机构住院患者人均住院费用

单位：元，%

类别	2012 年	2013 年	2014 年	2015 年	2016 年	年均增长率
公立	8151.4	8674.9	9161.3	9566.9	9871.3	4.9
非公立	4907.6	5282.1	5534.6	5802.4	6137.9	5.8
差值	3243.8	3392.8	3626.7	3764.5	3733.4	3.6

在各类非公立医疗卫生机构中，医院的人均住院费用相比其他机构最高，从 2013 年的 5290.6 元增长到 2016 年的 6163.1 元，年均增长率为 5.2%；基层医疗卫生机构的人均住院费用呈下降趋势，年均增长率为 -2.4%；中西医结合医院人均住院费用最低，但增长速度最快，年均增长率为 10.0%；社区卫生服务中心（站）的人均住院费用虽然高于卫生院，但下降速度比卫生院快，年均增长率为 -2.1%（见表 18）。

表 18　2013～2016 年江苏省各类非公立医疗卫生机构人均住院费用变化情况

单位：元，%

类别	2013 年	2014 年	2015 年	2016 年	年均增长率
总计	5282.1	5534.6	5802.4	6137.9	5.1
医院	5290.6	5549.8	5821.5	6163.1	5.2
综合医院	5175.2	5356.1	5572.8	5832.8	4.1
中医医院	5131.4	5157.7	5713.7	6352.7	7.4
中西医结合医院	3955.3	4913.5	4994.8	5261.9	10.0
专科医院	5782.5	6434.6	6892.1	7519.5	9.2

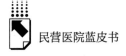

续表

类别	2013 年	2014 年	2015 年	2016 年	年均增长率
基层医疗卫生机构	4427.7	3905.0	3950.1	4112.7	-2.4
社区卫生服务中心(站)	5215.5	4478.6	4584.9	4894.5	-2.1
卫生院	2958.1	2923.0	3060.9	2904.8	-0.6
专业公共卫生机构	2500.0	1000.0	3000.0	5323.7	28.7
其他机构	1935.2	1914.9	2891.7	2500.0	8.9

三 江苏省民营医院发展存在的问题

自 2011 年以来，江苏省政府不断鼓励社会办医，颁发多项地方政策，为民营医院的发展提供机遇，从而民营医院的数量、资源以及服务能力都有了较大提升。然而，江苏省民营医院尚未形成对全省医疗服务市场的有益补充。

(一)医院服务量跟不上机构数量的发展

2017 年，我国共有医院 3.1 万家，其中民营医院约 1.9 万家，占医院总数的 60.4%。江苏省民营医院的数量甚至占全省医院数量的 68.7%，扶持民营医院的政策初见成效。但是从床位配置、服务能力来看，仍然处于"规模小、水平低、份额少"的现状。病床数量增长过快，但病床使用率几无增长，而且尚有 30% 的医院没有通过等级医院评审。

(二)与公立医院发生同质化竞争

江苏省民营医院中综合医院占比达 63.60%，专科民营医院仅占 24.03%。一方面的原因是，民营专科医院缺乏特色，加上患者的就医心理，公立医院往往能吸引更多的患者[1]；另一方面的原因是，公立医院办

---

① 金春林、王贤吉、何达等：《我国社会办医政策回顾与分析》，《中国卫生政策研究》2014 年第 4 期，第 1~7 页。

不好、不愿意办的专科领域，民营医院也不愿意进入①。总体来看，江苏省民营医院多为规模较小的医院，在与公立医院竞争过程中难免处于明显的弱势地位。

（三）人才问题成为医院发展的瓶颈

民营医院高水平高层次人力资源短缺明显。② 民营医院常被地方卫生行政管理部门和专业的学术团体忽视。① 在这种情形下，民营医院医疗专业技术人员的职业发展和学科待遇等都受到影响，以至于引进高层次专业人才困难，留住高层次专业人才更困难。

（四）政策落实存在诸多隐性壁垒

江苏省于 2015 年 8 月 1 日起施行《江苏省医师多点执业管理办法》，取消了医师多点执业须经第一执业单位批准的要求，但是文件中提出"完成第一执业医疗机构任务"，"不是医疗机构法定代表人或主要负责人"，也在保障公立医院的人力资源配置。因为受到事业单位人事制度的束缚和管理，绝大部分医师无法正常流动，民营医院无法获得必要的优秀人才。在土地利用方面，根据《江苏省社会资本举办医疗机构投资指引（2015 年版）》，以南京市为例，允许新建的民营医院基本集中在浦口、六合、高淳、溧水区，偏远的地理位置让很多社会资本望而生畏。诸如此类的政策落实困难重重，同时欠缺灵活性，大大限制了民营医院的开办。

（五）政府监管与自我监管的不到位

由于资本逐利性，民营医院或多或少存在急功近利的经营模式，比较常

---

① 裴晔、洪学智、金今花等：《医疗机构信用体系视角下的社会资本办医探讨》，《中国卫生经济》2016 年第 9 期，第 22～24 页。

② 刘燕、黄晓光：《对我国社会资本办医的思考及建议》，《南京医科大学学报》（社会科学版）2013 年第 6 期，第 523～526 页。

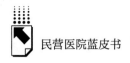

见的是借助过度广告宣传，抑或超范围执业等。① 同时，政府对民营医院的技术、服务及价格等监管主体不明确，监管缺位，导致诸如"魏则西事件"愈演愈烈。

四　对江苏省民营医院发展的建议

（一）坚持多元化，合理定位民营医院发展道路

促进民营医院健康稳定发展必须明确一个前提条件，就是民营医院与公立医疗机构之间不是竞争替代关系而是互补关系。民营医院要明确自身的服务内容和服务人群，与公立医院错位经营。② 民营医院主要面向为高收入群体服务的医疗市场，形成差异化，提供多元化、个性化服务，真正做到"拾遗补缺"，有助于争取到高端医疗市场份额。

（二）激活存量，促进增量

当前，我国民营医院的数量处于高速增长阶段，但床位数、卫生人力资源等方面的增长与之不相适应。针对此现象，建议适当限制民营医院"量"的增长，而强调"质"的提高。要提高医院病床使用率，合理规划医院的卫生资源，让病床在低效科室与高效科室间相互流通。选拔、培养医院的重点学科和学科带头人，以此带动医院整体诊疗水平的提升。

（三）落实"非禁即入"，为民营医院留足发展空间

鼓励民营医院的发展，要破除壁垒，按照"非禁即入"的原则，为社会资本留足发展空间，从市场准入、医保、科研、用地、税务、人才引进等

① 裴晔、洪学智、金今花等：《医疗机构信用体系视角下的社会资本办医探讨》，《中国卫生经济》2016 年第 9 期，第 22～24 页。
② 刘燕、黄晓光：《对我国社会资本办医的思考及建议》，《南京医科大学学报》（社会科学版）2013 年第 6 期，第 523～526 页。

方面出台配套政策，确保政策的连贯性和一致性，将社会办医疗机构放在与公立医疗机构同等的地位，统一规划、统一监管。

税费政策：探索形成卫生行业独特的税费政策。有必要根据社会办医疗机构的实际开业状况征收税费，对优秀的社会办医疗机构在税费方面给予优惠，考虑行业的公益性，适当减收企业所得税，可以参考高新技术企业所得税，按15%的税率征收。对于社会办医疗机构执行基本医保收费标准的医疗服务收入免征所得税，对自主定价、高端收费部分的收入计征所得税。如果注册为营利性社会办医疗卫生机构，投资人可以取得投资回报，对其分红部分应当依法征收个人所得税。

土地政策：政府在强制规定、需要调整和新增医疗卫生资源时，在符合准入标准的条件下，优先考虑由社会资本举办医疗机构并合理规划布局，严格控制公立医疗机构扩张。

医保定点政策：政府应坚决杜绝政策流于形式的行为，切实为社会办医疗机构的建设清除不必要的障碍。对于在城乡接合部发展的社会办医疗机构，政府可以采取新农合定点选择，既方便周边农村地区的居民就诊，也能缓解大医院的诊疗负担。

科研立项：积极鼓励和支持社会办医疗卫生机构申报各个级别科研成果和设立科研课题，可以从政策上对一些确有实力的社会办医疗机构进行倾斜，并建立社会办医疗机构的科研成果专项奖励政策。

（四）鼓励有资本、懂技术、会管理的人开办民营医院

鼓励有资金实力、有技术支持的社会资本进入医疗行业建立社会办医疗机构，走集团化道路，鼓励有资质的医生、护士开办或联合创办私人诊所，鼓励有管理经验的专业人才进入民营医院。社会资本在投资上要以高起点、高技术、高硬件、高人才和高服务为目标发展民营医院。加大对人才的投入，采取人才引进、多点执业等各种方式调整人才结构，努力打造一个高水平的人才队伍。

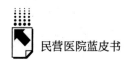
（五）加强政府监管，引导民营医院良性发展

政府要在结合日常监督的基础上，建立严格的民营医院评审制度和规范的评价体系，并建立卫生行政、工商、税务、物价等多部门联动机制，定期开展专项行动。对民营医院的审批设置、医政管理、监督指导等方面进行全方位、深层次梳理，对民营医院的执业许可、人才准入、设备配置等环节严格监管，切实解决民营医院存在的问题。加大奖惩力度，对规范经营的民营医院给予奖励，以奖代补，对于不合格的民营医院，则要坚决整顿或关闭，甚至退出医疗服务市场，加强对民营医院相关信息的定期披露，引导社会对民营医院形成合理认知。

要提高人民群众在医疗服务中的法律意识和维权意识，同时，重视发挥新闻媒体对社会舆论的积极导向作用，通过与媒体记者联动，集中曝光典型案例，努力提升舆论监督对违法违规的震慑力和社会影响力。

（六）注重自身建设，以百姓需求为导向，以患者为中心

坚持诚信经营、打造特色文化、树立医院品牌，以提高社会办医的整体竞争力。社会办医一是要确定"以人为本，患者至上"的工作理念，以百姓需求为导向，杜绝虚假宣传，以诚信广告树立诚信经营形象。二是要强化内部管理，端正医德医风，加强对医疗服务的自我监督、自我检查，完善医疗质量监控体系。三是能留住"老人才"、吸引"新人才"，在形成自身文化特色的基础上，通过技术入股、薪酬待遇、教学培训等形式吸引人才，吸引公立医疗机构的离退休人员，充实自己的人才储备。

参考文献

［1］林秀榕：《浙江民营医院发展的现状与对策研究》，硕士学位论文，天津大学，2010。

［2］金春林、王贤吉、何达等：《我国社会办医政策回顾与分析》，《中国卫生政策研究》2014 年第 4 期。

［3］裴晔、洪学智、金今花等：《医疗机构信用体系视角下的社会资本办医探讨》，《中国卫生经济》2016 年第 9 期。

［4］刘燕、黄晓光：《对我国社会资本办医的思考及建议》，《南京医科大学学报》（社会科学版）2013 年第 6 期。

B.8
全国民营医院发展需求调研报告

中国医院协会民营医院分会

北京中卫云医疗数据分析与应用技术研究院民营医院课题组*

摘　要： 针对当前民营医院在发展过程中日益加剧的市场竞争压力，为全面了解民营医院发展需求，切实发挥行业协会组织在政策协调、资源统筹、服务对接等方面的作用及优势，帮助民营医院精准对接各类资源、技术、产品和金融渠道，近期中国医院协会民营医院分会会同相关单位面向全国民营医院进行了"全国民营医院发展建设需求"专项问卷调查。结果显示，民营医院规模发展需求旺盛，民营医院信息化建设基础相对薄弱，希望在经营管理中引入优秀的医院管理机制及专业的培训体系。鉴于此，有必要加速培育和扩大社会办医院的优质群体数量，尽快形成一支特色鲜明、服务能力强、社会信誉高的行业中坚力量和一批标杆型医院，带动行业健康发展。

关键词： 民营医院　社会办医　发展需求　调查研究

目前，我国社会办（民营）医院数量已达 2.1 万家，占比超过 63%。虽然国家支持鼓励社会办医政策陆续出台，但是社会办医院离患者的心理预

---

* 通讯作者：赵淳，中国医院协会民营医院分会常务副会长，研究方向为卫生政策、民营医院发展；张国忠，中国医院协会民营医院分会秘书长，研究方向为卫生政策、民营医院发展；陈晓红，主任医师，北京中卫云医疗数据分析与应用技术研究院院长。执笔作者：丁滨，编审，北京中卫云医疗数据分析与应用技术研究院专家组成员。

期仍有一定差距，社会办医院医疗的服务总量始终处于较低水平，主要原因在于与国内公立医院和国际私立医院相比，我国社会办医院在学科建设、专科能力、质量安全、人才技术、经营管理、品牌信誉等方面，尤其是医疗品质方面整体提升缓慢，核心竞争力不足，是亟须解决的当务之急。针对当前民营医院在发展过程中日益加剧的市场竞争压力，为全面了解民营医院发展需求，切实发挥行业协会组织在政策协调、资源统筹、服务对接等方面的作用及优势，近期中国医院协会民营医院管理分会会同中国医学装备协会民营医院装备管理分会等单位联合组织了"全国民营医院发展建设需求"专项问卷调查，新医界提供问卷推送平台，调研结果由北京中卫云医疗数据分析与应用技术研究院民营医院课题组完成。

一 研究背景

（一）问卷设计

近期，中国医院协会民营医院管理分会、中国医学装备协会民营医院装备管理分会组织了"全国民营医院发展建设需求"专项问卷调查。调查问卷的设计广泛征求民营医院管理专家的建议，并通过中国医院协会民营医院管理分会、中国医学装备协会民营医院装备管理分会下发通知，以在线调查的形式完成。调查问卷内容包括医院基本情况、医院基本建设及融资需求、医院学科建设与人才培养需求、医院信息化建设与经营管理需求四部分共30个问题，问卷题型包括填空、单选、多选等。开展本调研的目的在于了解我国民营医院在发展建设方面的需求、困境，帮助民营医院精准对接各类资源、技术、产品和金融渠道，助力民营医院强弱项、补短板，加快实现医疗技术能力与质量水平的双提升。

（二）问卷回收情况

本次调查从 2018 年 8 月至 2019 年 5 月，共收到 25 个省区市 149 家民

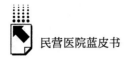
营医院的有效问卷。课题组对所有数据进行汇总分析，单项指标仅统计有效填报数据，计算各项结果的百分比。

二 调查结果分析

（一）参与调查医院基本情况

1. 医院规模

从医院类别分布看，以综合医院居多，占 56.4%，专科医院最少，仅占 4%（见图 1）。从医院级别分布看，以三级医院居多，占 56.4%，二级医院最少，占 12.1%（见图 2）。从医院床位数分布看，普遍规模较小，其中有 100~300 张床位规模的医院占 57.0%，多于 1000 张床位的医院仅占 2%，而少于 100 张床位的医院占 24.8%（见图 3）。从医院参保情况看，绝大多数医院均为医保定点医院（见图 4）。

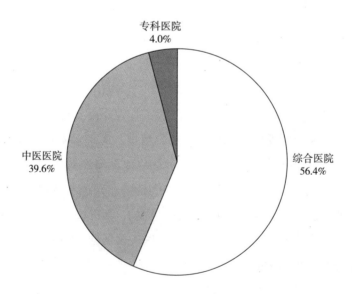

图 1 149 家参与调查的民营医院的医院类别分布

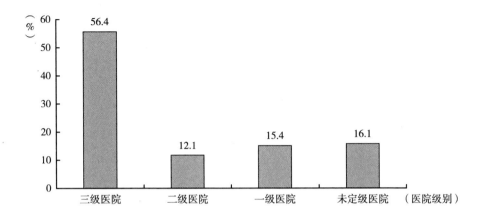

图2 149 家参与调查的民营医院的医院级别分布

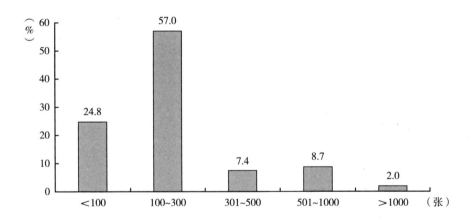

图3 149 家参与调查的民营医院的医院床位数分布情况

2. 医院地区分布

149 家民营医院分布于 25 个省区市，其中河南省、四川省、湖南省位列前三，共占 32.9%（见表1）。

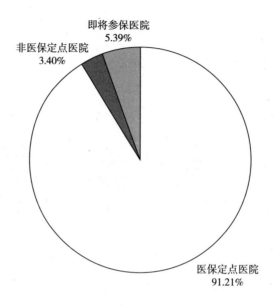

即将参保医院
5.39%

非医保定点医院
3.40%

医保定点医院
91.21%

图4　149 家参与调查的民营医院参保情况

表1　149 家参与调查的民营医院地区分布

省市自治区	数量（家）	百分比（%）
安徽省	7	4.7
北京市	1	0.7
广东省	4	2.7
广西壮族自治区	3	2.0
贵州省	5	3.4
河北省	8	5.4
河南省	18	12.1
黑龙江省	1	0.7
湖北省	13	8.7
湖南省	14	9.4
吉林省	6	4.0
江苏省	7	4.7
辽宁省	4	2.7
内蒙古自治区	7	4.7
宁夏回族自治区	4	2.7
山东省	4	2.7

省市自治区	数量（家）	百分比（%）
山西省	5	3.4
陕西省	3	2.0
上海市	1	0.7
四川省	17	11.4
天津市	3	2.0
新疆维吾尔自治区	4	2.7
云南省	6	4.0
浙江省	3	2.0
重庆市	1	0.7
总计	149	100.0

（二）参与调查医院的医疗服务能力

1. 出院患者人数

回收的问卷中，本选项有144家医院填报数据有效，年出院患者少于1000人和年出院患者多于10000人的医院均占19.4%，其中年出院患者多于30000人的医院有9家，占6.2%（见图5）。

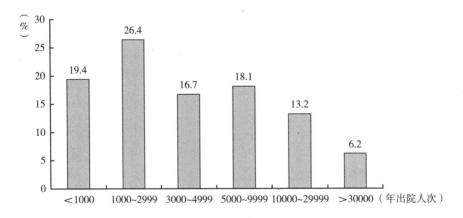

图5　144家参与调查的民营医院2017年出院人数统计

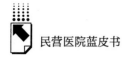
2. 年医疗收入

回收的问卷中，本选项有 140 家医院填报数据有效，其中 2017 年收入 1000 万 ~ 5000 万元的医院居多，而年收入上亿元的医院仅占 17.9%（见图 6）。

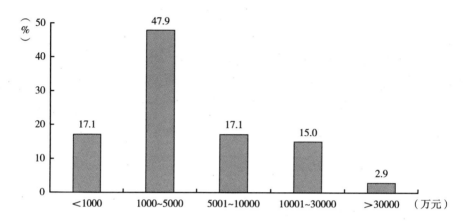

图 6　140 家参与调查的民营医院 2017 年业务收入统计

3. 医院优势及特色专科

回收的问卷中，本选项有 144 家医院填报数据有效，因多数医院填报多个专科，且专科分布较杂，主要按照国家《医疗机构诊疗科目名录》二级诊疗科目统计归类，根据专科填报频率统计主要专科的百分比（见表 2）。

表 2　144 家参与调查的民营医院优势及特色专科分布

类别	医院数（家）	百分比（%）
骨科	46	31.9
康复医学	23	15.9
妇产科	20	13.9
神经内外科	15	10.4
肾病（血液透析）	12	8.3
肿瘤科	11	7.6
手外科	10	6.9
消化内科	10	6.9

类别	医院数（家）	百分比（%）
疼痛科	10	6.9
精神医学及心理	10	6.9
中医及民族医学	9	6.3
儿科	8	5.6
心血管内科	8	5.6
泌尿外科	8	5.6
肛肠科	7	4.9
神经外科	6	4.2
皮肤科	6	4.2
眼科	5	3.5
生殖医学	4	2.8
口腔科	3	2.1
耳鼻咽喉科	3	2.1
老年医学	3	2.1
糖尿病专科	3	2.1

（三）医院基本建设及融资需求

调查问卷中的医院基本建设及融资需求部分，包括医院规模扩大、设备引进和融资需求3个项目共8个问题，约2/3的医院近两年有上述三方面需求（见表3）。

表3　民营医院近两年规模发展需求统计

需求类别	医院数（家）	百分比（%）
近两年内有新建、改扩建及装修计划	114	76.5
近两年有大型医疗技术设备引进或更新计划	104	69.8
近两年有融资需求	97	65.1

1. 医院改扩建计划

近两年，有23.5%的被调查医院无新建、改扩建及装修计划；有扩建改建计划的医院中，新建、改扩建及装修计划投入或资金需求额度在800万~1500万元居多，占22.8%；计划投入1亿元以上的医院也占19.5（见图7）。

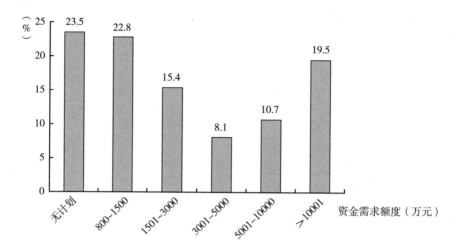

图7 民营医院新建、改扩建及装修计划投入资金需求分布

2. 大型医疗设备引进计划

近两年，有30.2%的被调查医院无引进和更新大型医疗设备的计划；有引进计划的医院中，计划投入或资金需求额度在200万～500万元的医院居多，占24.8%；计划投入2000万元以上的医院也占15.4%（见图8）。

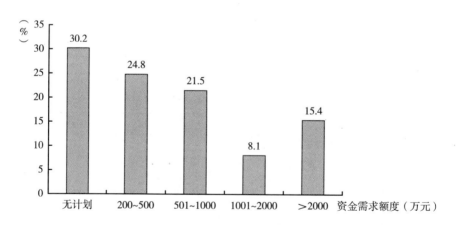

图8 民营医院大型医疗设备引进或更新计划资金需求分布

在上述医院计划引进和更新的大型医疗设备中，以 CT、MRI 居多，有30%以上的医院计划引进或更新 CT、MRI；LA 和 SPECT 较少。除影像设备外，也有 28.9% 的医院计划引进或更新大型医学检验设备（见表4）。

表4　民营医院大型医疗技术设备引进或更新计划类型分布

项目	医院数(家)	百分比(%)
PET-CT	12	8.1
CT	49	32.9
MRI	45	30.2
DSA	18	12.1
LA	8	5.4
SPECT	9	6.0
大型医学检验设备	43	28.9
其他	15	6.7

3. 医院融资需求

调查结果显示，近两年有 34.9% 的被调查医院没有融资计划；有融资计划的医院中，融资需求额度在 1000 万~3000 万元的医院居多；计划融资 1 亿元以上的医院也占 8.1%（见图9）。对于融资方式，27.8% 医院选择单一融资渠道；大部分医院选择多元化融资方式，以 2 种融资渠道的居多；有 3.1% 医院选择了 5 种以上融资渠道（见图10）。在融资渠道意向中，银行贷款居首位，其次为股权融资（见表5）。

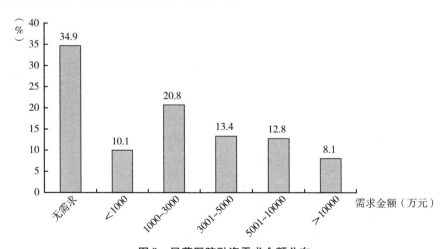

图9　民营医院融资需求金额分布

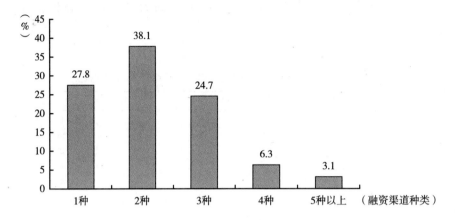

图10　民营医院融资渠道种类分布

表5　民营医院融资渠道意向分布

项目	医院数(家)	百分比(%)
银行贷款	72	48.3
股权融资	61	40.9
融资租赁	31	20.8
上市融资	19	12.8
商业保理	8	5.4
民间借款及其他	18	12.1

（四）医院学科建设与人才培养需求

调查问卷中的医院学科建设与人才培养需求部分，包括专科建设和人才培养、设备引进等6个问题。

1. 医院拟重点建设优势临床学科

在这一选项下，有145家医院填报的数据有效。医院拟重点建设的重点专科与医院现有优势专科项目相似，专科分布颇为广泛，其中康复医学、妇产科和骨科位列前三（见表6）。

表6 民营医院拟重点建设的优势临床专科分布

类别	医院数(家)	百分比(%)
康复医学	27	18.1
妇产科	23	15.4
骨科	19	12.8
肾病及血液透析	14	9.4
肿瘤科	13	8.7
神经内科	12	8.1
心血管内科	9	6.0
疼痛科	9	6.0
泌尿外科	9	6.0
手外科	7	4.7
精神医学	6	4.0
儿科	6	4.0
消化科	5	3.4
肛肠科	5	3.4
眼科	4	2.7
皮肤科	3	2.0
口腔科	2	1.3
耳鼻咽喉科	2	1.3

2. 医院重点学科建设面临的主要问题

在民营医院重点学科建设面临的主要问题中，最突出的问题是人才建设，其中骨干人才短缺、缺乏学科带头人是主要因素（见图11）。

3. 新型医疗设备引进方式需求

在民营医院引进新的实用型医疗设备方面，民营医院更希望采取分期付款和医院企业合作共建的方式（见图12）。

4. 医院人才培养需求

对于医院目前急需引进的人才类别，中高级临床医师的需求量最大，护理人员的需求量最小（见图13）。而对于民营医院人才培养，更多的医院意

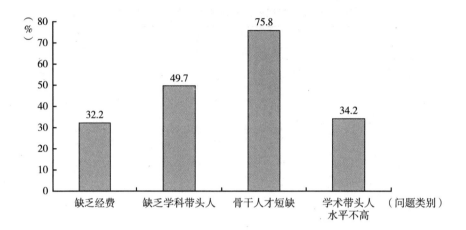

图11　民营医院重点学科建设中面临的主要问题

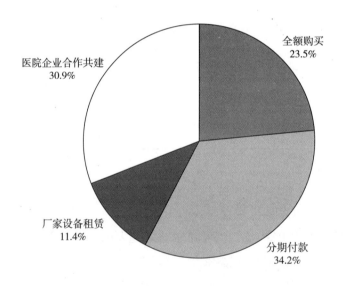

图12　民营医院引进新的实用型医疗设备希望采纳的方式

向选择国内大医院进修和国内短期专业技术培训的模式（见图14）。

　　鉴于民营医院人才短缺，如愿与医生集团合作，医院更倾向于选择学科合作共建的模式，其次倾向于选择医生固定多点执业的模式（见表7）。

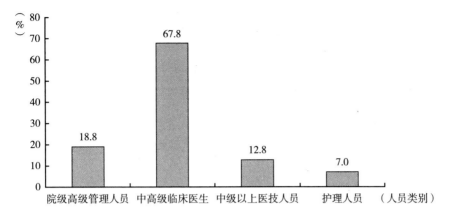

图13　民营医院急需引进的人才类别分布

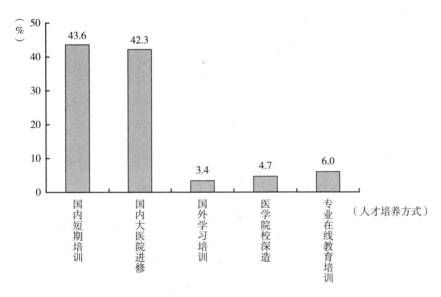

图14　民营医院人才培养方式意向分析

表7　民营医院与医生集团合作模式意愿分布

项目	医院数(家)	百分比(%)
医生固定多点执业	52	34.9
定期到院巡诊	10	6.7
学科合作共建	58	38.9
专业技术指导及帮扶	29	19.5
合计	149	100

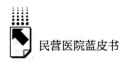

（五）民营医院信息化建设与经营管理需求

在民营医院信息化建设与经营管理需求部分，包括医院信息化建设情况、计划投入、平台对接和医疗数据专业化服务需求等6个问题。

1. 医院信息化建设及应用情况

参与调查的民营医院大部分进行了信息化建设，但大多数还在基础应用阶段，主要工作基本实现信息化（见表8）。

表8　149家参与调查民营医院信息化建设情况

项目	医院数（家）	百分比（%）
初级应用阶段,仅部分工作实现信息化	25	16.8
基础应用阶段,主要工作基本实现信息化	95	63.8
信息化程度较高,仅部分高级核心系统未应用	27	18.1
无信息化系统应用	2	1.3
合计	149	100

在已使用的医院信息系统方面，医院信息系统（HIS）的普及率最高，达到91.3%；其次是电子病历系统（EMR）、医生、护士工作站（见表9）。

表9　149家参与调查民营医院已使用的信息系统

项目	医院数（家）	百分比（%）
医院信息系统（HIS）	136	91.3
电子病历系统（EMR）	110	73.8
临床信息系统（CIS）	60	40.3
医学影像系统（PACS）	81	54.4
放射信息系统（RIS）	51	34.2
检验信息系统（LIS）	75	50.3
医生、护士工作站	107	71.8
其他	24	16.1

2. 医院信息与外部信息平台对接情况

在医院信息系统已与外部信息化平台联通并上报或共享数据选项中，有4%的医院未与任何信息平台进行数据对接，大部分医院对接的信息平台为医保和新农合，有59.1%的医院与卫健委数据统计部门的信息平台对接（见图15）。

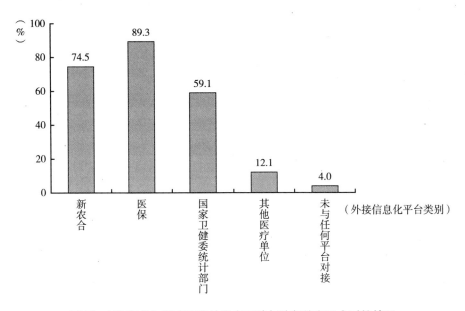

图15　149家参与调查医院的信息系统与外部信息平台对接情况

3. 医院信息化建设发展需求

149家参与调查的医院都有建设或升级改造信息系统的计划，预算金额为30万～50万元的居多（见图16）。

4. 医院经营管理接受专业化服务的需求

在是否愿意接受专业机构提供定期医疗质量大数据分析及评价服务方面，83家（55.7%）医院选择视服务内容及形式决定，57家（38.3%）医院愿意接受数据评价服务，9家（6.0%）医院选择了不接受此类服务。

当在经营管理中需引入专业化服务理念时，参与调查的民营医院更希望采取引进优秀医院管理体系及进行专业培训的方式（见表10）。

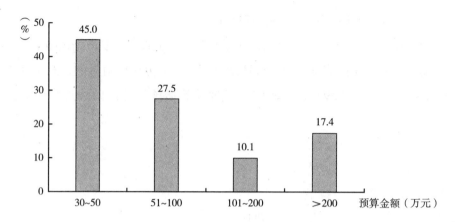

图16 民营医院信息化建设预算资金分布

表10 民营医院经营管理专业化服务方式意愿分布

项目	医院数（家）	百分比（%）
聘请专家担任顾问	35	23.5
聘请专业团队提供管理咨询	13	8.7
优秀医院管理体系引进及专业培训	79	53.0
有实力的医院管理公司经营托管	22	14.8

三 讨论

1. 民营医院规模发展需求旺盛

在参与调查的医院中，约2/3的医院近两年有规模扩大、设备引进和融资需求三方面需求，占比分别为76.5%、69.8%和65.1%。

近年来，针对民营医院在医院改建扩容、大量的投资需求、迫切的学科建设需求，中国医院协会民营医院分会会同相关单位发起了全国社会办医"助力培优计划"。其中，不仅在医院重点学科建设、等级医院评审、医院品牌塑造方面给予针对性服务，帮助民营医院得到切实发展，而且鉴于我国正在加快推进以按病种付费为主的多元复合型医保支付方式改革，按疾病诊断相关分组（DRG）付费方式必将对医院的医疗行为、成本管控、发展模式等产生重大影响。这项"助力培优计划"将联合国内权威专家组建DRG辅导团队，通过多元化、多层次的服务，协助民营医院树立DRG时代下的服务和管理新意识，积极应对DRG医保付费给民营医院带来的挑战和机遇。

2. 医院学科建设与人才培养需求迫切

民营医院拟重点建设的专科分布颇为广泛，其中康复医学、妇产科和骨科位列前三。对于新型医疗技术设备的引进方式，选择分期付款购买设备和医院企业双方合作共建的模式更被民营医院所接受。

民营医院重点学科建设中面临的最突出的问题是人才建设，其中骨干人才短缺、缺乏学科带头人是主要因素。在民营医院人才队伍建设的需求中，中高级临床医师的需求量最大，护理人员的需求量最小。而对于民营医院的人才培养，更多的医院希望采取国内大医院进修和国内短期专业技术培训的模式。鉴于民营医院人才短缺，与医院集团合作无疑成为缓解民营医院人才短板的一种模式。在方式选项中，更多的医院首先选择学科合作共建的模式，其次选择医生固定多点执业的方式。

与成熟公立医院的发展路径不同，社会办医院要探索出一条"名医—名专科—名院"的发展道路。在人才战略上，要将与学科建设成败相关的学科带头人和业务骨干作为培养和引进的重点，并兼顾医院发展各类人才的需求。新近，中国医院协会民营医院管理分会会同相关单位推出的全国社会办医"助力培优计划"，将从人力资源规划辅导着手，以"助力培优计划实训基地"为依托，为建设单位提供一个能定制化培养符合社会办医院需求人才的入口，逐步提升人力资源实力。并将建立行业专业人才库及服务平台，积极拓宽人才交流渠道，专项服务于参加单位人才引进，助力建设单位高效引进人才。

3. 民营医院信息化建设与经营管理发展需求

民营医院普遍面临医院信息化建设困境，一方面是自身信息化建设基础薄弱，信息管理及应用水平较低，另一方面是行业监管、医保支付以及效率提升对信息化的要求越来越高。参与调查的民营医院大部分进行了信息化建设，但大多数还处于基础应用阶段，这与国家卫计委医院管理研究所联合中国医院协会民营医院管理分会在全国范围内开展的"2017 年度全国民营医院信息化现状调查项目"的结果相似。参与调查的 149 家医院的主要工作基本实现信息化，在已使用的医院信息系统方面，HIS、EMR 和医生护士工作站位列前三。尽管如此，所有医院均有信息化建设投入计划，投入资金额度为 30 万~50 万元的居多，说明越来越多的民营医院管理者开始认识到医院信息化系统水平在医院发展中的重要意义。

当前，大部分民营医院对接的信息平台为医保和新农合，有 59.1% 的医院与国家卫健委数据统计部门的信息平台对接，尚有 4% 的医院未与任何数据平台对接，而与专业医疗数据机构信息平台对接的医院仅占 12.1%。

因此，在是否愿意接受专业机构提供定期医疗质量大数据分析及评价服务方面，有 55.7% 的医院持观望态度，有 38.3% 的医院表示愿意接受数据评价服务。在经营管理中需引入专业化服务理念时，参与调查的民营医院更希望采取引进优秀医院管理体系及专业培训的方式。

针对民营医院信息化建设相对薄弱的特点，即将实施的全国社会办医"助力培优计划"将联合行业领域的专业学术组织、研究机构、信息化企业以及信息化建设优秀医疗机构，根据参加单位的信息化建设需求，从信息专业人才培养和信息建设规划着手，开展咨询、指导和培训等多项助力活动，提升参加单位的信息化建设能力；并通过及时对互联网医院建设、5G 和 AI 等前沿信息技术在医疗场景中的应用等进行调研和总结，为参加单位提供可借鉴、可复制的模式和资源，确保社会办医疗机构在新一轮的互联网医疗发展浪潮中不错失发展良机。

综上，中国医院协会民营医院管理分会将全力做好民营医院各类需求的资源优选与服务对接工作，为积极贯彻国家卫健委等十部门《关于促进社会办医持续健康规范发展的意见》的有关精神要求，加速培育和扩大社会办医院的优质群体数量，尽快形成一支特色鲜明、服务能力强、社会信誉高的行业中坚力量和一批标杆型医院，更好地发挥其示范引领作用，带动行业健康发展。

参考文献

［1］国家卫健委等：《关于促进社会办医持续健康规范发展的意见》，2019。

［2］刘谦主编《中国民营医院发展报告（2018）》，社会科学文献出版社，2018。

［3］国家卫健委：《中国卫生健康统计年鉴（2018 年)》，2018。

医养结合篇

Integration of Healthcare and Seniorcare Reports

B.9

医养结合模式：政策演变、
发展现状与优化建议

郝晓宁　任　敏　黄荟深　孙佳乐　李远雷　朱松梅*

摘　要：　作为有效满足老年人口医疗需求与照护需求的养老模式，我
　　　　　国的医养结合逐渐进入规范发展的新阶段。医养结合作为养
　　　　　老模式在制度上的创新，既是实现健康老龄化目标的必然选
　　　　　择，更是在"健康中国"战略背景下，积极应对新时代人口
　　　　　老龄化"慢富快老"和"富而过劳"紧迫局面的必然选择。
　　　　　国家高度重视老龄化问题，为积极推进"健康老龄化"，探

*　郝晓宁，博士，国家卫生健康委卫生发展研究中心研究员，研究方向为老年健康、公共政策；
任敏，西南医科大学附属医院主管护师；黄荟深，广西医科大学流行病学与卫生统计学专业
硕士在读；孙佳乐，南京医科大学公共管理专业硕士在读，研究方向为卫生政策与服务研究；
李远雷，哈尔滨医科大学社会医学与卫生事业管理专业硕士在读，研究方向为卫生政策；朱
松梅，博士，中共陕西省委党校（陕西行政学院）讲师，研究方向为养老保障与公共经济。

索健康养老模式，2013年以来相继出台了一系列促进医养结合发展的政策，有力促进了医养结合事业的发展。当前我国医养结合实践模式主要有机构、社区和居家三种，逐步积累了部分经验。但总体来看，我国医养结合仍存在诸多困境，主要体现为政府部门多头管理，缺乏配套政策、制度和标准，专业医护人员短缺，服务收费水平偏高，服务内容单一僵化，医养结合监督评估体系不健全等。医养结合将是当前和未来我国养老模式的重点方向，亟待加强顶层设计，并促进实践发展。

关键词： 老龄化　医养结合　养老模式

党的十九大报告提出，要实施健康中国战略，积极应对人口老龄化，构建养老、孝老、敬老政策体系和社会环境，推进医养结合，加快老龄事业和产业发展。[①] 因此，积极推进医养结合的健康养老模式，是党和国家关于老龄事业做出的重要战略部署。基于这一背景，本报告对我国医养结合的政策演变与实践发展进行了总体分析，既对政策演变进程进行了梳理，也对当前的医养结合实践模式与现存问题进行了分析，并提出了相应的改进建议。

一　近年我国医养结合研究概况

（一）关于医养结合概念内涵的研究

我国人口老龄化、高龄化、失能化、失智化、空巢化和失独化形势严

---

① 习近平：《决胜全面建成小康社会　夺取新时代中国特色社会主义伟大胜利——在中国共产党第十九次全国代表大会上的报告》，人民出版社，2017，第48页。

峻，养老与医疗均面临巨大的压力，让老年人老有所养、老有所医，健全养老、康复、护理、医疗等服务保障体系，实现养老服务和医疗服务的有机衔接，达到资源整合是目前面临的迫切问题。医养结合作为养老模式在制度上的创新，既是实现健康老龄化目标的必然选择，更是在"健康中国"战略背景下，积极应对新时代人口老龄化"慢富快老"和"富而过劳"紧迫局面的必然选择。近年，关于医养结合概念内涵的研究有诸多文献发表。

吕鹏飞等①认为医养结合服务将老年人的医疗健康服务放在了更加重要的位置，不同于以提供基本生活需求为主的养老服务。郝晓宁等②在 2016 年的研究认为：由于"医"本是"养"中应有之意，从大健康的角度来考虑，"养医融合"实质上正是"健康老龄化"所要追求的目标，可以认为，医养结合是对"老有所养、老有所医"精神的具体诠释，是在既往只针对老年人提供养老生活照料的服务基础上，更加关注老年人的医疗与健康服务需求。金英喜、秦磊和邓丽③④均指出医养结合是将医疗保健、护理服务、康复训练、临终关怀等医疗服务，与生活照料、社会参与、文体娱乐等养老服务相融合的养老模式。邓大松等⑤将医养结合界定为"从老年人多元化需求出发，通过将养老和医疗资源有机整合、服务功能有效衔接，在基本生活照料的基础上，为老年人提供检查诊断、医疗护理、康复疗养、健康管理和保健教育、临终关怀等一系列专业化、持续性健康照护服务的养老供给方式"；认为它重新审视了养老和医疗服务的关系，实现了"医""护""养"

① 吕鹏飞、陈晓玲、周宏东等：《上海市医养结合养老模式卫生监督困境及对策》，《医学与社会》2016 年第 2 期。
② 郝晓宁、薄涛、塔娜、刘志：《我国医养结合的展望和思考》，《卫生经济研究》2016 年第 11 期，第 3~6 页。
③ 金英喜、秦磊：《社区"医养结合"养老服务模式制约因素分析》，《人才资源开发》2018 年第 3 期。
④ 邓丽：《医养结合养老服务模式探究》，《中国人口报》2019 年 8 月 2 日。
⑤ 邓大松、李玉娇：《医养结合养老模式：制度理性、供需困境与模式创新》，《新疆师范大学学报》（哲学社会科学版）2018 年第 39 期。

三者策略性协同，为健康和患病老年人提供了全面、综合的支持。王珊珊等①撰文指出：医养结合是一种有病治病、无病疗养的模式，其优势在于突破了传统的医疗和养老分离的状态，有机结合了"医"和"养"双方面的需求，为老年人提供多层次、全面性、个性化的"医""养"服务，从而满足老年人的整体养老需求。

（二）关于医养结合现实困境的研究

近年来，国家虽然出台了各项政策，明确要尽快建立相关机制，全面落实医养结合工作，全国各级政府及机构也在积极探索医养结合养老服务模式，但由于起步较晚，目前我国的医养结合养老服务发展面临诸多困境。

郝晓宁等②将我国医养结合发展存在的问题归纳为以下三方面：一是医养服务的边界问题亟待厘清；二是医养结合服务供给体系尚不健全，长效筹资机制尚未建立；三是医养结合服务亟须规范，质量管理评价体系亟待健全。孟颖颖③将我国医养结合养老模式发展存在的问题总结为主管部门交叉重叠责任边界不明晰，养老机构服务定位偏误阻碍自身发展，违规操作严重，"套保"风险隐患较大等。李秀明等④以二级医院为立足点，分析了二级医院供给医养结合服务存在的问题，包括传统养老观、供需错位、重医疗轻预防、重生理轻心理、医养结合体制机制和补充机制尚未建立等。王香香⑤认为我国"医养结合"养老模式的发展问题主要是政府多重管理加大了政策监管落实难度，不当定位阻碍养老机构发展，相关法律法规不健全，未

---

① 王珊珊、王萍、玉钰等：《我国社区老年人医养结合服务现状》，《智库时代》2019 年第 36 期。
② 郝晓宁、薄涛、塔娜、刘志：《我国医养结合的展望和思考》，《卫生经济研究》2016 年第 11 期，第 3~6 页。
③ 孟颖颖：《我国"医养结合"养老模式发展的难点及解决策略》，《经济纵横》2016 年第 7 期。
④ 李秀明、冯泽永、王霞、冯丹：《部分二级医院开展医养结合存在的问题及对策分析》，《中国卫生事业管理》2016 年第 1 期。
⑤ 王香香：《人口老龄化背景下我国医养结合养老模式的发展问题》，《现代经济信息》2017 年第 23 期。

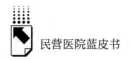

建立医养结合的长效筹资机制。金英喜和秦磊①认为社区"医养结合"养老服务模式存在的问题是：资金投入不足，服务设施简陋；专业医护人员数量少，业务水平提高难；宣传不到位，老人对医养结合养老服务不了解。

2019 年以来，关于医养结合模式现实困境的研究主要有如下内容。张文超②从老龄化背景出发，认为我国"医养结合"养老模式存在的问题主要包括：医疗机构和养老机构的结合存在困难；医养结合照护人员数量不足、医护水平低；资金来源不足，筹资困难；对医养结合养老模式缺乏监管评估机制。李长远③从机构、人员、信息以及管理等多个层面分析了影响医养服务融合发展的障碍因素，主要包括：机构定位不清晰，存在结构性问题；护理人员数量短缺，质量难保证；缺乏透明的信息沟通网络，不利于服务的开展；监管出现"多龙治水"局面。王仁德④从农村角度出发，认为农村医养结合养老不仅面临着老人经济收入较低、社会认识偏差等主观因素制约，而且受制于监管体系滞后、人才培养薄弱、医养结合困难、医保配套不足等客观因素制约，形成了诸多困境。

（三）关于医养结合改进建议的研究

为了应对医养结合养老模式发展中存在的问题与挑战，推进医养深度融合，助力医养结合高质量发展，广大专家学者提出了较多改进建议。

孙继艳、郝晓宁等⑤认为要推动医养结合的发展，必须强化政府职责，多部门协同推进；探索建立长期护理保障体系，完善医养结合筹资机制；制定医养结合服务的标准、规范与指南；推动依托社区、居家的延伸服务；加

---

① 金英喜、秦磊：《社区"医养结合"养老服务模式制约因素分析》，《人才资源开发》2018年第 3 期。

② 张文超：《老龄化背景下我国"医养结合"养老模式的问题与对策建议》，《劳动保障世界》2019 年第 20 期。

③ 李长远：《推进医养服务融合发展的几点策略》，《中国人口报》2019 年 3 月 25 日。

④ 王仁德：《农村医养结合养老发展困境及突破路径探析》，《当代农村财经》2019 年第 7 期。

⑤ 孙继艳、郝晓宁、薄涛、刘志、塔娜、刘天洋：《我国健康养老服务发展现状及建议》，《卫生经济研究》2016 年第 11 期，第 13 页。

强医养结合服务的人才队伍建设；加强质量管理与监督评价。郑函等[1]认为要促进我国"医养结合"养老模式发展，需要多种模式并举，满足不同老年人养老需求；政府主导，加强支持保障力度；拓宽筹资渠道，坚持政府主导地位，同时引入社会力量；促进医疗养老资源融合发展；加强医养结合专业人才的培养及管理；完善医养结合机构设施建设。韩佳均[2]认为需要进一步深化政府与市场协作，释放市场活力；促进"医""养"两端发力，实现共融发展；创新医养结合养老服务多元化发展模式。李长远[3]提出了促进医养服务融合发展的优化策略：建立一整套将老年人自理能力与身体健康状况相结合的评估体系；合力推动医养结合发展；清晰定位医养结合机构，有针对性地提供服务。

二 我国医养结合政策的演变过程

国家高度重视老龄化问题，为积极推进"健康老龄化"，探索健康养老模式，自2013年以来相继出台了一系列促进医养结合发展的政策。

（一）2013年医养结合相关政策

2013年9月，国务院发布《关于加快发展养老服务业的若干意见》[4]，正式将"积极推进医疗卫生与养老服务相结合"作为养老服务业发展的6大主要任务之一，明确了推动医养融合发展的具体形式，提出需要探索医疗机构与养老机构合作新模式，医疗机构应当为老年人就医提供优先优惠服务，健全医疗保险机制，完善医保报销制度等问题。这一政策也被称为我国养老服务业发展史上的里程碑式文件，是我国医养结合政策制定的指导性政

---

① 郑函、王梦苑、赵育新：《我国"医养结合"养老模式发展现状、问题及对策分析》，《中国公共卫生》2019年第4期。
② 韩佳均：《医养结合养老模式发展的难点及对策》，《中国人口报》2019年8月14日。
③ 李长远：《推进医养服务融合发展的几点策略》，《中国人口报》2019年3月25日。
④ 国务院：《关于加快发展养老服务业的若干意见》，2013。

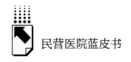

策，也是医养结合政策的原点。同月，国务院印发《关于促进健康服务业发展的若干意见》①，针对"加快发展健康养老服务，推进医疗机构与养老机构等加强合作"提出应在养老服务中充分融入健康理念，建立健全医疗机构和养老机构间的业务协作机制，并鼓励做好健康延伸服务，发展社区健康养老服务。

（二）2014年医养结合相关政策

2014年10月，国家发展改革委联合民政部等9个部门共同发布《关于加快推进健康与养老服务工程建设的通知》②，"医养结合"的表述正式出现，并鼓励和吸引社会资本特别是民间投资参与建设和运营。同年11月，国家卫生计生委办公厅印发了《养老机构医务室基本标准（试行）》和《养老机构护理站基本标准（试行）》③，制定了养老机构医务室、护理站的基本标准，为养老机构做好医务室、护理站的建设和管理，促进医养结合做指导。

（三）2015年医养结合相关政策

2015年2月，民政部等10个部门共同发布《关于鼓励民间资本参与养老服务业发展的实施意见》④，鼓励民间资本参与居家和社区养老服务、机构养老服务、养老产业发展，支持有条件的养老机构内设医疗机构或与医疗卫生机构签订协议，扶持和发展护理型养老机构建设。3月，民政部印发《关于加快推进养老服务工程建设工作的通知》⑤，提出针对社区老年人日间照料中心、老年养护院、养老院和医养结合服务设施等项目，需进一步明确主要建设任务，细化分解到具体项目。

① 国务院：《关于促进健康服务业发展的若干意见》，2013。
② 国家发展和改革委员会等：《关于加快推进健康与养老服务工程建设的通知》，2014。
③ 国家卫生与计划生育委员会办公厅：《关于印发〈养老机构医务室基本标准（试行）〉和〈养老机构护理站基本标准（试行）〉的通知》，2014。
④ 民政部等：《关于鼓励民间资本参与养老服务业发展的实施意见》，2015。
⑤ 民政部：《关于加快推进养老服务工程建设工作的通知》，2015。

而国务院办公厅也于2015年3月印发了《全国医疗卫生服务体系规划纲要（2015—2020年）》①，正式明确了"医养结合"的概念，并以专门的篇幅对推进医疗机构与养老机构合作、发展社区健康养老服务提出了要求。5月，国务院办公厅发布《中医药健康服务发展规划（2015—2020年）》②，将积极发展中医药健康养老服务作为重点任务。10月，国家发展改革委办公厅联合财政部办公厅发布《关于申报2015年外国政府贷款备选项目的通知》③，指出支持在规划区域内的医院和养老机构申请外国政府贷款，用于购买医疗设备、建设养老服务设施、开展人员培训等，突出医疗与养老相结合，引导城市科学规划。11月，国家卫生计生委和国家中医药管理局联合发布《关于进一步规范社区卫生服务管理和提升服务质量的指导意见》④，鼓励社区卫生服务机构与养老服务机构开展多种形式的合作。

紧接着，国务院办公厅转发了国家卫生计生委等8个部门联合发布的《关于推进医疗卫生与养老服务相结合的指导意见》⑤，正式落实医养结合的相关要求，进一步推进医疗卫生与养老服务相结合，明确了医养结合的基本原则、工作目标、重点任务和保障措施等内容，并首次明确提出了"医养结合机构"的概念，还提出"医养结合体制机制和政策法规体系""医养结合服务网络"。这一文件明确了医养结合的诸多概念，是医养结合政策中的一个重要里程碑。

（四）2016年医养结合相关政策

2016年1月国家卫生计生委印发《2016年卫生计生工作要点》⑥，提出

---

① 国务院办公厅：《关于印发〈全国医疗卫生服务体系规划纲要（2015—2020年）〉的通知》，2015。

② 国务院办公厅：《关于印发〈中医药健康服务发展规划（2015—2020年）〉的通知》，2015。

③ 国家发展和改革委员会等：《关于申报2015年外国政府贷款备选项目的通知》，2015。

④ 国家卫生与计划生育委员会等：《关于进一步规范社区卫生服务管理和提升服务质量的指导意见》，2015。

⑤ 民政部等：《关于推进医疗卫生与养老服务相结合的指导意见》，2015。

⑥ 国家卫生与计划生育委员会：《关于印发〈2016年卫生计生工作要点〉的通知》，2016。

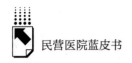

启动医养结合项目试点，促进健康服务业发展。2月，国务院印发《关于中医药发展战略规划纲要（2016—2030年）的通知》①，在《国务院办公厅关于印发中医药健康服务发展规划（2015—2020年）的通知》政策基础上，进一步指出要发展中医药健康养老服务，促进中医医疗资源进入养老机构、社区和居民家庭，推动中医药与养老融合发展。4月，民政部和国家卫生计生委联合印发了《关于做好医养结合服务机构许可工作的通知》②，对于医养结合服务机构的简化申办流程等方面提出要求，明确首接责任制，加强沟通、密切配合，提高办事效率。同日，国家卫生计生委办公厅联合民政部办公厅印发《医养结合重点任务分工方案》③，明确了医养结合的工作重点以及负责单位。随后，国务院办公厅印发了《关于印发深化医药卫生体制改革2016年重点工作任务的通知》④ 指出，鼓励社会力量举办医养结合机构以及老年康复、老年护理等专业医疗机构，推动医疗卫生服务延伸至社区、家庭。同月，国家卫生计生委联合财政部印发《关于做好2016年新型农村合作医疗工作的通知》⑤，将符合条件的养老机构内设医疗机构和社会办医疗机构按规定纳入新农合定点范围。5月，国家卫生计生委办公厅和民政部办公厅联合发布《关于遴选国家级医养结合试点单位的通知》⑥，启动国家级医养结合试点工作，并分别于6月和9月在全国遴选确定了90个试点城市，探索建立符合国情的医养结合服务模式，各地医养结合工作扎实起步，以多种形式围绕老年人的健康养老需求提供综合连续的医养结合服务。6月，人力资源社会保障部办公厅发布《关于开展长期护理保险制度试点的指导意见》⑦，探索建立长期护理保险制度，利用1~2年试点时间，基本形

① 国务院：《关于中医药发展战略规划纲要（2016—2030年）的通知》，2016。
② 民政部等：《关于做好医养结合服务机构许可工作的通知》，2016。
③ 国家卫生与计划生育委员会等：《关于印发医养结合重点任务分工方案的通知》，2016。
④ 国务院办公厅：《关于印发深化医药卫生体制改革2016年重点工作任务的通知》，2016。
⑤ 国家卫生与计划生育委员会、财政部：《关于做好2016年新型农村合作医疗工作的通知》，2016。
⑥ 国家卫生与计划生育委员会办公厅、民政部办公厅：《关于遴选国家级医养结合试点单位的通知》，2016。
⑦ 人力资源社会保障部办公厅：《关于开展长期护理保险制度试点的指导意见》，2016。

成适应我国社会主义市场经济体制的长期护理保险制度政策框架。7月，民政部联合财政部下发了《关于中央财政支持开展居家和社区养老服务改革试点工作的通知》①，将"采取多种有效方式，积极推进医养结合，使老年人在居家和社区获得方便、快捷、适宜的医疗卫生服务"作为试点的重点支持领域之一，为居家和社区养老服务发展积累经验，促进养老服务体系完善。为了进一步促进医养结合、安宁疗护以及护理服务业发展，国家卫生计生委印发了《关于印发全国护理事业发展规划（2016—2020年）的通知》②，拓展护理服务领域，大力推进老年护理，并将加强老年护理服务、医养结合及安宁疗护机构能力建设作为"十三五"期间重大工程项目。12月，国务院印发《关于全面放开养老服务市场提升养老服务质量的若干意见》③，全面放开养老服务市场，建立医疗卫生机构设置审批绿色通道，支持养老机构开办老年病院、康复院、医务室等医疗卫生机构，将符合条件的养老机构内设医疗卫生机构按规定纳入城乡基本医疗保险定点范围，促进养老服务业更好更快地发展。

（五）2017年医养结合相关政策

2017年1月，国务院印发《"十三五"卫生与健康规划》④，提出大力发展老年健康服务，推动医疗卫生与养老服务融合发展，进一步明确医养结合工作中的任务和负责单位。3月，国家卫生计生委等13个部门联合印发了《"十三五"健康老龄化规划》⑤，国务院印发了《关于落实〈政府工作报告〉重点工作部门分工的意见》⑥，推动服务业模式创新和跨界融合，

---

① 民政部、财政部：《关于中央财政支持开展居家和社区养老服务改革试点工作的通知》，2016。
② 国家卫生与计划生育委员会：《关于印发全国护理事业发展规划（2016—2020年）的通知》，2016。
③ 国务院：《关于全面放开养老服务市场提升养老服务质量的若干意见》，2016。
④ 国务院：《"十三五"卫生与健康规划》，2017。
⑤ 国家卫生与计划生育委员会等：《"十三五"健康老龄化规划》，2017。
⑥ 国务院：《关于落实〈政府工作报告〉重点工作部门分工的意见》，2017。

发展医养结合等新兴消费，并明确了落实部门。4月，国务院下发《国务院批转国家发展改革委关于2017年深化经济体制改革重点工作意见的通知》①，再一次指出要全面放开养老服务市场，推进老龄事业发展和养老体系建设，建立以居家为基础、社区为依托、机构为补充、医养结合的多层次养老服务体系，提高养老服务质量。5月，国务院办公厅印发《关于深化医药卫生体制改革2017年重点工作任务的通知》②，继续推动国家级医养结合试点工作，推进社区居家层面医养结合，并明确牵头和负责单位。随后，国务院办公厅印发《关于支持社会力量提供多层次多样化医疗服务的意见》③，提出推动发展多业态融合服务，促进医疗与养老融合，支持兴办医养结合机构。6月，国务院办公厅印发《关于制定和实施老年人照顾服务项目的意见》④，强调为推动实现老有所养、老有所医、老有所为、老有所学、老有所乐，实现老年人共享改革发展成果，必须加大推进医养结合力度，逐步建立完善的业务合作机制，鼓励有条件的医院为社区失能老年人设立家庭病床，建立巡诊制度。同月，国务院印发《国民营养计划（2017—2030年）》⑤，指导医养结合机构和养老机构营养配餐，推动多部门协作，实现营养工作与医养结合服务内容的有效衔接。7月，国务院办公厅印发《关于加快发展商业养老保险的若干意见》⑥，要求逐步建立老年人长期照护、康养结合、医养结合等综合养老保障计划，健全养老、康复、护理、医疗等服务保障体系。

10月，国家卫生计生委印发《关于印发康复医疗中心、护理中心基本标准和管理规范（试行）的通知》⑦，指出康复医疗中心、护理中心功能定

---

① 国务院：《国务院批转国家发展改革委关于2017年深化经济体制改革重点工作意见的通知》，2017。
② 国务院：《关于深化医药卫生体制改革2017年重点工作任务的通知》，2017。
③ 国务院办公厅：《关于支持社会力量提供多层次多样化医疗服务的意见》，2017。
④ 国务院办公厅：《关于制定和实施老年人照顾服务项目的意见》，2017。
⑤ 国务院：《关于印发国民营养计划（2017—2030年）的通知》，2017。
⑥ 国务院办公厅：《关于加快发展商业养老保险的若干意见》，2017。
⑦ 国家卫生与计划生育委员会：《关于印发康复医疗中心、护理中心基本标准和管理规范（试行）的通知》，2017。

位以贴近社区、服务家庭为主，从而推进分级诊疗、促进医养结合发展。11月，国家卫生计生委办公厅印发《"十三五"健康老龄化规划重点任务分工的通知》①，对加强医疗卫生服务体系中服务老年人的功能建设，以及大力发展医养结合服务等任务提出了目标。对建立健全医疗卫生机构与养老机构合作机制，研究出台老年人健康分级标准，建设综合性医养结合服务机构示范基地和社区示范基地，建设医养结合监测平台并开展监测和评估工作，探索建立中医药特色的医养结合机构等提出要求。同时，印发了《关于养老机构内部设置医疗机构取消行政审批实行备案管理的通知》②，推进医疗领域放管服改革，养老机构申请内部设置诊所、卫生所（室）、医务室、护理站的，取消行政审批，实行备案管理。医养结合是养老服务最核心内容，也是最基础的服务模式，医疗是养老的基础，在健康中国战略下，医养结合将是养老服务业发展最大的机遇。

（六）2018年医养结合相关政策

2018年3月，中华人民共和国国家卫生和计划生育委员会正式更名为中华人民共和国国家卫生和健康委员会（以下简称国家卫健委），并成立老龄健康司，专门负责老年健康服务体系建设和医养结合工作，该司成为健康养老领域最重要的主管部门。4月，国务院印发《关于落实〈政府工作报告〉重点工作部门分工的意见》③强调积极应对人口老龄化，发展居家、社区和互助式养老模式，推进医养结合，提高养老院服务质量，并落实到了具体部门。9月，工业和信息化部办公厅联合民政部办公厅及国家卫健委办公厅印发了《关于开展第二批智慧健康养老应用试点示范的通知》④，对智慧健康养老示范基地的企业和街道，以及居家和社区养老服务

① 国家卫生与计划生育委员会办公厅：《关于印发"十三五"健康老龄化规划重点任务分工的通知》，2017。
② 国家卫生与计划生育委员会：《关于养老机构内部设置医疗机构取消行政审批实行备案管理的通知》，2017。
③ 国务院：《关于落实〈政府工作报告〉重点工作部门分工的意见》，2018。
④ 工业和信息化部办公厅等：《关于开展第二批智慧健康养老应用试点示范的通知》，2018。

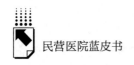
改革试点、国家级医养结合试点单位所在地的企业、街道（乡镇）和基地予以优先支持。

（七）2019年医养结合相关政策

2019年1月，民政部发布关于贯彻落实新修改的《中华人民共和国老年人权益保障法》①的通知，不再实施养老机构设立许可，养老机构只需依法做好登记和备案后即可开展服务活动，这大大鼓励了养老机构的建设积极性。3月，国务院办公厅印发《关于推进养老服务发展的意见》②，进一步提出要充分发挥医疗卫生机构和养老机构的互补优势，简化医养结合机构设立流程，促进农村、社区的医养结合，鼓励医护人员到医养结合机构执业，提升医养结合服务能力，促进养老服务高质量发展。5月，民政部等四部门联合印发《关于做好2019年养老院服务质量建设专项行动工作的通知》③，强调各级卫生健康部门要及时排查并解决医养结合机构医疗卫生服务质量问题，保障养老机构医疗卫生安全和质量，继续推进医养结合，进一步提升养老机构医疗卫生服务水平。随后，国家卫健委发布《关于做好医养结合机构审批登记工作的通知》④，指出深化医疗和养老服务"放管服"改革，优化医养结合机构审批流程和环境，进一步促进医养结合发展。

我国是全球老年人口数量最多的国家，目前正以飞快的速度步入老龄化社会，社区老年人对医养健康养老服务需求也逐年增多，在党和政府的大力支持下，"医养结合"服务迅速发展，提供方式趋向多样化，但仍处于起步阶段，医养结合养老服务模式也在积极探索中，在国家政策下，还需要各级部门和机构的大力配合，如此才能促进医养结合的快速发展。

---

① 民政部：《关于贯彻落实新修改的〈中华人民共和国老年人权益保障法〉的通知》，2018。
② 国务院办公厅：《关于推进养老服务发展的意见》，2019。
③ 民政部等：《关于做好2019年养老院服务质量建设专项行动工作的通知》，2019。
④ 国家卫生健康委员会：《关于做好医养结合机构审批登记工作的通知》，2019。

三 我国医养结合的实践模式

（一）机构的医养结合

医养结合机构养老模式是指由机构提供生活照料与健康服务，以失能老人为主要服务对象①，包括机构内医养服务整合和联合体医养服务衔接两种模式。

1. 机构内医养服务整合模式

机构内医养服务整合模式即医养结合服务机构独立提供整合型医养结合服务。该模式主要是通过兼具医疗与养护功能的服务机构（包括医疗机构设立养老机构、养老机构设立医疗机构）开展服务。②

（1）"养办医"模式：在已有的养老机构中设立医疗机构或者引入周边医疗机构的分支机构等，该医疗机构对养老机构负责，负责机构入住老年人的日常医疗服务；养老机构也可根据服务需求和自身能力，按照相关规定申请开办老年病医院、康复医院、护理院、中医医院、临终关怀机构等专业医疗机构，并可对外开放。③ 如山东省青岛市福山老年公寓通过内设二级康复专科医院青岛福山康复医院开展医养结合服务，并于2013年10月被纳入基本医疗保险范围，其服务对象主要是失能、失智和半失能老人。医疗服务方面，福山康复医院在公寓设置了医养科和护士站，履行医疗护理职责；对急、重、难症老人坚持会诊、转区、转院制度，保证老人及时治疗；同时依托福山康复医院完善的临床与医技科室资源和专业医护团队优势，对老人病情随时诊断治疗。生活护理方面，福山老年公寓根据失能、半失能老

---

① 肖云：《中国失能老人长期照护服务问题研究》，中国社会科学出版社，2017。
② 郝晓宁、薄涛、塔娜、刘志：《我国医养结合的展望和思考》，《卫生经济研究》2016年第11期，第3~6页。
③ 王雯：《推行"医养结合"养老服务模式的必要性、难点和对策》，《中国老年学杂志》2016年第10期。

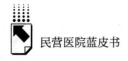

人护理要求，设置了舒适楼和品质楼，24 小时为老人提供个性化和精细化服务。

（2）"医办养"模式：在统筹规划的前提下，支持医疗资源丰富的地区将部分二级公立医院转型为老年医院、护理院，或者开设老年科，或设立一个附属的养老机构。如河北省曲周县中医院，通过在院内设立托老康复楼为入院老人提供医疗护理、康复、健康管理、就医保障、生活照顾、精神慰藉等服务。医疗服务方面，托老院直接在院内对老年人的常见疾病进行诊治，同时通过医养转接制度，根据救治需要调动全院专家会诊，达到住院标准的立即将老人由"养"转"医"，但是床位保持不变，且所有的医疗行为严格按照医院有关规定执行，待病情稳定或好转再由"医"转"养"；此外，托老院还为老年人提供特色中医医疗服务。护理服务方面，托老院通过对老人入院时身体情况的评估，实行三级护理，每级护理对应相应的服务。生活护理方面，由护工负责照料老人的日常生活起居，陪老人聊天；设置独立食堂，通过征询老人建议合理搭配，制定每周食谱，保证老人的营养需求；设置种植园，提供绿色食品和娱乐项目。

2. 联合体医养服务衔接模式

联合体医养服务衔接模式即形成养老机构与医疗机构之间的合作共同体。一种方式是养老机构与就近的医疗机构（包括基层与综合性医疗机构）签订合作协议或者建立转诊机制，由医疗机构通过巡诊、访视等形式，为住养老人提供综合的医疗服务以及转诊转院服务。另一种是形成医养联合体，即多个提供医养服务的机构之间签署合作分诊转诊协议，一般有一个高等级的综合性医疗机构，在出现疑难杂症或者危急重症情况时，提供便利的入院抢救服务。[1]

如郑州市第九人民医院于 2012 年底联合河南省 36 家养老机构发起成立了河南省老年医养协作联盟（简称联盟）。定点医院的医生和护士定时定期

---

[1] 郝晓宁、薄涛、塔娜、刘志：《我国医养结合的展望和思考》，《卫生经济研究》2016 年第 11 期，第 3～6 页。

去加盟的养老机构免费随诊、义诊并梳理跟踪治疗档案。同时，各成员单位可通过转诊绿色通道随时将患病老年人转入医院治疗，经治疗好转或痊愈的老年人再送回养老机构。老年患者的医养需求能在联盟内得到"一站式"满足。但是这种医养结合模式的限制条件是养老机构和医疗机构的地理位置要相近。①

（二）社区的医养结合

社区居家养老模式即子女白天将老人送往社区日间照料中心，照料中心提供基本的保健、就餐、娱乐等服务，晚上再将老人接回家中。

湖南省长沙市康乃馨老年呵护中心将社区养护中心和日间照料中心嵌入社区，为社区失能老人提供长期托养、日间照料等。其中，长期托养服务项目包括综合性生活照料服务（如配餐、助餐、洗浴等）、健康护理服务、康复训练、心理辅导和治疗等；日间照料服务主要面对部分轻度失能且家人晚间有时间照料的老人，主要为老人提供配餐、适宜活动（如看电视、聊天、散步等），在家人接老人回家时会让其了解老人当天的基本状况和应该注意的事项。

（三）居家的医养结合

居家养老是以老年人家庭为核心，依托社区为居家老人提供专业人员上门服务，如生活照护、医疗服务及精神关爱等。如长沙市康乃馨老年呵护中心，以社区机构为主体提供就近便利居家上门服务，满足老人的需求。居家失能老人家属可通过去社区机构预约、电话呼叫、智能化平台预订等多种方式预定上门服务。如康乃馨韶山路社区日间照料中心通过智慧社区养老信息平台为居家失能老人提供"社区资讯、定位查找、紧急救援、信息查询、远程医疗"等服务，老人或其家属可以通过

---

① 雷帆：《以机构为支撑的失能老人长期照护模式研究——以长沙市康乃馨老年呵护中心为例》，硕士学位论文，湖南师范大学，2017。

智慧社区养老信息平台中的"居家养老服务"进行居家养老服务预定。此外，长沙市康乃馨老年呵护中心社区机构居家上门服务的种类主要有日常生活照料服务（主要包括上门送餐、喂药、清洗衣物、打扫卫生、陪同聊天等）、健康管理服务（主要包括上门帮助失能老人进行身体检查、就医咨询、陪同就医、医疗救治、建立健康档案、筹备家庭病床等）。[①]

四 当前我国医养结合模式的发展困境

（一）政府部门多头管理

我国养老服务发展实践表明，政府主导是基本养老服务供给的重要因素，因此，医养结合的发展，离不开政府的组织体系和管理机构。但是，我国推进医养结合的试点实践却表明，政府在主导医养结合的过程中，存在职能部门各自为政、缺乏协同的现象。[②] 例如，普通的养老机构交由民政部门管理，卫生医疗方面由卫生部门管理，而医保的报销政策由社会保障部门管理，也就是说民政、卫生以及社保部门都会参与到"医养结合"型养老机构的管理中。尽管政府各部门在参与管理的过程中已经对各自职能进行了划分，但仍然避免不了职责的交叉，导致资源的浪费。[③] 这种"多头管理"或"多头不管"的局面使得各部门对各项扶持政策的认识、调整和落实难以做到协调一致和横向整合。[④]

---

① 雷帆：《以机构为支撑的失能老人长期照护模式研究——以长沙市康乃馨老年呵护中心为例》，硕士学位论文，湖南师范大学，2017。
② 赵晓芳：《健康老龄化背景下"医养结合"养老服务模式研究》，《兰州学刊》2014 年第 9 期。
③ 吕琦：《"医养结合"养老模式的必要性、困境与对策分析》，《劳动保障世界》2019 年第 5 期。
④ 王浦劬：《超越多重博弈的医养结合机制建构论析——我国医养结合型养老模式的困境与出路》，《国家行政学院学报》2018 年第 2 期。

（二）缺乏配套政策、制度和标准

民办养老机构发展医养结合服务的主要依据是政府的规章制度，但目前国家只发布了一些发展医养结合的宏观文件，缺乏具体的指导意见与规划，对于如何具体实施、监督管理等还缺乏相应的指导文件，部分民办养老机构发展医养结合游离在合法与非法的边缘。[1] 研究显示，医养结合养老机构的医疗报销问题受到现有政策制约尤为明显，例如在山东省多家医养结合的养老机构中，老人生病可以直接在养老床位上享受医保，不需要转到住院床位，但是这种方式因涉嫌套用医疗保险基金来养老而被叫停，一些老人因无法在养老床位上享受医保而选择离开养老院。[2] 除此之外，有关医疗机构和养老机构在市场准入机制、服务规范方面尚未形成统一口径。与此同时，医疗、养老服务机构及从事相关事务的医护人员和老年人及其家属在权利义务和责任方面还不明朗，缺乏专项的法律法规规范，这就使得在发生医疗服务纠纷和矛盾冲突时，没有明确的法律法规可供参照，也就无法协调医疗机构、养老机构和老年人及其家属各方的权益和责任。[3]

（三）专业医护人员短缺

医护人员的数量和素质直接影响到养老机构的服务质量和服务水平，目前，医护人员的专业化程度与入住老人对专业化养老服务的需求之间的矛盾日益凸显。[4] 研究显示目前医养结合养老服务人才失衡，尤其是全科医生数量缺口大且人员素质有待提升。医养结合养老服务产业中，仅康复护理人才

① 陈亚平：《我国"医养结合"养老模式现状及问题研究》，《经济研究导刊》2018 年第 4 期。
② 黄佳豪：《"医养结合"养老模式的必要性、困境与对策》，《中国卫生政策研究》2014 年第 6 期。
③ 彭金玉：《民办养老机构医养结合发展困境及对策研究——以诸暨市欢乐之家休养院为例》，《劳动保障世界》2018 年第 6 期。
④ 赵晓芳：《健康老龄化背景下"医养结合"养老服务模式研究》，《兰州学刊》2014 年第 9 期。

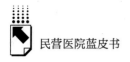

一项就存在较为严重的短缺现象。① 截止到 2016 年底，我国全科医生仅占整个临床医生总数的 6.6%②，远远不能满足医养结合的需求。

同时由于医护人员在医养结合机构工作的职业发展前景有限，劳动强度大，工资待遇普遍较低，社会认可度低，流失率居高不下。③

（四）服务收费水平偏高，服务内容单一僵化

与普通养老院相比，"医养结合"型养老机构收费较高，而老年人的整体收入偏低，尤其是失能半失能老年人、残疾老年人、患病老年人、高龄老年人的支付能力非常有限，这导致医养结合养老的有效需求无法实现④，有调查资料显示医疗护理服务的人均成本为 65.55 元/天，其中机构接收医疗护理服务的人均成本为 66.28 元/天，居家接收医疗护理服务的人均成本为 60 元/天，而享受城乡居民养老保险的老年人月人均养老金仅为 147 元左右，单纯依靠养老金难以支付医养结合服务费用，存在约 15%（244.71 元/月）的缺口。⑤

另外，目前与一级医院、社会卫生服务中心协作的养老机构，尽管针对慢性病老年人群体制定实施了一系列治疗性方案，但是对于健康教育和咨询以及行为干预等服务内容明显不够上心；再如某些大规模三级医院内部设置的养老机构，虽然说能够保证提供较为优质化的医疗服务，可经常会忽视精神卫生、社会活动、社会交往等重要的服务内容。⑥

---

① 吕琦：《"医养结合"养老模式的必要性、困境与对策分析》，《劳动保障世界》2019 年第 5 期。

② 黄佳豪：《安徽省合肥市民办养老机构发展的现状与问题》，《中国卫生政策研究》2014 年第 4 期。

③ 岳乾月：《以新思路破解医养结合难题》，《中国人口报》2018 年 8 月 20 日。

④ 《我国全科医生缺口近 10 万，如何培养健康"守门人"》，央广网，2018 年 1 月 26 日，http://m.cnr.cn/news/。

⑤ 刘诗洋：《北京市医养结合养老机构的发展问题与对策》，《中国全科医学》2016 年第 33 期。

⑥ 张晓杰：《医养结合养老创新的逻辑、瓶颈与政策选择》，《西北人口》2016 年第 1 期。

（五）医养结合监督评估体系不健全

国外尤其是欧美国家，多已建立了全面的老年照护控制评估体系，包括对机构的监督评估，也包括对老年人的评估。严格的评估提高了机构养老的质量，提出了适合老年人的养老方式。如老年机构评估量表就是评估标准中的一种代表。[①] 而我国老年照护尚缺乏明确的监督评估体系，因监管体系的不完善以及利益驱动，部分已过治疗期的老年人借机将常规的养老服务费用转移到医保，这无疑损害了其他人的利益，同时也有失医保的公平性原则。[②]

五 推动我国医养结合进一步发展的对策建议

（一）理顺管理机制，加强部门间横向联系

推进医养结合型养老服务模式，必须调整原有的医养结合体系，理顺政府、医疗机构和养老机构在医养结合中的关系[③]，打破政府机构和部门各自为政，养老资源和医疗资源各自独立、相互阻隔的结构性格局，进行政策性驱动的改革。[④] 为此政府需要统筹兼顾，充分考虑各参与主体的取向偏好和利益诉求，科学设计医养结合的制度机制与政策框架，使得各利益相关主体之间形成和谐而非对立的关系。[⑤] 应建立由政府分管领导直管，协调民政、卫生、人社、财政、发改等部门的专门机构，各部门主要负责人或分管领导

---

① 易艳阳：《蒂特马斯三分法视角下的社区医养结合国际经验研究》，《老龄科学研究》2018年第10期。

② 邸维鹏：《"医养结合"养老模式的必要性、困境与对策分析》，《现代交际》（学术版）2017年第22期。

③ 郝晓宁、薄涛、塔娜、刘志：《我国医养结合的展望和思考》，《卫生经济研究》2016年第11期，第3~6页。

④ 佘瑞芳：《我国医养结合养老模式的现状、问题及其对策研究》，硕士学位论文，南昌大学，2014。

⑤ 陈亚平：《我国"医养结合"养老模式现状及问题研究》，《经济研究导刊》2018年第4期。

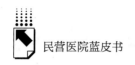

应作为该机构的主要成员加强部门间的横向联系，实现医疗、养老、社保政策的有效衔接，协同制定养老机构与医疗机构结合的统一准入与建设标准、从业人员履职规范、行业管理规范等监管制度。①

（二）加强政策保障，完善制度监管

医养结合养老服务业相对单纯养老产业，支付成本更高，既需要处理好医养结合养老服务机构赢利能力与社会福利的关系，又需要解决养老保障与医疗保障间的顺畅衔接问题。② 政府应当完善政策保障，以老年人切身利益为主，适当降低养老机构内开设医疗机构的准入门槛，打破医保政策的相对封闭性，适当降低养老机构申请成为医保定点单位的准入门槛，使更多的养老机构获得医保定点资质，尽快推广长期照护保险制度，将养老机构或居家的医疗、护理、康复以及健康管理等纳入医保报销范围，并且明确养老机构医保定点的准入资质、家庭病床的认定、医保结算方式、医保报销配额、报销的标准与条件等操作细节。最终通过增强医保政策的开放性，实现与医养结合其他政策的有效衔接。③

（三）加大养老护理人才队伍建设

养老护理人才是开展医养结合养老服务模式的人力资源保障，应加大养老护理人才的培养力度，鼓励医学院校开设医养结合型的护理专业，加强师资队伍建设，促进与社会养老机构对接，同时建立市场化培训机构，多渠道培养专业技能人才。政府部门应引导培训机构进行养老护理方面的人才培训工作，规范培训的流程，建立社会统一的认证体系，并出台针对养老护理人才的奖励措施或成立培训基金，加大对护理人员的补贴，吸引年轻专业人员

---

① 王浦劬、雷雨若、吕普生：《超越多重博弈的医养结合机制建构论析——我国医养结合型养老模式的困境与出路》，《国家行政学院学报》2018 年第 2 期。

② 王景烁、郝帅：《"医养结合"还需迈过几道坎儿》，《中国青年报》2015 年 12 月 7 日。

③ 陈坤、李士雪：《医养结合养老服务模式可行性、难点及对策研究》，《贵州社会科学》2018 年第 4 期。

加入养老队伍，保持养老护理队伍的稳定可持续性，提高整个行业的服务水平，促进养老服务业的健康发展。[①]

（四）完善医养结合服务评估体系

建立和完善对医养结合养老服务评估体系和质量管理体系的标准化机制，保证养老服务机构服务质量，提高养老行业服务水准，是实现养老服务质量持续改进的有效途径。养老事业服务体系的标准化建设的要求有服务提供阶段、质量管理和评估系统的标准化，适用于日间照护、医疗旅游、临终关怀、康复养护、保健饮食、特殊求助和心理慰藉等方面。老年人对养老服务需求类型可以通过健康养老服务评估体系定位，以便针对个体及时调整服务内容，满足老年人的实际需求，促进养老市场的成熟完善与健康发展。养老服务评估体系的指标选择要突出个体差异，有针对性地筛选能够充分反映老年人身体状况、心理状况、社会活动参与自我意识状况等方面的指标，同时还要具有简便性、操作性强的特点。同时，运用定量分析与定性分析结合的方法，建立科学、全面、开放的养老事业机构评估指标体系。[②]

在人口老龄化的背景下，我国失能、半失能老年人口占比逐渐增加，据估计我国失能、半失能老年人口已达 4000 万人，医养结合需求呈现刚性增长趋势。这一群体的照护需求和医疗需求，是整体社会养老需求中亟待满足的需求。而医养结合模式融合了养老和医疗两大资源，可以一站式满足老年医养需求，对实现健康老龄化至关重要。这将是当前和未来我国养老模式的重点方向，亟待加强顶层设计，并促进实践发展。

[①] 付诚、韩佳均：《医养结合养老服务业发展对策研究》，《经济纵横》2018 年第 1 期。
[②] 栾文敬、郭少云、王恩见、胡宏伟：《府际合作治理视域下医养结合部门协同研究》，《西北大学学报》（哲学社会科学版）2018 年第 3 期。

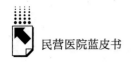

参考文献

[1] 吕鹏飞、陈晓玲、周宏东等：《上海市医养结合养老模式卫生监督困境及对策》，《医学与社会》2016 年第 2 期。

[2] 郝晓宁、薄涛、塔娜、刘志：《我国医养结合的展望和思考》，《卫生经济研究》2016 年第 11 期。

[3] 金英喜、秦磊：《社区"医养结合"养老服务模式制约因素分析》，《人才资源开发》2018 年第 3 期。

[4] 邓丽：《医养结合养老服务模式探究》，《中国人口报》2019 年 8 月 2 日。

[5] 邓大松、李玉娇：《医养结合养老模式：制度理性、供需困境与模式创新》，《新疆师范大学学报》（哲学社会科学版）2018 年第 39 期。

[6] 王珊珊、王萍、玉钰等：《我国社区老年人医养结合服务现状》，《智库时代》2019 年第 36 期。

[7] 孟颖颖：《我国"医养结合"养老模式发展的难点及解决策略》，《经济纵横》2016 年第 7 期。

[8] 李秀明、冯泽永、王霞、冯丹：《部分二级医院开展医养结合存在的问题及对策分析》，《中国卫生事业管理》2016 年第 1 期。

[9] 王香香：《人口老龄化背景下我国医养结合养老模式的发展问题》，《现代经济信息》2017 年第 23 期。

[10] 张文超：《老龄化背景下我国"医养结合"养老模式的问题与对策建议》，《劳动保障世界》2019 年第 20 期。

[11] 王仁德：《农村医养结合养老发展困境及突破路径探析》，《当代农村财经》2019 年第 7 期。

[12] 孙继艳、郝晓宁、薄涛、刘志、塔娜、刘天洋：《我国健康养老服务发展现状及建议》，《卫生经济研究》2016 年第 11 期。

[13] 郑函、王梦苑、赵育新：《我国"医养结合"养老模式发展现状、问题及对策分析》，《中国公共卫生》2019 年第 4 期。

[14] 韩佳均：《医养结合养老模式发展的难点及对策》，《中国人口报》2019 年 8 月 14 日。

[15] 李长远：《推进医养服务融合发展的几点策略》，《中国人口报》2019 年 3 月 25 日。

[16] 国务院：《关于加快发展养老服务业的若干意见》，2013。

[17] 国务院：《关于促进健康服务业发展的若干意见》，2013。

[18] 国家发展和改革委员会等：《关于加快推进健康与养老服务工程建设的通知》，2014。

[19] 国家卫生与计划生育委员会办公厅：《关于印发〈养老机构医务室基本标准

（试行）〉和〈养老机构护理站基本标准（试行）〉的通知》，2014。

[20] 民政部等：《关于鼓励民间资本参与养老服务业发展的实施意见》，2015。

[21] 民政部：《关于加快推进养老服务工程建设工作的通知》，2015。

[22] 国务院办公厅：《关于印发全国医疗卫生服务体系规划纲要（2015—2020年）的通知》，2015。

[23] 国务院办公厅：《关于印发中医药健康服务发展规划（2015—2020年）的通知》，2015。

[24] 国家发展和改革委员会等：《关于申报2015年外国政府贷款备选项目的通知》，2015。

[25] 国家卫生与计划生育委员会等：《关于进一步规范社区卫生服务管理和提升服务质量的指导意见》，2015。

[26] 民政部等：《关于推进医疗卫生与养老服务相结合的指导意见》，2015。

[27] 国家卫生与计划生育委员会：《关于印发2016年卫生计生工作要点的通知》，2016。

[28] 国务院：《关于中医药发展战略规划纲要（2016—2030年）的通知》，2016。

[29] 民政部等：《关于做好医养结合服务机构许可工作的通知》，2016。

[30] 国家卫生与计划生育委员会等：《关于印发医养结合重点任务分工方案的通知》，2016。

[31] 国务院办公厅：《关于印发深化医药卫生体制改革2016年重点工作任务的通知》，2016。

[32] 国家卫生与计划生育委员会、财政部：《关于做好2016年新型农村合作医疗工作的通知》，2016。

[33] 国家卫生与计划生育委员会办公厅、民政部办公厅：《关于遴选国家级医养结合试点单位的通知》，2016。

[34] 人力资源社会保障部办公厅：《关于开展长期护理保险制度试点的指导意见》，2016。

[35] 民政部、财政部：《关于中央财政支持开展居家和社区养老服务改革试点工作的通知》，2016。

[36] 国务院：《关于全面放开养老服务市场提升养老服务质量的若干意见》，2016。

[37] 国务院：《"十三五"卫生与健康规划》，2017。

[38] 国家卫生与计划生育委员会等：《"十三五"健康老龄化规划》，2017。

[39] 国务院：《关于落实〈政府工作报告〉重点工作部门分工的意见》，2017。

[40] 国务院：《国务院批转国家发展改革委关于2017年深化经济体制改革重点工作意见的通知》，2017。

[41] 国务院：《关于深化医药卫生体制改革2017年重点工作任务的通知》，2017。

[42] 国务院办公厅：《关于支持社会力量提供多层次多样化医疗服务的意见》，

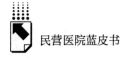

2017。

[43] 国务院办公厅：《关于制定和实施老年人照顾服务项目的意见》，2017。

[44] 国务院：《关于印发国民营养计划（2017—2030年）的通知》，2017。

[45] 国务院办公厅：《关于加快发展商业养老保险的若干意见》，2017。

[46] 国家卫生与计划生育委员会：《关于印发康复医疗中心、护理中心基本标准和管理规范（试行）的通知》，2017。

[47] 国家卫生与计划生育委员会等：《关于印发"十三五"健康老龄化规划重点任务分工的通知》，2017。

[48] 国家卫生与计划生育委员会：《关于养老机构内部设置医疗机构取消行政审批实行备案管理的通知》，2017。

[49] 国务院：《关于落实〈政府工作报告〉重点工作部门分工的意见》，2018。

[50] 工业和信息化部办公厅等：《关于开展第二批智慧健康养老应用试点示范的通知》，2018。

[51] 民政部：《关于贯彻落实新修改的〈中华人民共和国老年人权益保障法〉的通知》，2018。

[52] 国务院办公厅：《关于推进养老服务发展的意见》，2019。

[53] 民政部等：《关于做好2019年养老院服务质量建设专项行动工作的通知》，2019。

[54] 国家卫生健康委员会：《关于做好医养结合机构审批登记工作的通知》，2019。

[55] 肖云：《中国失能老人长期照护服务问题研究》，中国社会科学出版社，2017。

[56] 王雯：《推行"医养结合"养老服务模式的必要性、难点和对策》，《中国老年学杂志》2016年第10期。

[57] 廖芮、张开宁、王华平等：《我国健康老龄化背景下的医养结合：基本理念、服务模式与实践难题》，《中国全科医学》2017年1月第20卷第3期。

[58] 雷帆：《以机构为支撑的失能老人长期照护模式研究——以长沙市康乃馨老年呵护中心为例》，硕士学位论文，湖南师范大学，2017。

[59] 王浦劬：《超越多重博弈的医养结合机制建构论析——我国医养结合型养老模式的困境与出路》，《国家行政学院学报》2018年第2期。

[60] 陈亚平：《我国"医养结合"养老模式现状及问题研究》，《经济研究导刊》2018年第4期。

[61] 黄佳豪：《"医养结合"养老模式的必要性、困境与对策》，《中国卫生政策研究》2014年第6期。

[62] 彭金玉：《民办养老机构医养结合发展困境及对策研究——以诸暨市欢乐之家休养院为例》，《劳动保障世界》2018年第6期。

[63] 赵晓芳：《健康老龄化背景下"医养结合"养老服务模式研究》，《兰州学刊》2014年第9期。

［64］吕琦：《"医养结合"养老模式的必要性、困境与对策分析》，《劳动保障世界》2019 年第 5 期。

［65］黄佳豪：《安徽省合肥市民办养老机构发展的现状与问题》，《中国卫生政策研究》2014 年第 4 期。

［66］岳乾月：《以新思路破解医养结合难题》，《中国人口报》2018 年 8 月 20 日。

［67］《我国全科医生缺口近 10 万，如何培养健康"守门人"》，央广网，2018 年 1 月 26 日，http：//m. cnr. cn/news/。

［68］刘诗洋：《北京市医养结合养老机构的发展问题与对策》，《中国全科医学》2016 年第 33 期。

［69］张晓杰：《医养结合养老创新的逻辑、瓶颈与政策选择》，《西北人口》2016 年第 1 期。

［70］易艳阳：《蒂特马斯三分法视角下的社区医养结合国际经验研究》，《老龄科学研究》2018 年第 10 期。

［71］邸维鹏：《"医养结合"养老模式的必要性、困境与对策分析》，《现代交际》（学术版）2017 年第 22 期。

［72］佘瑞芳：《我国医养结合养老模式的现状、问题及其对策研究》，硕士学位论文，南昌大学，2014。

［73］陈亚平：《我国"医养结合"养老模式现状及问题研究》，《经济研究导刊》2018 年第 4 期。

［74］王浦劬、雷雨若、吕普生：《超越多重博弈的医养结合机制建构论析——我国医养结合型养老模式的困境与出路》，《国家行政学院学报》2018 年第 2 期。

［75］王景烁、郝帅：《"医养结合"还需迈过几道坎儿》，《中国青年报》2015 年 12 月 7 日。

［76］陈坤、李士雪：《医养结合养老服务模式可行性、难点及对策研究》，《贵州社会科学》2018 年第 4 期。

［77］付诚、韩佳均：《医养结合养老服务业发展对策研究》，《经济纵横》2018 年第 1 期。

［78］栾文敬、郭少云、王恩见、胡宏伟：《府际合作治理视域下医养结合部门协同研究》，《西北大学学报》（哲学社会科学版）2018 年第 3 期。

［79］胡茜茜：《"医养结合"新型养老服务模式存在问题及对策》，《中国市场》2016 年第 34 期。

［80］刘师嘉：《我国医养结合养老模式现状分析与对策研究》，硕士学位论文，黑龙江中医药大学，2017。

B.10
智慧医养,势在必行

——基于国际经验与国内试点的医康养产业趋势研究

毕马威中国健康养老行业课题组*

摘　要： 在中国老龄化加速的背景下,老人长期护理服务需求不断上升,城镇化与少子化使得传统家庭照护模式发生转变,政府制定了《"健康中国2030"规划纲要》及相关行动方案,全面开放养老市场,探索建立长期护理保险制度,大力鼓励社会办医疗机构转型养老机构,发展"医养结合"。根据发达国家与国内试点经验,以科技赋能"医养结合",能更加准确地挖掘老年群体的护理服务需求,提高服务效率,打通支付渠道,充分激发产业新动能,形成良性发展的健康产业新业态。

关键词： 医养结合　长期护理　智慧养老

截至2018年底,中国60岁及以上人口达到2.49亿,占总人口的17.9%。[1] 据联合国《世界人口展望2019》的预测[2],这一比例将持续攀

---

*　毕马威中国健康养老行业课题组长期以来深耕中国健康养老市场,对于相关政策、养老与医疗机构市场准入、投融资、运营管理等方面具有深入的了解和丰富的服务经验。通讯作者：董梅,毕马威中国健康养老行业主管合伙人,硕士,主要研究方向为健康养老产业、长期护理体系构建和投资以及养老 + 金融工具的融合发展、创新养老科技等领域的发展。

[1] 《2018年国民经济和社会发展统计公报》,国家统计局,2019年2月28日,http://www.stats.gov.cn/tjsj/zxfb/201902/t20190228_1651265.html。
[2] 《世界人口展望2019》,联合国,https://population.un.org/wpp/。

升，到 21 世纪中叶达到 35%，老年人口数量达到峰值 4.84 亿人，并且这一状态将维持到 21 世纪末。中国疾病预防控制中心的一项研究显示①，中国 60 岁及以上老年人慢病患病率超过 75%。据国家卫健委统计部门统计，2018 年全国失能、半失能老人数量达到 4400 万人。老年群体不容乐观的生活质量不仅会影响家庭经济状况，也会对整个医保体系造成负担，影响国家的长远发展。为响应"健康老龄化"的全球趋势，我国政府正积极推进养老基础设施建设，并在发展中对大数据、物联网、人工智能、5G 等新技术赋能，以期形成实现跨越式发展的中国解决方案。人口结构给未来中国社会整体消费结构造成的巨大变革将形成未来十年养老产业发展的窗口期。② 伴随经济发展，养老服务购买力增加，民营医院如能把握这一时机，前瞻布局，形成具有竞争力的品牌效益，将为机构奠定在未来相当长的时期内的战略发展优势。

一 提质增效，智慧解决方案探索健康产业"破局"之道

2019 年 7 月 15 日，国务院发布《国务院关于实施健康中国行动的意见》（国发〔2019〕13 号，以下简称《意见》），宣布成立健康中国行动推进委员会，制定《健康中国行动（2019～2030 年）》并印发《健康中国行动组织实施和考核方案》，多部门联动以组合拳的方式对未来十年的中国健康产业发展蓝图进行了细致勾画。《意见》在 2016 年颁布的《"健康中国 2030"规划纲要》的基础上，进一步强调"以改革创新为动力"，促进"以治病为中心"向"以人民健康为中心"转变，聚焦"治未病"的健康体系建设，保障人民全生命周期健康，延长人们的健康寿命，进而促进"互联网＋医疗健康"的发展，创新服务模式。

---

① 周脉耕、王丽敏等：《中国老年人群慢性病患病状况和疾病负担研究》，《中华流行病学杂志》2019 年第 3 期。

② 《养老问题有十年窗口期! 许昌打造康养产业新格局》，央视网新闻，2019 年 2 月 26 日，http://news.cctv.com/2019/02/26/ARTIC8Yqk1U2vIdQCTDyh0kn190226.shtml。

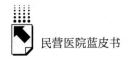

在体系建设中，《意见》强调以数据为基础，保障指标、实施策略按照疾病谱、医学的发展及时调整，在慢性病监测、健康管理服务中实行按人头付费的模式。这些系统化管理、服务体系均对基础数据信息化平台的建设提出了较高要求，"上面千条线，下面一根针"的局面有必要积极通过互联网等新技术赋能，真正打通监管层、产业端、消费端、支付端的数据壁垒，形成资金与信息有效流通的闭环，催生健康新产业、新业态、新模式。

（一）智慧医疗先导的"互联网＋医疗"产业发展势头迅猛

在医疗方面，早在20世纪末已出现"互联网＋"的服务业态雏形，经过近20年发展，伴随技术革新、政策的陆续放开，特别是2016～2018年《关于促进和规范健康医疗大数据应用发展的指导意见》《关于促进"互联网＋医疗健康"发展的意见》等一系列政策出台，智慧医疗发展的重点方向及细节愈发清晰。"互联网＋医疗"正在分级诊疗、健康管理、药品流通、就医流程优化等多个领域发挥着越来越重要的作用。

"互联网＋医疗"项目更一度成为资本"宠儿"，2016年公开的互联网医疗融资事件达313件[1]，即便在2018年的"资本寒冬"里融资事件大幅减少，融资总额仍突破了19亿美元[2]。

为配合全民健康信息平台的建设，多个"互联网＋医疗"项目已在银川、浙江、武汉等地试点落地。这些项目通过医联体建设、发展远程医疗，打破了医院的信息孤岛，以数据串联患者、医生、行政管理部门及医保、商业保险等支付端，改善了患者的医疗体验，有效提升了医疗服务的效率及质量，也进一步推动了社会办医院与公立医院的合作。社会办医院在"互联网＋医疗"产业发展过程中大力发展第三方医疗服务，已培育出多家行业龙头企业。

① 闫鹏：《互联网医疗投融资分析》，芮晓武、金小桃主编《互联网医疗蓝皮书：中国互联网健康医疗发展报告（2018）》，社会科学文献出版社，2018。

② 罗美：《互联网医疗2018：融资总额超19亿美金，医院成新兴力量，头部企业业务线多【VB100】》，动脉网，2018年11月30日，https://vcbeat.top/NjhlNzYzNzE5YzJhMmNmNDM3MzVhZDBlNzQ2ZDg1N2Y=。

（二）政策鼓励社会办医疗机构转型养老院并提供长期照护服务

从 2013 年到 2017 年，中国民营医院占比由 45.8% 增加至 60.4%[①]，然而民营医院的诊疗人次占比仍未突破 15%（见图 1）。北京大学中国卫生经济研究中心主任刘国恩指出，"在中国的医疗市场上，相比公立医院这座'高山'，民营医院还是个'山丘'"[②]。囿于起步晚，且在技术、设备、专家、规模上仍与公立医院有较大差距，民营医院有必要另辟蹊径，抓住国家大力发展"医养结合"的风口，在长期照护领域形成自身的服务特色。

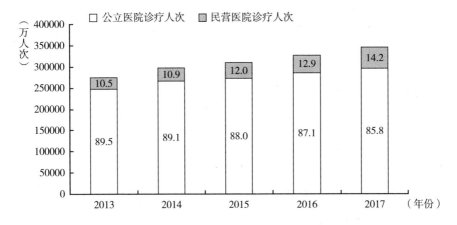

图 1　2013～2017 年公立、民营医院诊疗人次

资料来源：《中国卫生健康统计年鉴 2018》。

近两年来，国家不断发展社会资本在养老失业的利好政策。2018 年底的国家主席令第二十四号宣布取消养老机构设立许可，实行备案制；2019 年 5 月 27 日颁布的《关于做好医养结合机构审批登记工作的通知》更是明确了民办医疗机构转型养老机构"无需另设法人，另行法人登记"，依法向

[①]　国家卫生健康委员会：《中国卫生健康统计年鉴 2018》，2018。

[②]　《泰康保险集团与毕马威中国联合发布〈2019 年中国大健康产业财税热点报告〉》，新华网，2019 年 4 月 9 日，http：//www.xinhuanet.com/money/2019-04/09/c_1124343807.htm。

民政部门备案，申请业务、经营范围变更即可。同时肯定了转型机构可享受养老机构相关建设补贴、运营补贴和其他养老服务扶持政策措施（见表1）。2019年2月20日，国家发展改革委、民政部、国家卫生健康委联合发文，共同制定了《城企联动普惠养老专项行动实施方案（试行）》，鼓励试点城市给予营利性机构与非营利性机构相同的优惠政策。

表1　养老机构可享受主要税收优惠政策一览

税种	优惠项目	税基	税率	优惠方式	机构类型		法律依据
					营利性机构	非营利性机构	
增值税	养老服务	销售额	6%	免征	√	√	财税〔2016〕36号；财税〔2019〕20号
耕地占用税	占用耕地	占用耕地面积	5~50元/㎡	免征	√	√	《中华人民共和国耕地占用税暂行条例》
房产税	自用房产	房产余值	1.2%	暂免征收	×	√	财税〔2000〕97号
城镇土地使用税	自用土地	占用土地面积	0.6~30元/㎡	暂免征收	×	√	
车船税	自用车船	数量	根据税目自定	暂免征收	×	√	
企业所得税	所得	应纳税所得额	25%	暂免征收	×	√	

　　资料来源：泰康保险集团、毕马威中国联合发布的《赋能社会，财税助力——2019年中国大健康产业财税热点报告》，毕马威分析。

　　养老产业与医疗行业具有周期长、薄利的特点，而对于民营医院来说，充分利用"医养结合"的政策红利，准确把握自身定位，及时捕捉中老年人群的慢病、健康管理及长期照护需求，并利用智能化平台将服务延伸至社区、家庭，能有效打开以家庭为单位的"获客渠道"。2019年1月《国家卫生健康委办公厅关于开展"互联网＋护理服务"试点工作的通知》（国卫办医函〔2019〕80号）颁布，要求"互联网＋护理服务"主体必须依托实体医疗机构，对民营医院通过与科技公司合作或开发自有"互联网＋"服务平台来扩展老人、妇幼等特定对象的专业上门护理服务模式进行了引导规范。

二　与世界接轨，中国正建立效率优先的
长期照护服务体系

结合世界卫生组织及经济合作与发展组织对长期照护服务的定义，长期照护服务是指由他人提供的，对失能人群提供日常生活照料及基本医疗服务、护理、疾病预防、康复和安宁护理等的一系列照护服务，是确保失能老人仍能够健康老龄化的重要方法。

按照联合国对老龄化的定义，多数发达国家早在 20 世纪 70 年代前已进入了老龄化社会。在应对老龄化与经济衰退的双重压力下，英国、德国、美国、日本等国陆续开展了以福利多元主义①主导的社会保障改革，政府不再完全对社会福利兜底，开始在养老、医疗等领域中更积极地引入社会、家庭、个人的作用。改革内容包括：双轨并行，多元化角色分担，以科技延伸社区、居家服务。

中国正经历着比发达国家更快速的老龄化阶段，通过借鉴这些国家在发展过程中的经验教训，并结合中国的国情研究中国解决方案以帮助中国少走很多弯路。复旦大学人口与发展政策研究中心主任彭希哲提出："在人口结构发展变化不可逆转的趋势下，老龄化正同全球化、城镇化、工业化、现代化等一道，成为重塑世界格局的重要力量。无论对世界或是中国，人口老龄化既带来巨大的挑战，也带来难得的发展机遇，中国作为历史发展悠久的大国，面对汹涌澎湃的银发浪潮，既要虚心学习先期老龄化国家的发展经验，更须结合本国国情、世情、社情、人情，探索有中国特色的人口老龄化应对战略与方案。"②

---

① 彭华民、黄叶青：《福利多元主义：福利提供从国家到多元部门的转型》，《南开学报》2006 年第 6 期。

② 《彭希哲：〈中国人"未备先老"，生育政策调整必要但效果有限〉》，澎湃新闻，2017 年 11 月 15 日，https：//www.thepaper.cn/newsDetail_forward_1864114。

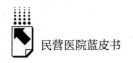
（一）各国长期照护服务及智慧医养经验

1. 英国：依托社区，非营利组织发挥重要作用，服务平台数字化

2018 年英国的 60 岁及以上人口占比为 23.9%[①]，其长期护理服务主要由地方政府的社会服务部提供，主要包括机构养老、社区养老服务。其中社区养老涵盖居家养老服务、个人生活协助（包括送餐、洗衣、协助洗澡等服务）、老年护理站及老年活动中心等不同服务。同时，英国国家医疗服务体系（National Health System，NHS）提供了老年全科医生以及必要的医疗护理服务。[②] 在 2012 年，英国政府通过了《公共服务（社会价值）》提案，确立了政府采购非营利组织服务的法律合规性。同时，政府通过慈善管理委员会对非营利组织进行综合管理，并引入第三方评估机构对其服务质量进行评估。这一系列政策促进了私营部门的快速发展，使其逐步代替政府成为长期护理服务的最大供应方。英国统计局最新调查显示，非营利组织提供了 66% 的社区养老服务及 49% 的机构养老服务。[③]

为了提高服务的质量和效率，英国政府也在积极促进养老服务的科技创新，建立了数字化平台 NHS Digital 及 NHSX 来推行养老医疗数字化。技术创新帮助老年患者更好地了解自己身体状况，通过自我管理达到理想的健康状态。同时，大数据的应用也提高了 NHS 借助人工智能进行患者诊断的分析力。为了更好地实施技术创新，NHS 也制定了一个开放应用程序编程接口（API）架构政策，规定医疗保健机构在未来开发、升级或采购新系统时应努力向开放化、数字化靠拢。

---

① 《世界人口展望 2019》，联合国，https：//population. un. org/wpp/。

② Tomoko Shinoda-Tagawa，Soichi Koike，"Long-Term Care：Lessons from the United Kingdom，Germany，and Japan," http：//www. hcs. harvard. edu/ ~ epihc/currentissue/spring2002/shinoda - tagawa - koike. php.

③ Office for National Statistics，https：//www. ons. gov. uk/businessindustryandtrade/business/ activitysizeandlocation/adhocs/005867analy- sisshowingthecountofvatandorpayebasedenterprisesintheunitedkingdombyturnoversizebandanduksic07 sectionletter.

2. 德国：全民覆盖的社会性长期照护险，远程康复医疗纳入养老险

2018 年德国的 60 岁及以上人口占比为 28.1%。[①] 德国早在 1995 年已经推出社会长期护理保险（SLTCI），并出台了配套的法案。覆盖率超过 90% 的长期照护险已与养老保险、失业保险、医疗保险等共同构成了国民的基本福利体系。政府根据个人需求划分了三个服务等级，形成了以提供上门居家服务为主，机构养老与职业护理为辅的三位一体模式，有效促进了养老机构多元化发展格局的形成。[②] 同时，养老服务机构与保健基金会签订合同，将长期护理服务与健康保险制度有机结合，保证了有需求的老人能够获得持续稳定的长期护理服务。

为应对因老龄化激增而产生的康复需求，2017 年德国国家养老保险宣布将数字化远程康复医疗纳入保险范畴[③]，希望通过数字化智能医院的方式提高医疗管理效率，满足未来的养老需求。德国的保险公司 R&V 与非营利组织 Malteser 合作研发智能居家项目，旨在为老年人提供紧急医疗援助。通过在公寓中安装传感器以及其他现代安全技术，智能家居系统可以识别紧急情况，并在第一时间向医疗机构发出警报。通过云技术链接数据库，系统还可学习居民个人习惯，以此提升警报的准确性，从而减少医疗资源浪费。R&V 公司也通过收集过程数据，为其开发护理、健康或意外保险等产品提供依据。

3. 美国：量化评估系统嵌入社区服务，科技带来多元化服务

美国 2018 年 60 岁及以上人口占比为 22%。美国的长期护理体系区分了患有严重疾病的失能老人及没有严重疾病的失能老人，以量化评估机制确认不同健康状况的老人获得不同的照护服务。82% 的老人在社区接受了长期护理服务，这些服务往往是由社工、护士、治疗师、护工等多学科服务团队

---

① 《世界人口展望 2019》，联合国，https：//population. un. org/wpp/。

② A. P. Howard, "International Trends in Long-Term Care Policy for the Elderly," *International Area Review* 11（2018）.

③ 李巍：《德国数字化康复平台的发展和应用》，中国卫生人才网，2017 年 8 月 15 日，http：//www. 21wecan. com/rczz/coverfmwz/ptxx/201708/t20170815_ 5551. html。

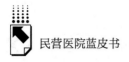

提供的。① 整个服务方案综合了服务对象的各方面信息，将短期医疗与长期护理结合，力求让失能老人依旧能在其熟悉的社区而非医院中生活。

美国也是世界上率先开始探索智慧养老的国家之一。斯坦福大学的 AI 辅助护理项目组（The Partnership in AI-Assisted Care）与成立于 1971 年的安乐居社区护理院合作，通过安装非侵入式传感器，自动检测志愿者的目标活动，并以算法自动分析长期信息，旨在利用尖端的机器学习技术，解决老年人长期护理的难题。在结合物联网技术应用方面，卡内基梅隆大学在美国国家科学基金会（National Science Foundation）的支持下牵头组建了生活质量技术研究中心（The Quality of Life Technology Center），对老年人和残障人士的需求展开研究，研发了利用辅助机器人、可穿戴设备、辅助驾驶、可辅助认知与行为引导等多项新技术的一系列器具，以满足老年人独立的日常生活需要。

4. 荷兰：高质量小规模的社区照护，关注老年人社会融入感

2018 年荷兰 60 岁及以上人口占比为 25.6%。② 荷兰提倡以家庭为主体、社区为依托、机构为支持的长期护理服务原则，鼓励社会参与，支持志愿者为失能老人和慢性病患者提供服务，促进可持续发展。③ 荷兰政府在 2008 ~ 2013 年实施了"国家为老照护项目"，该项目总预算为 8 亿欧元。在强调更多公民责任的同时，政府鼓励建设更多的小型化社区照护中心，提高服务质量。与此同时，荷兰政府大力推行"老少同住"模式，让大学生免费入住养老院，使老人们保持与社会的交流。这种模式有效地解决了老人与学生的实际困难，为养老服务开辟了新的路径。④

位于阿姆斯特丹郊外的霍格威小镇被称为"阿尔茨海默小镇"，它被公认为拥有世界上最尖端的老年机构及护理设施。在这个为失智症老人量身打

---

① U. S. Department of Health & Human Services, "Caregiver Resources & Long-Term Care," https：//www. hhs. gov/aging/long－term－care/index. html.

② 《世界人口展望 2019》，联合国，https：//population. un. org/wpp/。

③ 史薇：《荷兰老龄政策的经验与启示》，《老龄科学研究》2014 年第 4 期。

④ 任炽越：《人性化的荷兰养老照料体系》，《中国社会报》2015 年 4 月 13 日，第 007 版。

造的"楚门的世界"里，剧院、花园及邮局等生活设施一应俱全。而所有服务机构中的工作人员实际由 200 多名受过专业培训的全职或兼职员工扮演，小镇里全覆盖的摄像头保证了护理人员能第一时间为有需求的老人提供帮助。在这里，152 位失智症老人以 6 或 7 人为一组与护理人员分别组成家庭。据调查统计，在这里生活的老人比住在其他标准养老机构的老人更加快乐。[①] 这种创新设计也为全球其他国家提供了一个解决未来养老问题的新思路。养老院不再将老人与社会分离，而是让老人们在生命的终点能找到生活的意义。

5. 日本：强制性介护体系与"机器人革命"，疏解"超老龄化"难题

日本作为全球老龄化程度最高的国家，2018 年 60 岁及以上人口占比已高达 33.7%。为应对"超老龄化"带来的巨变[②]，日本从 2000 年开始实行具有公共强制性的社会保险——介护制度。根据这一制度，所有 40 岁以上的国民开始支付介护险，所有 65 岁及以上的老年人则可在接受能力评定后享受相应的介护服务。[③] 伴随 20 世纪 90 年代的改革，民办企业开始涉及为老人提供长期护理服务等福祉的领域。通过市场化竞争增加了服务创新，提高了护理服务的质量，民办企业在居家长期护理、社区日托长期护理方面发挥着越来越重要的作用。

日本在老年智能家居领域具有多年发展经验，作为全球最大的机器人生产国之一，日本已将其领先的机器人技术应用到了智慧养老领域。例如，具有情绪识别能力的 Pepper 机器人已被引入医院、护理院、康复中心等各类机构。它不仅可以在收集老人健康管理、日常情绪数据的基础上通过深度学习技术不断完善自身服务，还能够承担老年人的娱乐、康复等任务。2015 年日本政府公布了《机器人新战略》，该战略指出日

---

① International Observatory on Social Housing, https：//internationalsocialhousing. org/2017/05/29/ learning – best – practices – in – housing – for – the – elderly – from – the – dutch/.

② Katsutoshi Saito, "Solving the 'Super-Ageing' Challenge," http：//www. oecd. org/forum/oecdyearbook/ solving – the – super – ageing – challenge. htm.

③ A. P. Howard, "International Trends in Long-Term Care Policy for the Elderly," *International Area Review* 11（2018）.

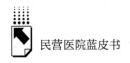

本用于开发护理和医疗机器人的预算占据了总预算的33%，总额接近53亿日元。[①]

（二）中国长期护理试点的实践

中国早期的长期护理采取的是政府主导、公立养老机构提供服务、以"五保""三无"人员等特困群体老人为重点覆盖对象的形式。为应对人口老龄化带来的日益加剧的长期护理服务需求，2016年人力资源社会保障部印发了《关于开展长期护理保险制度试点的指导意见》，提出在上海、成都等15个城市试点，探索适应我国社会主义市场经济体制的长期护理保险制度政策体系。[②]

1. 上海社区嵌入养老模式：以"互联网＋"打造网购式便捷养老服务

上海市民政局局长朱勤皓在2019年5月做客上海电台直播间时介绍，目前上海老龄化程度已超33%（2017年60岁及以上人口占比），老龄人口逼近500万，必须从完善制度体系着手，不断提升服务质量。鉴于多数老人倾向于在熟悉的环境中养老，上海着力在城区发展社区嵌入式养老服务，打造涵盖日托、全托、助餐、医养结合等各类服务的"15分钟居家养老服务圈"[③]。

配合长期护理险在上海的试点，部分具备条件的社区嵌入式养老服务机构（如上海南京西路社区的长者照护之家、上海闵行区的恒研为老服务中心等）经评估公示，与上海市医保中心签订服务协议，成为长期护理保险定点护理服务机构。老年人在此类机构购买的长期护理服务可通过长期护理

---

① P. Harrison, "Japan's Robotics Industry Bullish on Elderly Care Market," https：//press. trendforce. com/press/20150519 – 1923. html.

② 《人力资源社会保障部办公厅印发〈关于开展长期护理保险制度试点的指导意见〉》，中华人民共和国人力资源和社会保障部，2016 年 7 月 8 日，http：//www. mohrss. gov. cn/SYrlzyhshbzb/shehuibaozhang/gzdt/201607/t20160708＿243152. html。

③ 张俊、王正玲：《为群众提供更周到更便捷服务——上海市民政局局长朱勤皓做客上海电台"民生访谈"侧记》，中华人民共和国民政部，2019 年 5 月 24 日，http：//www. mca. gov. cn/article/xw/mtbd/201905/20190500017480. shtml。

险按规定进行报销。长者照护之家一般是床位数为 10～49 张的微型养老机构，主要为老年人提供短期住养照料服务。而社区为老服务中心则是集合了日间照料中心、长者照护之家、助餐点、护理站或卫生站等的枢纽式综合服务体，通常面积在 1000 平方米以上。

为应对激增的老年长期护理服务需求，《上海市老年医疗护理服务体系发展"十三五"规划》中明确鼓励部分二级医院、社会办医疗机构、企业医院转型为护理院，优先鼓励社会力量兴办老年护理院、护理站。社会办医疗机构一方面可充分利用与公立医疗机构的差异化定位，深入社区、家庭；另一方面可结合家庭医生制度试点，提供服务于老人的日常门诊、慢性病随访管理、健康宣教、配药等服务，并通过报销长期护理险来降低老人的消费顾虑。

2018 年 5 月 31 日，"上海市养老服务平台"正式上线，它在原有"综合为老服务平台"的基础上，结合可穿戴设备和应用终端 APP，对健康数据、老人的个性化需求进行收集、分析，精准匹配养老服务设施和养老方式。目前平台已会集上海全市各类养老设施 2637 家，主要包括养老机构、长者照护之家、护理站、护理院、助餐点等。2019 年 6 月 28 日，上海市卫健委、医保局颁布《上海市"互联网＋护理服务"试点工作实施方案》，鼓励二、三级医疗机构护士到基层医疗机构和社会医疗机构执业，为出院病人、慢病病人和老年病人提供延续护理、居家护理等。

2. 成都政府主导社会经办模式：全流程 APP 管理，定制服务包

据成都市医保局副局长韩高介绍，在全国长期护理险试点城市中只有成都与上海建立了评估标准。政府委托四川大学华西医院等医疗机构的专业团队制定了《长期照护保险服务项目和标准》，将生活照料、护理照护、风险防范、功能维护四大类 31 项保障长期重度失能人员的基本生活照料及日常护理项目纳入报销范围。[①]

---

① 《长期照护保险的"成都模式"让失能人员活得更有尊严》，凤凰网四川，2018 年 7 月 19日，http：//sc.ifeng.com/a/20180719/6736944_0.shtml。

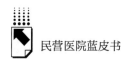

不同于上海由医保中心经办管理的形式，成都将失能评定、协议管理、费用审核、结算支付、服务管理等部分经办管理业务委托给商业保险公司进行运营。政府通过以公开招标购买服务的形式引入五家商业保险公司对全市进行五大片区分片管理，设立 22 个经办网点。特别是在评定环节，充分发挥商业保险公司在评定护理服务方面的专业经验，构建相对公平的评估体系。

2017 年 7 月，成都在启动试点制度的同时上线了"蓉城照护"APP，与线下通过经办网点现场申请流程相同，申请人可以线上完成失能申请、进度查询、机构预约、护理计划查询、服务评价等长期护理服务的环节，并获得定制的一站式养老服务方案。成都高新区在 2016 年也已上线"成都高新区养老助残服务信息管理平台"，录入涵盖老人健康档案、兴趣爱好等在内的动态数据，在入库信息基础上，系统利用算法演化出服务需求，自动匹配、生成服务计划，并由服务派出软件联系老人执行服务项目。考虑到老人不方便使用智能手机的情况，平台还添加了亲属绑定等模式，以确保服务的可及性。①

（三）目前的痛点及发展方向

根据国家医保局的统计数据，截至 2018 年 6 月，长期护理险试点已覆盖 5700 万人口，使 18.45 万人受益，大大减轻了试点区域失能老人的家庭负担，促进了长期护理机构的发展。但在长期护理险试点过程中也出现了一些问题有待改善。

（1）筹资模式的可持续性存疑。长期护理险设立的初衷是基于随着老龄化加剧导致的长期护理需求激增，挤压了以"治疗"为目的的床位、医护等医疗资源，同时大大增加了医疗保险基金的支付压力。从发达国家的经验来看，大多数国家都是在原有的医疗保险制度之外设立了拥有独立融资渠

---

① 《成都高新区牵手法国高科技公司 打造国际智慧养老服务示范社区》，中国新闻网，2018 年 1 月 10 日，http://www.sc.chinanews.com.cn/bwbd/2018 - 01 - 10/79632.html。

道的长期护理保险制度。而现有的长期护理险试点城市的筹资模式则以医保基金划拨为主要来源，例如成都从城镇职工基本医疗保险基金的累计结余中一次性划拨 5000 万元作为启动资金，之后单位、个人缴费按比例分别从医保统筹基金、个人账户中划拨。而据国家医保局统计的数据①，2018 年职工医保基金的支出增速（13.1%）已大于收入增速（10.3%）近 3 个百分点，医保基金自身已面临很大压力。高度依赖医保基金的筹资方式在很大程度上增加了未来长期护理险运作的可持续性风险。

（2）失能评估标准机制有待统一与完善。试点城市目前使用的失能评估标准量表各有不同，评估主体也不尽相同。比如上海的需求评估机构主要是借调基层街道或社区卫生服务中心的工作人员，而成都则将失能评估委托给商业保险公司。作为整个长期护理制度的门槛，标准的不统一、评估尺度把握起伏大及评估人员的专业性不足等问题会严重影响基金的基础数据，进而为基金未来长期运行埋下隐患。

（3）服务供应体系有待提升。长期护理险与服务产业高度相关，长期护理服务的质量直接影响保险运作。而现有长期护理服务囿于机构水平参差不齐、工作人员专业水平低、服务标准化体系尚在建设中，服务整体供给严重不足。世界银行在 2018 年发布的中国养老报告中指出，中国从事长期护理服务的人员多为 40 岁以上、未受过高中以上教育的农村女性，且多数仅接受过非常基础的上岗培训。② 从长远来看，长期护理这一劳动密集型行业的人员培训也将是制约长期护理制度发展的重要一环。

通过科技手段，搭建长期护理险信息化平台，结合物联网、大数据、人工智能、区块链等技术，研究精算模型，打通商保、医保的数据接口，植入系统化的线上培训、服务评价等质控体系，掌握老人的真实服务需求，从而实现保险业务的有机增长和长期护理服务体系的良性运行。

---

① 《2018 年全国基本医疗保障事业发展统计公报》，国家医疗保障局，2019 年 6 月 30 日，http：//www. nhsa. gov. cn/art/2019/6/30/art_ 7_ 1477. html。

② World Bank, Options for Aged Care in China, 2018.

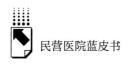

三 科技赋能，打通民营医院医养服务闭环

（一）"系统＋服务＋老人＋终端"，激活医养服务效能

1. 智慧养老顶层设计雏形具现

据第 43 次《中国互联网络发展状况统计报告》数据①，截至 2018 年底，我国 60 岁及以上网民数量已经超过 5400 万。"互联网＋"等新技术与养老产业融合形成的智慧养老模式不仅会为传统的养老服务提供更好的媒介，也将充分激发创新老龄产品的消费需求。

从 2013 年养老政策元年之后，与智慧养老相关的国家级政策密集出台。2016 年《"健康中国 2030"规划纲要》提出"积极促进健康与养老、互联网融合，催生健康新产业"的目标；2017 年国家工信部、民政部、国家卫计委三部门联合印发的《智慧健康养老产业发展行动计划（2017～2020 年）》（以下简称《计划》）确立了"到 2020 年，基本形成覆盖全生命周期的智慧健康养老产业体系，建立 100 个以上智慧健康养老应用示范基地，培育 100 家以上具有示范引领作用的领军企业，打造一批智慧健康养老服务品牌"的国家级产业规划目标。随后陆续开展了三批智慧健康养老应用试点示范工作，政策支持体系愈加清晰（见表 2）。

表 2 国家智慧健康养老政策法规概览（2013 年至 2019 年 7 月）

发布时间	发布机构	政策名称（文号）	相关内容
2013 年 9 月 6 日	国务院	《关于加快发展养老服务业的若干意见》（国发〔2013〕35 号）	发展养老网络信息服务

---

① 《第 43 次〈中国互联网络发展状况统计报告〉》，国家互联网信息办公室，2019 年 2 月 28 日，http://www.cac.gov.cn/2019－02/28/c_1124175677.htm，2019 年。

发布时间	发布机构	政策名称（文号）	相关内容
2013 年 9 月 28 日	国务院	《关于促进健康服务业发展的若干意见》（国发〔2013〕40 号）	加快发展健康养老服务，发展社区养老，推进医疗机构与养老机构等加强合作
2014 年 1 月 26 日	民政部、国家标准委、商务部、质检总局、全国老龄办	《关于加强养老服务标准化工作的指导意见》（民发〔2014〕17 号）	加快健全养老服务标准体系建设，健全规范养老服务市场秩序
2015 年 2 月 3 日	民政部、国家发展改革委、教育部等十部门	《关于鼓励民间资本参与养老服务业发展实施意见》（民发〔2015〕33 号）	鼓励民间资本参与居家和社区养老服务，推进养老服务信息化建设
2015 年 4 月 14 日	国务院、国家开发银行	《关于开发性金融支持社会养老服务体系建设的实施意见》（民发〔2015〕78 号）	推动形成"政府引导、金融支持、社会参与、市场运作"的社会养老服务发展机制体制
2015 年 7 月 14 日	国务院	《关于积极推进"互联网＋"行动的指导意见》（国发〔2015〕40 号）	明确提出了"促进智慧健康养老产业发展"的目标任务
2015 年 12 月 24 日	民政部、国家标准委	《关于加快推进民政标准化工作的意见》（民发〔2015〕238 号）	加快养老服务领域标准制定修订
2016 年 6 月 24 日	国务院办公厅	《关于促进和规范健康医疗大数据应用发展的指导意见》（国办发〔2016〕47 号）	推动健康医疗大数据融合共享，开放应用
2017 年 2 月 6 日	国家工信部、民政部、国家卫计委	《智慧健康养老产业发展行动计划（2017～2020 年）》（工信部联电子〔2017〕25 号）	建立智慧养老应用示范基地、领军企业、产品和服务标准
2017 年 2 月 28 日	国务院	《关于印发〈"十三五"国家老龄事业发展和养老体系建设规划〉的通知》（国发〔2017〕13 号）	健全养老服务体系，实施"互联网＋"养老工程
2017 年 6 月 21 日	国家发改委	《关于印发〈服务业创新发展大纲（2017～2025 年）〉的通知》（发改规划〔2017〕1116 号）	鼓励发展智慧养老，探索建立长期护理保险制度

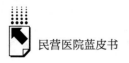

发布时间	发布机构	政策名称(文号)	相关内容
2017年7月27日	工信部、民政部、国家卫计委	《关于开展智慧健康养老应用试点示范的通知》(工信厅联电子函〔2017〕75号)	支持建设一批示范企业、示范街道(乡镇)、示范基地
2017年8月24日	民政部、国家标准委	《关于养老服务标准化体系建设的通知》(民发〔2017〕145号)	老服务标准体系包括通用基础、服务提供、支撑保障三个子体系
2018年4月28日	国务院办公厅	《关于促进"互联网+医疗健康"发展的意见》(国发〔2015〕40号)	开展第二批智慧养老应用试点示范工作
2018年7月31日	工信部、民政部、国家卫计委	《智慧健康养老产品及服务推广目录(2018年版)》(工信部联电子函〔2018〕269号)	产品和服务类别目录
2018年9月21日	工信部、民政部、国家卫健委	《关于开展第二批智慧健康养老应用试点示范的通知》(工信厅联电子函〔2018〕63号)	企业申请智慧养老示范点工作通知安排
2019年1月22日	国家卫健委	《关于开展"互联网+护理服务"试点工作的通知》(国卫办医函〔2019〕80号)	规范"互联网+护理服务",保障医疗质量和安全,助力实施健康中国战略
2019年4月16日	国务院办公厅	《关于推进养老服务发展的意见》(国办发〔2019〕5号)	实施"互联网+养老"行动。持续推动智慧健康养老产业发展,拓展信息技术在养老领域的应用,制定智慧健康养老产品及服务推广目录,开展智慧健康养老应用试点示范
2019年5月23日	国务院办公厅	《关于印发〈深化医药卫生体制改革2019年重点工作任务〉的通知》(国办发〔2019〕28号)	组织开展"互联网+医疗健康"省级示范区建设

续表

发布时间	发布机构	政策名称（文号）	相关内容
2019年6月25日	工信部、民政部、国家卫健委	《关于开展第三批智慧健康养老应用试点示范的通知》（工信厅联电子函〔2019〕133号）	支持建设示范企业、街道、基地
2019年6月27日	国务院办公厅	《关于促进家政服务业提质扩容的意见》（国办发〔2019〕30号）	建立家政服务信用信息平台系统
2019年7月15日	国务院	《关于实施健康中国行动的意见》（国发〔2019〕13号）	健全老年健康服务体系，完善居家和社区养老政策，推进医养结合，探索长期护理保险制度，打造老年宜居环境，实现健康老龄化
2019年7月16日	国务院办公厅	《关于成立健康中国行动推进委员会的通知》（国办发〔2019〕32号）	统筹推进《健康中国行动（2019～2030年）》组织实施、监测和考核相关工作

资料来源：中国政府网，相关部委官网，毕马威分析。

《计划》指出，要"充分发挥市场主体作用，探索民办公助、企业自建自营、公建民营等多种运营模式，鼓励社会资本投入，推进基本、保障性服务由政府保底购买，高端、个性化需求由市场调配的运作机制，推动用户、终端企业、系统集成平台、健康养老机构、第三方服务商等实现共赢，形成可持续、可复制的成熟商业模式"。

2. 科技为传统养老服务提供新媒介，打通养老服务"最后一公里"

传统养老产业通过与科技创新企业合作或自建信息化服务平台，运用物联网、大数据等信息技术手段串联产业链上下游企业，形成辅具产品、慢病管理、生活照护、个性化健康管理、健康咨询服务等各种业态的融合。特别是在端到端的服务建设中，5G技术将为养老服务的居家护理、远程健康管理、服务人员培训、流程监督等场景带来本质性的改变。随着未

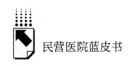

来老人对于可穿戴设备、互联网产品的接受度提升，基础数据的互联互通将与产品创新研发、老人健康管理方案优化、用户体验完善形成良性循环。

四　中国智慧医养服务经典案例分析

（一）医养结合服务对接"互联网＋"平台，缔造没有围墙的养老院

某多元化股改养老企业是一家由国有企业、私募股权投资公司共同投资改建的城市核心区持续照顾养老机构。机构主体建筑由四星级酒店改造而成，分设失能老人、自理半自理老人生活区。机构借助其毗邻三甲医院的区位优势（附近 3 公里范围内有 7 家三甲医院），同时自建医护团队，特别针对失能失智及有康复、慢病管理等明确长期护理服务需求的老人，引入海外成熟养老机构对等级照护区进行运营管理，形成了旗帜鲜明的"医养结合"特色。机构自身的医护团队拥有 10 年以上的三甲医院工作经验，护工等工作人员也被要求接受标准的"介护"技能培训，让老人能够得到足够专业的健康护理服务，使得失能状态能维持在一定水平或得以改善，从而实现老人健康生活质量的提升。

与此同时，机构与一家互联网企业展开合作，以手机服务端 APP 及网上平台的老年商城功能为入口，将老龄用品、老年旅游、文化艺术活动等产品精准推送给机构中的老人，打破传统养老院的局限，扩大老人与社会的接触面，形成线下线上服务老人的幸福状态。

（二）医护到家，依托线下护理站发展"共享护士"

医护到家是北京千医健康管理有限公司推出的护士上门服务平台，它借助互联网和人工智能的技术优势，以护士服务社区为切入点，将社区居民的健康医养从保持健康升级到大健康管理，并据此开展主营业务和支线业务。

通过医护到家平台，可以随时随地享受预约护士上门、居家养老、问诊、体检、健康管理等服务。医护到家目前已覆盖北京、上海、广州、深圳等330座城市，注册认证的专业执业护士超过4.3万名。医护到家也正不断拓展新的业务领域，包括在全国范围内投资建立护理站、打造智慧物联网以及在养老护理和康复领域的新服务。

"共享护士"模式将基本医疗、护理服务送上门，缓解了失能老人因行动不便、家人缺乏专业知识造成的"照护难"，并满足了执业护士提高个人收入的需求。另一方面，医护到家通过前期客户服务的数据积累，形成了更加清晰的用户画像及服务品类，也对银行保险及长期护理险等方面进行了探索及资源积累。

五 创新"互联网＋保险"，为医养服务提供支付保障

（一）医养服务支付端的发展困境及解决方案

在传统文化与社会福利框架体系下，为老服务的价值得不到足够重视，个人对养老服务的支付意愿不高。在"孝道文化"背景下，对失能、半失能老人的长期护理服务长期以来被视为家庭成员的责任、义务，这种无偿的非正式照顾实际将高价值的护理服务隐化。据英国国家统计局数据，2014年非正式照顾的经济价值达到569亿英镑，约占当年GDP的2%。而在城镇化、独生子女政策影响下，我国空巢老人比例已超过50%。由家庭成员无偿提供长期护理服务模式将越来越难以维系，建立有支付保障的长期护理保障制度势在必行。在此过程中，一方面，市场化服务的标准定价体系亟待规范；另一方面，依靠医保基金划拨或财政补贴的社会保险体系的筹资可持续性堪忧。

通过打通医疗机构、养老机构间的数据壁垒，引入"长护险＋医保＋商保"组合包，疏通多元化支付渠道，以智能化的服务方案形成切实可行的基金精算制度，在实现控费的同时降低营销成本、防范骗保风险、优化用户体验，实现"政府＋社会＋个人"对风险的共同分担。

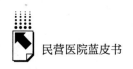
（二）"医疗＋互联网＋保险支付"三位一体的实践

市场上已出现的"互联网＋医疗"公司由于资本投入少、规模小，往往难以在医疗全产业链进行布局，而倾向于作为单一的服务提供者，例如通过线上平台销售医药、器械等，该模式无法联动产业链各环节以形成价值增值。平安好医生打造的互联网平台覆盖医疗全产业链，包括前端的诊断和后端的医药服务，打通医疗和医药两个链条，从而提高客户黏性，实现业务有机发展。

（1）截至 2018 年底，平安好医生与线下约 3100 家医院（其中 1200 多家为三甲医院）、1.5 万家药房以及 2000 多家健康机构（如体检中心、牙科诊所和医美机构）等开展合作。

（2）建立专属的医疗团队，近 1000 名专业医护人员提供全天在线咨询服务，同时在全国 191 座城市联合 6 万多名外部医生提供相关服务。

（3）注册会员数已达 2.65 亿人，月活跃用户数量超过 5000 万人，市场占有率达 70% 以上。

借力线上平台、大数据等创新技术，可以有效利用稀缺医疗资源并延伸康养服务。例如平安好医生集合全球人工智能领域的 200 多位顶级专家研发的创新医疗系统，基于数亿条医疗诊断和咨询数据，已经形成对逾 2000 种常见疾病的诊断能力，可以长久持续地担当线上家庭医生，缓解医疗资源紧缺的问题。同时，通过提供健康管理、医疗咨询等增值服务，为老年人等客户群体建立专属的个人健康病历和档案，可以及时有效地完成疾病筛查和预防，并开展针对性的治疗和康复护理。

在服务之外，平安好医生也积极致力于支付体系的构建，近期通过与商业保险公司合作，推出"保险＋互联网医疗"模式，为 B 端客户提供全流程医疗保障服务产品，例如职工定期体检、在线健康咨询等。商业保险的引入，一方面为员工等用户提供了支付保障，另一方面在医疗服务提供方和医疗服务支付方一体的封闭体系内，形成了成本控制的动机，从而提高了控费力度和医疗服务效率。

综上，老龄化与少子化并存的中国社会，长期护理需求激增，政府积极引导在"健康中国"框架下探索建立多方参与、多层次保障的长期护理制度。从国内外的优秀经验来看，智能技术能给这一领域的长足发展带来革新的动能。结合中国在移动互联网领域的超速发展，具有中国特色的智能医养解决方案将令世界瞩目。本报告希望通过总结医养相关政策的规划布局、分析市场中部分典型的智慧医养服务方案，借鉴国内外长期护理制度的经验，以期为民营医院在医康养领域的战略布局、业务拓展提供一些有益的思考。

参考文献

［1］《2018 年国民经济和社会发展统计公报》，国家统计局，2019 年 2 月 28 日，http：//www. stats. gov. cn/tjsj/zxfb/201902/t20190228_ 1651265. html。

［2］《世界人口展望 2019》，联合国，https：//population. un. org/wpp/。

［3］周脉耕、王丽敏等：《中国老年人群慢性病患病状况和疾病负担研究》，《中华流行病学杂志》2019 年第 3 期。

［4］世界卫生组织：《关于老龄化与健康全球报告》，2016。

［5］J. Gerteis et al. , Multiple Chronic Conditions Chartbook, External AHRQ Publications No, Q14 – 0038. Rockville, MD：Agency for Healthcare Research and Quality, 2014.

［6］《养老问题有十年窗口期！许昌打造康养产业新格局》，央视网新闻，2019 年 2 月 26 日，http：//news. cctv. com/2019/02/26/ARTIG8Yqk1U2vIdQCTDyh0kn 190226. shtml。

［7］闫鹏：《互联网医疗投融资分析》，芮晓武、金小桃主编《互联网医疗蓝皮书：中国互联网健康医疗发展报告（2018）》，社会科学文献出版社，2018。

［8］罗美：《互联网医疗 2018：融资总额超 19 亿美金，医院成新兴力量，头部企业业务线多【VB100】》，动脉网，2018 年 11 月 30 日，https：//vcbeat. top/NjhlNzYzNzE5YzJhMmNmNDM3MzVh ZD BlNzQ2ZDg1N2Y =。

［9］国家卫生健康委员会：《中国卫生健康统计年鉴 2018》，2018。

［10］《泰康保险集团与毕马威中国联合发布〈2019 年中国大健康产业财税热点报告〉》，新华网，2019 年 4 月 9 日，http：//xinhuanet. com/money/2019 – 04/09/c_ 1124343807. htm。

［11］"A Good Life in Old Age? Monitoring and Improving Quality in Long-Term Care,"

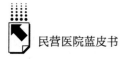
OECD, 2013.

[12] 联合国：《人口老龄化及其社会经济后果》，1956。

[13] 彭华民，黄叶青：《福利多元主义：福利提供从国家到多元部门的转型》，《南开学报》2006 年第 6 期。

[14] 《彭希哲：〈中国人 "未备先老"，生育政策调整必要但效果有限〉》，澎湃新闻，2017 年 11 月 15 日，https：//www.thepaper.cn/newsDetail _ forward _ 1864114。

[15] Tomoko Shinoda-Tagawa, Soichi Koike, "Long-Term Care: Lessons from the United Kingdom, Germany, and Japan," http：//www.hcs.harvard.edu/~ epihc/currentissue/spring2002/shinoda－tagawa－koike.php.

[16] Office for National Statistics, https：//www.ons.gov.uk/businessindustryandtrade/business/activitysizeandlocation/adhocs/005867analysisshowingthecountofvatandorpayebasedenterprisesintheunitedkingd-ombyturnoversizebandanduksic07sectionletter.

[17] A. P. Howard, "International Trends in Long-Term Care Policy for the Elderly," *International Area Review* 11 （2018）.

[18] 德国国家养老保险：《德国国家养老保险对数字化远程康复的要求》，2017。

[19] U. S. Department of Health &Human Services, "Caregiver Resources & Long-Term Care," https：//www.hhs.gov/aging/long－term－care/index.html.

[20] 史薇：《荷兰老龄政策的经验与启示》，《老龄科学研究》2014 年第 4 期。

[21] 任炽越：《人性化的荷兰养老照料体系》，《中国社会报》2015 年 4 月 13 日，第 007 版。

[22] International Observatory on Social Housing, https：//internationalsocialhousing.org/2017/05/29/learning－best－practices－in－housing－for－the－elderly－from－the－dutch/.

[23] Katsutoshi Saito, "Solving the 'Super-Ageing' Challenge," http：//www.oecd.org/forum/oecdyearbook/solving－the－super－ageing－challenge.htm.

[24] P. Harrison, "Japan's Robotics Industry Bullish on Elderly Care Market," https：//press.trendforce.com/press/20150519－1923.html.

[25] 《人力资源社会保障部办公厅印发〈关于开展长期护理保险制度试点的指导意见〉》，中华人民共和国国力资源和社会保障部，2016 年 7 月 8 日，http：//www. mohrss. gov. cn/SYrlzyhshbzb/shehuibaozhang/gzdt/201607/t20160708 _ 243152. html。

[26] 张俊、王正玲：《为群众提供更周到更便捷服务——上海市民政局局长朱勤皓做客上海电台 "民生访谈" 侧记》，中华人民共和国民政部，2019 年 5 月 24 日，http：//www.mca.gov.cn/article/xw/mtbd/201905/20190500017480.shtml。

[27] 《长期照护保险的 "成都模式" 让失能人员活得更有尊严》，凤凰网四川，

2018 年 7 月 19 日，http：//sc. ifeng. com/a/20180719/6736944_ 0. shtml。

［28］《成都高新区牵手法国高科技公司　打造国际智慧养老服务示范社区》，中国新闻网，2018 年 1 月 10 日，http：//www. sc. chinanews. com. cn/bwbd/2018 - 01 - 10/79632. html。

［29］《长期护理保险"呼声高"，专家建议各地差异化推进》，搜狐网，2018 年 1 月 31 日，https：//www. sohu. com/a/219986894_ 250147。

［30］《2018 年全国基本医疗保障事业发展统计公报》，国家医疗保障局，2019 年 6 月 30 日，http：//www. nhsa. gov. cn/art/2019/6/30/art_ 7_ 1477. html。

［31］World Bank，Options for Aged Care in China，2018.

［32］《第 43 次〈中国互联网络发展状况统计报告〉》，国家互联网信息办公室，2019 年 2 月 28 日，http：//www. cac. gov. cn/2019 -02/28/c_ 1124175677. htm，2019 年。

［33］Office for National Statistics，"Unpaid Carers Provide Social Care Worth £ 57 Billion，" https：//www. ons. gov. uk/peoplepopulationandcommunity/healthandsocialcare/healtha ndlifeex pectancies/articles/unpaidcarersprovidesocialcareworth57billion/2017 -07 - 10.

B.11

"老龄化"持续加剧背景下的
医养结合模式再思考

简思华　吴苹　郑群　赵健　白国银*

摘　要： 中国面临快速老龄化的问题，老年人口占比增速远远高出世
界平均水平。据预测，到2030年，中国养老产业的规模将达
到13万亿元人民币。巨大的市场潜力正在吸引越来越多的参
与者。虽然市场上正在不断涌现新的机构和居家社区养老产
品，但是大部分产品都存在医疗属性缺失的问题。医养结合
的最终目的是处理好养老服务的"最后一公里"问题，积极
主动解决现有养老模式存在的不足，借鉴国外的先进模式，
再结合自身的文化传统和实际需求来发展，使医养结合体系
日趋完善。

关键词： 民营医院　医养结合　养老模式

中国面临快速老龄化的问题，2019年4月国务院办公厅发布《关于推
进养老服务发展的意见》指出，"健全市场机制，持续完善居家为基础，社
区为依托、机构为补充、医养相结合的养老服务体系""具备法人资格的医
疗机构可通过变更登记事项或经营范围开展养老服务"。但就目前情况看，

---

* 简思华，德勤中国生命科学与医疗行业领导合伙人；吴苹，德勤中国生命科学与医疗行业风
险咨询领导合伙人；郑群，德勤中国医疗行业领导合伙人；赵健，德勤中国医疗行业风险咨
询合伙人；白国银，德勤中国医疗行业风险咨询高级顾问。

中国的医养结合仍然处于初级阶段，应在一定程度上借鉴国外的先进模式，再结合我国国情，促进医养结合模式的发展。

一 民营养老产业模式应重点关注医疗属性的缺失

经过近几年的探索和国家政策的引导，中国民营养老产业模式已经基本清晰，就是"居家为基础、社区为依托、机构为补充、医养相结合的养老服务体系"。

（一）机构养老模式"地产化"

目前中国机构养老市场参与者主要包括房地产开发商、保险公司以及一些专业的养老服务企业。市场主流机构养老项目的赢利模式主要分"非销售类"、"销售类"以及"租+售"三类模式。

非销售类养老机构收费方式主要包括三种：第一种是"押金+租金"模式，也是最主流的模式，即入住时缴纳一笔押金，再按月缴纳租金，到期后返还押金。这种模式虽然是目前大多数机构采用的模式，但高额押金逐渐引起了监管部门的关注，未来可能会对押金额度进行限制。第二种是"会员卡+管理费"的模式，这是不少高端养老机构倾向的模式，购买会员卡相当于购买入住权，会员卡可以在市场上自由交易，因此可以将会员卡当作一种经过包装的金融产品。第三种是保险公司的保险捆绑模式，即购买一定额度的养老保险后，以每月返还的保险金缴纳养老机构的入住费用。销售类机构养老产品的销售方式主要由土地属性决定，一般产权或商业用地产权的项目通常直接进行产权销售，此类项目由于拿地难度和价格问题，通常处于远郊。另一类产品的土地则为养老、旅游等专用地，此类产品产权不可分割出售，只能进行使用权销售。另外，"共有产权"模式也开始出现，此类产品房屋产权由机构和业主共同持有，2017年12月发布的恭和家园正是全国首创的"共有产权"形式的养老服务设施试点项目。该项目确定了企业与消费者按5%和95%分配50年产权的模式。机构持有一定比例的产权不仅能够降低老人的购买成本，也有利于长期保持机构的养老服务属性。但此类项目比

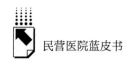

较依赖政府背书，因此能否推广开来还有待观察。除此之外，还有一些机构养老产品选择"租赁＋销售"模式。商业化养老机构收费模式见表1。

表1　商业化养老机构收费模式

策略	收费模式	特点	案例
非销售	押金＋租金	最常见模式 监管部门开始限制高额押金	首开寸草学知园
	会员卡＋管理费	多数高端产品采用会员卡模式 将会员卡包装成金融产品，允许自由交易	亲和源
	保险捆绑	将居住权作为长期养老保险收益返还给用户	泰康之家
销售	产权销售	拿地成本高 多位偏远郊区或商业地产	绿城乌镇雅园
	使用权销售	土地产权大多分割销售 无法获得"产权"，不符合国人消费观	万科随园嘉树
	共有产权销售	政府永久保留部分产权，因此售价较低 对政府背书依赖度较高	北京恭和苑
租＋售	产权销售＋出租	依靠产权销售快速回笼资金，之后靠管理费 和出租部分的租金持续收益	万科幸福汇

资料来源：德勤研究。

目前绝大多数的机构养老产品地产属性过重，这类产品往往只将"养老"作为一个卖点而非产品的核心价值，医疗服务和护理水平也很难完全满足失能、半失能老人的生活要求，对于活力老人的医疗服务也要依托周边医院，便利性上仍显不足。

（二）居家和社区养老服务"家政化"

受家庭结构和传统观念影响，居家养老在中国的需求巨大，也是养老产业未来长期发展的中心，同时在中国居家养老和社区养老是紧密相连的。目前，中国居家和社区养老服务提供者主要是一些中小型企业，比较具有代表性的包括二毛照护、颐佳等。这类企业的主要商业模式有两种，一种是"B2B"模式，付费者主要是政府，由政府出资委托或资助专业养老机构在社区承办居家养老服务站点，并在建成后管理和运作，为辖区内老人提供居家养老服务；另一种是"B2C"模式，直接面对老人群体进行服务，付费方主要是个人或者商业保险。

目前大多数居家社区养老服务企业的商业模式主要是先通过"B2B"业务抢占地盘，扩展商业版图，待积累一定辐射社区后，继续在区域内开展"B2C"类业务，开拓新的用户或者向已经服务的老人提供政府采购外的增值服务。未来3~5年，居家社区养老主要的付费方依然是政府，"B2C"业务仍处在探索和需求挖掘的阶段。

虽然市场潜力巨大，但当前居家养老服务也面临一个难题，就是养老服务过度"家政化"。目前居家社区养老服务内容主要包括生活照料、托养服务、心理慰藉以及文化服务等，此类业务与家政服务的区分度不高，许多服务内容传统的家政服务人员也能完成，个人付费用户对此类服务企业的认同度相对一般。因此，即使家中有失能或半失能老人，许多传统中国家庭仍然通过传统渠道雇用保姆照顾老人，而非选择此类养老服务机构。

二 "医养结合"是中国养老产业当下的重点

（一）医养结合势在必行

截至2017年7月，全国共有医养结合机构5814家，大约仅占总养老机构数量的4%，其中大部分是公立机构，民营机构占比更低。可以看出，相对需求端供给空间依然巨大。2020年中国老人结构预测见表2。

表2 2020年中国老人结构预测

老人类型	比例（%）	老人类型	比例（%）
空巢老人	49	高龄老人	12
失能老人	17	其他	22

资料来源：全国老龄办德勤研究。

根据中国养老产业现状，不管是趋于地产化的机构养老还是趋于家政化的居家社区养老，其共同问题是缺乏优质的医疗服务。虽然也有一些针对失

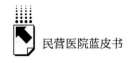

能、半失能老人的养老产品和服务，但不管在数量和质量上都难以满足数量巨大的缺乏自我生活能力的老年人的需求。另外，许多养老机构现在采用的是医养分离的模式，就是虽然有医疗配套，但离养老住宅有一定距离，由于绝大部分老年人都或多或少患有需要长期治疗的慢性病，他们不得不来回奔波于养老机构和医疗机构，非常不方便。

（二）医养结合的进展困难重重

首先，多头监管的问题。"医"和"养"遵循两套不同的监管体系。传统养老机构的主管部门是民政部门，医疗机构的管理部门则是各级卫健部门，医养结合机构的准入和监管是由两部门同时负责的。除此之外，涉及费用报销等事宜由人力资源和社会保障部门负责。多头监管让市场参与者在进行医养结合时遇到许多困难，主管部门功能交叉重叠、责任边界不清晰为医养结合的实践造成不少困扰。不过，自2017年底起，在养老机构内设置医疗机构的流程得到了一定程度的简化。相信在未来，医养结合的监管效率将会继续提升。

其次，医保支付水平有限。除了部分与公立医院合作且距离极近的养老机构外，绝大部分养老机构配套的医疗机构申请医保定点机构非常困难，许多养老机构无法达到该要求。同时，我国医保基金的支出增速居高不下，再加上劳动人口比例不断下降，预计未来医保基金的压力会继续加大。因此，通过全民基本医保实现惠及全民的医养结合非常困难，也不应是未来发展的方向。这需要商业保险在规模和品类上继续成熟和完善，从而形成更加完整和可靠的养老支付体系。

再次，我国养护人才处于失衡状态。根据北京师范大学中国公益研究院发布的《2017年中国养老服务人才培养情况报告》，目前各类养老服务设施和机构的服务人员不足50万人，其中持有养老护理资格证的不足2万人。而按照每3个失能老人配备一个专业护理人员来计算，我国需要1400万护理人员。巨大的人才缺口导致目前一线护理人员"鱼龙混杂"，水平参差不齐。其中许多护理人员不仅平均年龄较大、受教育程度较低，而且缺乏系统的医疗服务培训。同时，医养结合的推行对全科医生的需求也非常大。受教育失衡、职业发展受限以及收入水平较低等因素影响，我国全科医生有巨大的缺口。国家卫健委数据显示，当前中国执业医师中只有6%的为全科医生，远远低于西方国家的平均水平，这也在一定程度上为中国医养结合的迅速推行造成了困难。

最后，医养结合服务的赢利难度较大。目前出现的商业化养老产品在服务端的赢利能力较弱，大部分收益都是通过类地产、类金融产品实现的，目标用户主要是少数高净值人群而非广大普通老人。虽然需求端前景广阔，但管理运营医疗机构的难度和相对较低的赢利能力会使许多市场参与者尤其是民营资本望而却步，不敢贸然投入过多时间和资金。医养结合的赢利模式仍有待探索。

（三）医养结合的政策支持

自2013年国务院在《关于加快发展养老服务业的若干意见》中正式提出医养结合概念起，至2019年新颁布的《关于推进养老服务发展的意见》，国家始终明确医养结合的大方针，因此各部门也纷纷颁布一系列政策以支持医养结合的推进。

经过总结分析，医养结合的政策趋势主要分三个阶段。第一个阶段是2013～2015年，由国务院主导的顶层设计阶段，主要明确医养结合的重要性和大方针。第二个阶段是2015～2016年，由民政部、国家卫计委主导的任务规划阶段，明确监管职责和具体方向。第三个阶段是自2017年起，由国家相关部门主导的细则落实阶段，为医养结合的推进和试点工作提出明确任务。除此之外，为了缓解社保基金的压力，中国保监会也发布了一系列文件以大力鼓励商业健康和养老保险的发展。

三　医养结合促中国养老业态变化

（一）机构医养结合关注跨行业准入与合作

机构养老方面，不同运营主体均在尝试通过跨行业准入以及合作等方式

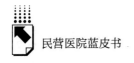

进行医养结合模式的探索。

目前，我国医养结合的普遍模式在养老机构中设置老年病医院、康复医院、医务室以及护理院等医疗机构，增设专业的医疗团队，养老机构对于内设医疗服务的诉求已经超过提升传统养老服务质量的诉求。养老机构内设医疗机构有利于老年人及时得到医疗诊断与救治，且服务质量能够得到保证。2017 年 11 月，国家卫计委发布了《关于养老机构内部设置医疗机构取消行政审批实行备案管理的通知》，此举降低了政策壁垒，为养老机构内设医疗机构提供了便利。但是增设医疗机构给养老院带来了更高的时间、人力、资金成本，并且不是所有的机构都被纳入了医保定点，实际操作起来仍有一定障碍。

除此之外，目前市场上存在较多的传统签约合作模式，即养老机构与医疗机构签订合作协议，由医疗机构定期派医护人员到养老机构巡诊，养老机构负责治疗后康复期照护服务。例如自 2015 年起，北京市第二医院就每周定期派遣医生进驻北京最大的养老敬老连锁机构——北京金泰颐寿轩养老院进行多点执业。但在当前远程医疗技术和应用还不够成熟的背景下，当老人需要程度较深的治疗和护理的时候，机构仍需把老人转移到医院，因而产生服务不及时、种类不全面的弊端。

养老和医疗结合机构是一种新兴模式，养老机构和医疗机构同时规划、同时建造并同时运营，如北京八里庄英智康养综合体等。但高成本及由"多头监管"带来的合规风险等问题不容忽视。此外，也有部分医院增设养老床位或改造为养老院，典型案例是重庆青冈模式，青冈县祯祥护理院于2014 年底开始营业，是首家医疗与养老相结合的试点单位。护理院的前身是青冈县中医院祯祥分院，之后改造成注重医疗属性的养老护理院。但总体来讲这类产品数量相对较少。

（二）居家和社区医养结合关注资源整合和服务能力的提升

居家和社区医养结合的重点是通过对医疗资源的整合来提升医疗服务能力，目前主要集中于以下三类模式：首先，是社区嵌入养老，将社区养老服务中心和社区卫生服务中心的功能整合后统一运营管理；其次，是居家上门服务，养老服务机构增设医疗服务，通过与本区域的医院合作获得专业支持，向老人提供基本医疗服务；除此之外，也有居家养老机构致力于对专业医养服务人才的培训。一些商业化居家社区养老机构将这三个模式结合起来，引入移动互联网技术以及远程医疗技术，搭建虚拟养老院区域化养老信息服务云平台，老年人将服务需求通过电话或网络告知云平台，平台便会按照需求派人上门服务。比如优护万家、百汇吉、慈爱嘉等机构都是集社区、居家、培训于一体的医养结合机构。

（三）公私合营模式助力医养结合发展

另一种医养结合模式为公私共同所有制 PPP，主要包括 BOO（Build – Own – Operate，即建设—拥有—经营）和 BOT（Build – Own – Transfer，即建设—拥有—转让）两类。BOT 模式是指政府提供土地，由民营机构来兴建及运营，期满之后交还政府，合同期一般是 30 年，而 BOO 模式即公助民办养老院，项目由民营机构出资建设、运营并拥有养老院，政府提供土地、优惠政策。BOO 与 BOT 主要的区别是 BOO 方式下社会资本或项目公司拥有项目所有权。

财政部全国 PPP 综合信息平台项目库数据显示，截至 2017 年 8 月，已经有 307 个养老 PPP 项目被公示。其中医养结合类项目的数量占比逐年升高，2017 年达到了 42.1%，反映了政府对医养结合的扶持力度。

（四）医养结合带动养老生态圈周边产业发展

医养结合概念的升温也为养老生态圈中的一些周边产业带来投资机会，越来越多的企业和投资者开始关注适老化改造和康复器材等产业。

为了更好地满足失能、半失能等行动障碍老人的需求，许多旧的养老机构、社区养老服务中心以及一些家庭都加大了适老化改造的力度，尤其是大部分社区和家庭都缺少良好的适老化设施，市场潜力巨大。目前中国主要的适老化改造市场参与者有两类，第一类是一些专门的适老化改造服务商以及

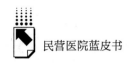

一些传统的装修公司，例如易享生活和舜心家等。业务内容主要是对房屋内进行扶手设置、防滑减震、便捷卫浴等内容的改造，以满足老年人安全性和便利性的需求。第二类是一些智能养老企业，例如罗格朗、安康通和壹零后等。这类企业利用物联网和互联网技术在房屋或社区内安装智能监控系统、人员定位系统以及紧急报警系统等设备，配合移动设备，帮助家庭成员或养护人员实时了解老人的情况。

目前适老化改造市场的整体情况与居家社区养老服务市场类似，主要由政府付费进行社区和居家适老化改造，或由养老机构付费打包采购，"To C"端的业务不仅相对较少，而且非常分散，许多小工程都被一些小的"装修队"甚至用户自己完成了，市场渗透比较困难。

另外，随着养老机构纷纷增设老年病院和康复院等，对于医养康复器材设备的需求也在加大。根据政府医养结合招标项目的内容，目前的医养康复设施主要包括介护用床、综合体验机、医用康复阶梯、颈椎牵引仪、电刺激理疗治疗仪、多功能平行杠、电动升降起立床、多参数生命体征监护仪、冲击波骨科治疗仪等设备。该领域的市场参与者除了专业康复器械供应商外，还出现了像保利集团这样的跨界投资者。保利和品是保利集团2015年创建的子公司，主要为养老机构、社区及居家提供康复器械和适老化产品，是保利整体养老产业链中的一环。除了作为保利旗下养老项目的供应商外，保利和品还与其他地产企业、养老服务企业以及公立疗养院和福利中心等合作，可以看出养老产业的先行者已经开始通过压缩供应链拓展赢利空间。

四 国内医养结合案例分析

（一）重庆青杠老年护养中心

重庆医科大学附属第一医院青杠老年护养中心（以下简称青杠老年护养中心）是重庆医科大学附属第一医院投资兴建、运行的全国第一家大型公立医院主办的养老机构，青杠老年护养中心位于重庆市璧山区青杠，设有养老床位 3000 张、医疗床位 1000 张，由普通护养区、临湖护养区、临湖疗养楼、学术交流中心、老年医院、护理职业学院等组成，分五区三期建设。该中心开设有老年病科、呼吸内科、心血管内科、神经内科、内分泌内科、心理卫生科、全科医疗科、妇科、康复医学科、中西医结合科等老年疾病的专科门诊，由重医一院定期派出有较强临床经验的医师坐诊；配套辅助检查医技科室，为入住老人提供权威的医疗服务；重医一院本部医生轮流到中心给予医疗技术保障，开展医疗查房、健康知识讲座、医护人员培训等；养老区配有专职医师 24 小时值班，并与慢病区的医师资源共享，坚持每周医疗查房、护理查房，随时监控老人的健康状况。重医一院本部为护养中心开设"绿色救治通道"，实施双向转诊制度，有效保障了老人的安全和健康。

（二）西湖模式

西湖模式是浙江医院与杭州西湖区签约托管西湖区中西医结合医院形成医联体，建立医院—社区—家庭之间的无缝转诊体系的模式。其实行"病区医疗托管，门诊重点扶持"做法，开设"三甲医院病"，集社区康复、医养融合、安宁照护于一体，形成"基层首诊，双向转诊，上下联动"的分级诊疗模式及"医疗机构大手牵小手"的样板。

西湖区中西医结合医院根据医联体的需要设立呼吸照护病房、急性后期照护病房、安宁缓和医疗病房，并设立"出院准备服务"工作程序（连续性医疗服务的核心技术），内容包括：患者的综合评估（住院中，出院前，出院后追踪）与医护方案的制定；培训与指导患者及家属，提升住院医护质量，协助解决出院后需要的自我照护知识与技能培训；与社区卫生中心签约医生合作并完成"无缝交接"，并通过开设慢病门诊，指导家庭病房建立，使社区医疗向居家照护延伸。此外，建立医联体信息平台，利用现代信息网络技术对患者进行数据的收集与分析，实现"三级医院中心—区域医疗中心—社区站点—居家照护"的信息共享和无障碍闭环转诊服务。西湖

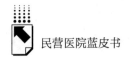

模式可以有效整合医联体医疗机构与社区的照护资源，建立医院—社区—家庭之间的无缝转诊和连续医疗体系。

五 国外医养结合案例分析

医养结合的发展不是一朝一夕可以实现的，现在一些医养结合已经较为成熟的国家都经历了数年甚至数十年的探索。

（一）美国的全面护理老年社区

目前比较经典的医养结合模式就是美国的"PACE"模式（综合性老人健康护理计划，Program of All-inclusive Care for the Elderly）。PACE模式源自20世纪70年代美国旧金山地区兴起的"On Lok"老年保健服务。经过20年左右的摸索，PACE模式于20世纪90年代被最终确定及完善，并被广泛认可为全面护理的典范，美国在1997年《平衡预算法案》中通过了PACE项目，将PACE模式正式纳入Medicare和Medicaid范畴。2015年，美国政府首次将PACE项目开放给营利性机构，目的是希望商业运作能加快这项业务的扩张。而在此之前，只有非营利性机构才被许可运行。

美国PACE协会官方数据统计，截至2018年2月，美国已经有来自123个赞助机构的250个PACE服务中心，正在为超过45000名老人提供全方位的护理服务。服务人群的平均年龄为76岁，全部需要疗养院级别的护理，其中46%的老人患有阿尔茨海默病。虽然服务的大多是自理能力较差的老人，但是其中仍有95%的可以继续留在社区生活，只有5%的老人需要长期生活在疗养中心。由此可以看出，PACE模式对于失能老人来说是一种非常好的"老有尊严"的医养结合方式。

PACE模式的核心是将健康管理、医疗护理和生活服务进行打包，将老年人的短期医疗与长期照护结合起来，以日间照护中心作为主要服务载体。PACE模式为参与者提供了多种服务，覆盖养老和医疗需求，其服务内容可以分为医疗护理、日间照护中心以及家庭护理三大类。以参加者去日间照护中心为主要方式，日间照护中心设有医疗诊所、物理康复设备和娱乐康复设施，可以提供多种服务。一般情况下参加者一周去 3 次，也可以根据个人需要减少或增加，有些服务可以在家里获得，如一些医疗、护理及咨询服务等。

医疗护理服务：①初级诊疗，由 PACE 跨学科团队医生提供的初级诊疗，如门诊、开具处方药和非处方药，临床检查和 X 线检查等；②专科治疗，如牙科、眼科等；③住院治疗，当需要住院治疗时 PACE 将承担包括急诊监护病房在内的住院医疗和护理费用；④护理院照护，如果参加者在参加 PACE 项目后健康情况变化而需要入住护理院，PACE 将为其支付入住护理院的费用并且继续参与他们的健康管理。

日间照护中心服务：①康复服务，物理治疗、娱乐治疗和心理治疗，在 PACE 的日间照护中心有物理康复设备和娱乐康复设施，并有治疗师给予指导和治疗，部分参加者也可以在家庭访问中得到指导；②膳食和营养咨询；③社会服务；④娱乐和社交活动，为了恢复和保持参加者的日常功能状态。

家庭护理服务：一般由专业人员先考察家庭环境，改进可能增加意外的环境因素，如将台阶改为斜坡，在浴室中安放防滑椅子以及扶手等。还有饮食、洗浴以及家政服务等。交通运送服务是 PACE 项目中的一项重要内容，PACE 会提供所有去日间照护中心活动和医疗的交通运送服务，此外也可以预约专科服务以及其他服务的交通运送。比较特别的是，PACE 还会为老年人的家庭成员提供帮助，如照护培训、临时看护、心理咨询等，帮助家属摆脱长期照顾老人的抑郁，获得适当的休息。

PACE 的经费主要来自美国两大主要公共医疗保障计划 Medicare 和 Medicaid。Medicare 是国家性的保障计划，为残疾人和 65 岁以上的老年人提供医疗保障；Medicaid 是国家和州政府共同出资的项目，为所有低收入者或低收入家庭提供医疗保障，无年龄限制。Medicaid 和 Medicare 根据老年患者的疾病分类、病情分级情况测算出每月所需费用，并以按月支付的方式将资金划拨给 PACE 中心，由 PACE 中心汇总资金、统一支配。PACE 机构将收取的费用用于 PACE 项目提供的所有服务的开支，而非只限于 Medicare 和 Medicaid 覆盖的服务项目。

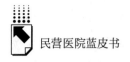

PACE 机构通过对资金和服务项目的管理，为参加者提供所需要的服务，它不能限制提供服务的数量、服务提供的时间或范围，需要承担提供服务可能出现的资金风险。此外，PACE 项目的服务细则由医疗保险、医疗救助中心和政府相关管理机构具体制定并监管实施。

（二）持续照料退休社区（CCRC）

持续照料退休社区（Continuing Care Retirement Communities，CCRC）能够在一个社区提供全方位的服务，为老人提供从独立行走到卧病在床的"一站式"养老，在每个阶段都为其提供服务，对于独立生活的老人可以提供普通住宅或者联排别墅，对于需要辅助生活服务的老人可以提供辅助居住公寓，对于需要更全面护理生活服务的老人提供疗养院住宿。由于个人的健康需求随着时间的推移而变化，居住在 CCRC 社区的居民可以居住在不同的公寓和接受对应的服务。

CCRC 提供的服务及便利设施旨在最大限度地提高居民的独立性，包括护理和健康照顾服务、餐饮、家务服务、紧急援助、个人护理援助、娱乐和社会活动、24 小时安全服务、建筑和地面维护服务等。不同的 CCRC 提供的服务包内容并不相同，这些服务包的价格为每月 2000 ~ 6000 美元，费用的差异是由不同 CCRC 的规模和提供的服务包所决定。大多数 CCRC 还需要相当高的入门费，这笔费用大致与在该城镇或者城市购买房屋的成本相当。部分入门费根据与 CCRC 签订的合同可以退还。CCRC 与居民签订的合同分为全包合同（a Lifecare or Extensive Contract）、可修改合同（a Modified Contract）、按服务付费合同（a Fee-for-Service Contract）。

（三）日本不同层次的医养结合体系

日本是人口老龄化程度非常严重的国家，在文化传统上与中国也有相似之处，因此日本的医养结合模式对中国的参考价值更大。目前日本医养结合的模式主要有三个层次：第一是社区老年健康福利中心，是定期为社区辖区内能够生活自理的老人提供体检、保健以及健康教育等服务。第二是日间照护中心，主要针对能够自理生活但需要疗养服务的老人，包括一部分半失能老人和需要康复训练的老人。第三是特别养护之家，由护士、介护人员等专业人员对失能老人、残疾人以及阿尔茨海默病患者进行照顾。

日本介护服务的管理者主要是地方政府，日本的市町村主要负责征收保险费、接受被保险人的申请、评估介护需求、决定介护服务、监督介护给付等。而具体介护服务的供给则以民营企业或者非营利组织为依托。日本老龄服务企业以小型化、连锁化为主要经营特色，为老年人提供全面照护服务。每一位老年人在接受居家介护服务或者机构介护服务之前，须接受介护专家团队的评估。评估的目的在于，了解和掌握老年人在生理、心理、交往、环境等方面的状态，以制定科学、有针对性的介护服务计划。在介护团队中，介护经理是主导，扮演计划制订者、中介者等角色。介护经理在尊重老年人与家属意愿的基础上，运用专业知识为老年人制订介护计划，并充分协调各类资源，帮助老年人应对生活上的困难，为老年人提供各类服务。

除了上述服务模式以外，为了解决紧迫的养老医疗问题，日本从2000年起实施了全民性的介护保险机制，向40岁以上的人群筹资，并对可以享受介护服务的老年人群提出了明确的规定：年龄在65岁以上，需要照顾才能进行入浴、排便、饮食等行为，需要机能训练和护理，需要疗养以及其他医疗才能有尊严地度过与其具有的能力相适应的自立生活。对于有介护需求的人群，政府有专门的部门和专业医生进行评估定级。费用90%由介护保险承担，10%由个人承担，超出上限的部分全部由个人承担。介护保险在一定程度上推动了优质社区医养结合的发展，部分抵消了由老人购买力不足带来的医养结合发展困境，值得现阶段的中国参考。

六 医养结合大趋势对民营医院发展的启示

（一）民营医院在医养结合发展中的机会

1. 有助于盘活民营医院的闲置医疗资源

民营医院床位使用率普遍偏低，存在部分医疗资源闲置的现象。尽管当

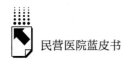

前我国医院在数量上，民营医院已经远远超过公立医院，但在服务总量上仅占 14.4%，民营医院的病床使用率仅有 60% 左右。医疗资源的配置不均衡和利用不充分，导致民营医院大量医疗资源处在闲置浪费的状态。民营医院可以医养结合为突破口，将利用率较低的床位转为兼具医养功能的床位，增加对老年人的吸引力，从而提高床位使用率。

民营医院可以利用其现有资源，向养老康复定位转型，向居民展现出更多的民营医院服务及医疗价值。一方面继续加强在慢性病、老年病管理以及术后康复等方面的服务能力，另一方面增设对老人的健康照料等相关增值服务。这样才能获得差异化竞争优势，提升其在市场中的地位。

2. 有助于提升民营医院的信任度

公立医院具备事业编制，有更好的培训体系、教育、人才和科研等资源，对医疗人才的吸引力远高于民营医院，造成民营医院缺乏竞争优势，再加上有一些民营医院不注意打造品牌信誉、虚假广告泛滥，使得民营医院在居民中的信任度较低。

开展医养结合有助于其建立信任度，首先，医养结合主要是针对老年人常见病、慢性病，民营医院的现有服务能力、医疗设备和技术水平能够胜任；其次，开展医养结合可以提高门急诊量及住院量，通过提供医疗服务、护理服务和生活服务增加医院收入，实现"以医促养，以养补医"的良性发展模式，改善民营医院的负面形象。

（二）民营医院服务端应重点关注需求的挖掘和匹配

目前，中国居家社区养老服务的多样化仍显不足。北京大学 2014 年的"中国老年健康影响因素跟踪调查（CLHLS）"数据显示，居家社区养老人群对医疗保健类社区服务需求最高，精神慰藉类服务其次，对日常生活照料类的养老服务需求相对较低。而目前大部分中国居家社区养老服务提供者并没有满足这样的需求，反而把重点放在了生活照料上，对于医疗保健类服务的细分和差异化程度不足。因此，民营医院将来若想入驻养老市场，应参考美国和日本的养老服务经验，提供差异化服务，把重点放在对老年群体具体需求的挖掘和匹配上，能够根据老人年龄、身体状况和经济状况而提供相应的服务和产品。当然，由于中国目前仍然缺乏相对完善的老人能力状况分级分类标准，在"定义"不同类型的老人上缺乏政策和法律支撑，也会为服务提供者和支付者带来风险。

（三）利用数字化技术抓住医养结合市场机遇

对于在养老产业系统化投入的市场参与者，民营医院可以尝试通过数字化技术进行产品和服务创新，以提升附加价值和赢利能力。目前，数字化技术在中国养老产业上的应用主要有几个方向。对于社区和居家养老来说，最核心的就是区域化信息云平台的建设和老人健康档案的普及。未来，随着数据的积累和分析能力的提升，居家社区养老服务提供者可以将客户定义和分类，根据老人不同的身体情况、服务需求、经济能力和个人偏好等信息定向推荐适合的服务和产品。而对机构运营者来说，养老信息系统的升级以及与医疗信息系统的打通和整合非常重要。医养结合机构的信息系统除了现有养老信息系统外，还应加入能为养老机构提供电子病历管理、体检管理、药房管理、理疗康复管理以及医护工作站管理等功能的信息系统，这样才能更好地为老人提供医养结合服务，而不是相对孤立的服务。除此之外，无论对机构运营者还是居家社区养老服务提供者来说，远程医疗和护理技术的应用和升级也非常重要。由于多数老年人患有慢性病，对于慢病管理和长期护理的需求较大，通过物联网、影像传输、可穿戴设备和床旁护理等技术的应用来实现对老人进行远程健康监控、远程问诊和远程护理意义重大。

（四）供应链整合，构建医养结合生态圈

养老服务无法摆脱公益性质，属于薄利行业，产业链每多一层就会加剧利润空间的摊薄。因此，一些实力雄厚的集团企业应根据自身现有的资源和优势进行供应链整合，提升赢利空间。具体可以参考民营医疗集团供应链模式，由集团内药品、器械供应商直接向集团旗下医院供货，压缩供应链成本的同时把赢利点向上游移。如保利集团就在积极构建其养老产业生态圈

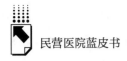

（见图1）。从战略平台的搭建，到供应链环节的整合，再到具体产品的设计和运营，保利集团试图建立起自身完整的医养结合产业链。

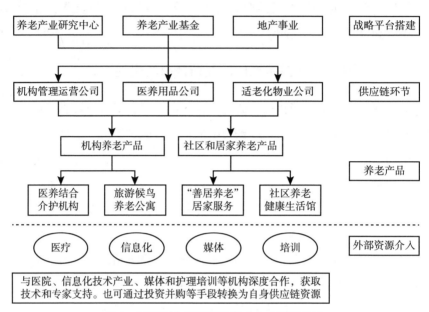

图1　以保利为例看医养结合生态圈的构建

综上，目前我国医养结合体系处于初级阶段，尚未解决诸如专业人才匮乏、管理模式不成熟、基础设施不达标、资金投入不足、缺少标准规范的医养结合照护体系等问题，如何满足不同老年人的养老和医疗需求成为我国应对人口快速老龄化亟待解决的问题。需要在借鉴发达国家的医养结合经验的同时，结合我国实际国情和社会文化背景，在政策、筹资渠道、保险体制、医疗养老等医养生态圈整合方面，探索出一条适合我国老年养老照护的"医养结合"道路。

参考文献

［1］《人口总量平稳增长城镇化水平稳步提高》，国家统计局，2019年1月23日，

http：//www. stats. gov. cn/tjsj/sjjd/201901/t20190123_ 1646380. html。

［2］ "Continuing Care Retirement Communities Consumer Guide," Mass. gov，2019 年 7 月 26 日，https：//www. mass. gov/service – details/continuing – care – retirement – communities。

［3］ "The Official U. S. Government Site for Medicare," PACE，2019 年 7 月 26 日，https：//www. medicare. gov/your – medicare – costs/get – help – paying – costs/pace。

［4］ "Program of All-Inclusive Care for the Elderly," Medicaid. gov，2019 年 7 月 26 日，https：//www. medicaid. gov/medicaid/ltss/pace/index. html。

［5］ 杨晓娟、丁汉升、杜丽侠：《美国老年人全面照护服务模式及其启示》，《中国卫生资源》2016 年第 4 期。

［6］ 杨晓娟、丁汉升、杜丽侠：《美国 PACE 模式对我国居家养老服务的启示》，中国卫生经济学会年会，2015。

［7］ "Program for All-Inclusive Care for the Elderly（PACE），" CANHR，2019 年 7 月 27 日，http：//www. canhr. org/factsheets/misc_ fs/html/fs_ PACE. html。

［8］《被浪费的医疗床位资源谁买单?》，健康界，2018 年 11 月 23 日，https：//www. cn – healthcare. com/articlewm/20181123/content – 1040982. html。

［9］ 李秀明：《重庆市主城区民营医院医养结合的可行性、问题及对策研究》，硕士学位论文，重庆医科大学，2016。

［10］ 易艳阳、周沛：《蒂特马斯三分法视角下的社区医养结合国际经验探究》，《老龄科学研究》2018 年第 10 期。

［11］ 郑函、王梦苑、赵育新：《我国"医养结合"养老模式发展现状、问题及对策分析》，《中国公共卫生》2019 年第 4 期。

［12］ 李小鹰：《勇做老年医养结合模式的开拓者——为医养结合西湖模式点赞》，《中国临床保健杂志》2019 年第 1 期。

B.12
泰康之家医养结合模式的探索和实践

罗江涛*

摘　要： 自2015年泰康之家第一家养老社区开业以来，目前已经形成了布局20个城市、运营4个养老社区的经营规模。在商业模式方面，泰康之家率先引入了美国大型CCRC（CCRC with on-site primary care）社区的模式，并配建二级康复医院或一级综合医院，形成了独特的医养结合模式。从服务角度来看，在同一个社区，泰康之家提供独立生活、协助护理、记忆照护、专业照护服务，同时依托自营的康复医院提供了健康管理、急诊急救、老年全科、康复医疗、安宁疗护、外院转诊、重疾绿通等一系列健康医疗服务，形成了泰康之家特有的"CCRC＋医院"的全人全程整合照护模式，比较接近国外的PACE模式，对国内养老社区的医养结合模式进行了探索和实践。

关键词： 社会办医　医养结合　持续照护养老社区（CCRC）　整合照护　长期照护

为了改变国人养老观念和生活方式，泰康之家独创了"五位一体"的养老生活解决方案，即一个温馨的家、一个高端医疗保健中心、一个优雅的俱乐部、一个实现年轻时候所有未尽梦想的开放的大学、一个长者们心理和精神的家园，

---

* 罗江涛，硕士，泰康健康产业投资控股股份有限公司养康事业群经营管理总监，研究方向为养老、科技产业投资、战略规划和经营分析。

来满足长者"社交、运动、美食、文化、健康、财务管理和心灵的归属"这七大核心需求。在医养结合领域，泰康之家率先引入了以提供一站式持续照护服务为特征的美国 CCRC 社区模式，又通过配建康复医院为社区居民提供急诊急救、健康管理、老年全科、康复医疗、外院转诊、重疾绿通等服务，因此，相对于业内医疗机构附属养老院、养老院内设医疗机构、"房地产+医院"等模式，泰康之家真正探索和实践了"CCRC+医院"的全人（整合照护）、全程（持续照护）医养结合服务模式，对国内养老社区的医养结合模式进行了探索和实践。

一　泰康之家医养结合模式浅析

"一个社区，一家医院"是泰康之家的医养结合模式。泰康之家率先引入美国 CCRC 社区模式，包括独立生活、协助护理、专业照护、记忆照护四种业态，随着居民健康状况的变化，能够在社区获得一站式的持续性的生活和照护服务。同时，对于老年人首要关注的医疗保障需求，每个社区都会配备二级康复医院或一级医院。在此基础上，基于老年人健康需求和疾病状况，医院优化了发展模式和学科定位，明确以老年全科为基础、以康复医疗为特色，同时不断增强急诊急救、外院转诊、重疾绿通、慢病管理、安宁疗护能力。总体来说，泰康之家医养结合模式既实现了从急性期到亚急性期、急性期后的全程持续照护模式（continuum of care），也实现了全面涵盖身、心、社、灵各健康要素的全人整合照护模式（integration of care）。泰康之家的医养结合模式，可以从实践对标和理论模型两个方面进行分析。

（一）实践对标

从实践对标方面，泰康之家医养结合模式更加接近美国的 PACE 模式。相对于 PACE 模式[①]，泰康之家模式主要有以下特点：①硬件投入方面，泰

---

① C. Eng, J. Pedulla, G. P. Eleazer, et al. "Program of All - inclusive Care for the Elderly (PACE): An Innovative Model of Integrated Geriatric Care and Financing," *Journal of the American Geriatrics Society*, 1997, 45（2）: 223 –232.

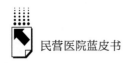

康之家是超大型重资产模式，而 PACE 仅建有日间照料中心；②在提供医疗服务方面，PACE 提供基础医疗（primary care）服务，但并没有常设（on-site）的医疗机构，而泰康之家完整地配建了二级康复医院或一级综合医院；③在付费模式方面，PACE 采取了按人头付费的模式，而泰康之家对于医疗服务还是常规的按服务付费的模式（pay per service）；④适用人群不同。总的来说，泰康之家的模式更加接近美国配有医疗机构（一般都是 on-site primary care）的 CCRC 模式，在配建医疗机构上投入更大。

（二）理论模型

从理论模型方面，国内的医养结合或医养融合可对照国外的整合照护模式。基于 Leutz 对整合照护模式的研究①，整合照护模式可分为三个层次：①"连接"（connected）方式指使轻度、中度失能老人不必依赖外部系统，可以自行获得足够的照护资源；②"协调"（coordination）方式指通过明确的机构和管理人员来协调医疗服务系统之间的照护过程，是一种比"连接"更加结构化的整合形式，但仍然是通过当前的医疗系统来完成；③"完全整合"（integration）是通过协调与整合所有医疗资源来创建新的医疗工作流程或单元，即通过获得所有的资源控制权创造一个互融互通的系统来协调资源、分配服务。

泰康之家目前的医养结合模式基本还处于第三种完全整合方式的早期阶段，其特征包括团队或个案管理人员管理整个照护过程、多学科团队管理所有的照护、在所有关键环境中管控或者直接提供照护以及照护记录的共享使用。

二 泰康之家医养结合服务的内容和方式

（一）生活照料服务

生活服务方面，社区提供定期的居室清洁、维修、美发、足疗、购物和

---

① 李志宏：《医养结合：问题缘起、实践偏差与破解之路》，《中国社会工作》2019 年第 5 期。

就医班车等服务；管家及社工服务覆盖全体社区居民，提供全方位关怀服务。同时，社工为每位居民建立独立社区服务档案并保持及时更新，使居民及居民家属感到彼此联结、彼此支持、信息互通，建立居民、居民家属及社区之间紧密的合作关系，共创长者美好生活。

生活环境方面，社区建筑和景观经过国际著名设计机构和大师精心设计，社区配套有室内新风系统、中央空调系统、适老化空间、照明和硬件设施及一系列智能化设备，打造媲美五星级酒店的安全、舒适、优美、温馨的家。

餐饮服务方面，社区餐饮服务团队以营养健康、美味多样为宗旨，配套自助餐厅、零点餐厅、小餐馆、面包房、咖啡厅、多功能厅、VIP 包间、茶室等场所，为居民打造丰富的泰康之家美食体验。泰康之家养老社区有自己专属的绿色果蔬基地，食品检验员每日对食品质量进行严格检查，保证食材新鲜、安全、卫生；在专业营养师的指导下，结合居民的饮食特点，社区专业的厨师团队每日精心烹制丰富的膳食。而且，社区餐饮团队为患有老年常见病的居民提供治疗饮食计划指导，并依据时令节气，定期举办美食节和厨神大赛活动，为居民带来场景化、社交化、娱乐化的美食体验。

（二）文娱康体服务

文化养老是泰康之家的名片。目前，入住泰康之家养老社区的居民，以高级知识分子、高级干部、企业高管和企业主为主，对丰富的精神文化生活有很高要求。为此，泰康之家养老社区在成立之初就成立了"乐泰学院"，以"养心、修身、齐家、有为、看天下"为宗旨，基于长者共同需求提供高水平的精品课程，包括书法课、欢乐英语课、编织课、生活香道课、瑜伽课、形体芭蕾舞课等30余类。由知名学者主讲的"与大家为邻"系列讲座形成了一张文化名片。

社区积极践行"活力养老""快乐养老"的理念，提供多元化文体娱乐活动、服务选择，满足了老人文娱、康体、社交多重需求。成立各类俱乐部，包括太极柔力球俱乐部、合唱俱乐部、管乐团俱乐部、摄影

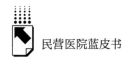

俱乐部等。活力中心包括各类文化和运动场馆、设施。社区定期组织居民开展形式多样的学习交流活动、节庆活动、外出活动、特色活动等。居民评价泰康之家养老社区，"出门必是笑脸，醒来都是节日，在这里根本没有时间孤独"。

（三）社区自治与共建

泰康之家强调居民参与和共建，倡导"社区搭台，居民唱戏"的运营管理理念。

乐泰学院有别于传统老年大学，承担起社团发起人和组织者的角色。以泰康燕园为例，在住居民的平均年龄是 81.9 岁，但他们依然活跃在社区的各项活动和服务中。年近八旬的钱理群教授，三四年间写出超过百万字的著作；85 岁的卫星专家开设了航天课；84 岁的音乐家每天为社区的合唱团伴奏；80 多岁的国家游泳队教练辅导 80 多岁的老人学游泳。

社区建立了居民自治组织"乐泰理事会"，它成为联结服务团队与居民的桥梁，推动社区服务更好地满足居民个性化的需求，塑造民主和谐的社区关系。社区内各期、各楼栋入住的居民均有代表是"乐泰理事会"的委员。

时间银行是泰康之家养老社区对具有志愿服务精神、乐于为长者及老龄事业奉献时间和精力的义工的一种激励机制。义工参与社区服务的时间将被记录在时间银行，可根据规则兑换相应的产品或服务。

社区内部还成立了党支部、党小组，建有党员活动室，为党员开展政治学习、组织活动提供条件。

（四）长期照护和康复服务

泰康之家养老社区对标国外先进模式，与全美最大的康复和长期照护机构 GRS 合作，结合中国国情及各地区实际情况，建立了泰康之家独有的国际标准长期照护体系和康复体系，力求为客户提供更专业、更优质的护理和康复服务。

1. 引入国际标准长期照护体系和康复体系

泰康之家将国际标准长期照护体系——TK-LTC（Taikang – Long Term Care）运用于护理公寓，体系涵盖协助照护、专业照护和记忆照护三个业态，持续为患有慢性疾病或功能性损伤的老人提供一系列护理、照护服务项目，目标为满足老人基本需求、支持独立性、鼓励参与社会活动、使身心健康处于最佳状态。根据老年综合评估对入住居民进行 0～5 级的护理登记评分，由多学科团队为长者制定个性化的照护目标和计划，并开展定期和即时评估，对照护计划效果进行评估和调整。TK-LTC 多学科团队包括十大专业条线：护理、老年医疗、临床药师、康复、文娱、个案管理、营养、餐饮、后勤保障以及感控，每个条线都在体系中承担着各自重要的角色。此外，还包括失智、失禁、创伤、跌倒、坐姿与良肢位摆放和安宁疗护六大专项照护方案。

泰康之家将国际标准康复体系——TKR（Taikang Rehabilitation）应用于康复医院，包括快速回归、功能维持和长期照护三种模式，为急症期、适应期、稳定期居民提供跨学科的康复服务，帮助居民恢复或维持生活功能。和 TK-LTC 相似，TKR 涵盖护理、康复医疗、康复治疗、个案管理、餐饮、营养、感控及后勤保障八个专业条线。

在长期照护过程中，当居民出现短期、亚急性的健康问题时，护理人员会协助居民在社区内配套建设的康复医院挂号，再由康复医生进行诊断，决定选择门诊或住院进行康复治疗。入院后，专业的 TKR 跨学科团队将为居民制订个性化的康复计划并实施治疗。在每一轮治疗结束后，康复医生都会进行再次评估，确认达到预期目标后，居民将回到护理公寓。

2. 制定 TK-LTC 全流程服务的基本规则

社区居民在入住护理公寓前，需完成基本的身体状况评估，并在入住后的 72 小时内，由个案管理团队组织更专业的跨学科评估并制订个性化的照护计划。根据评估结果，个案管理师会在一周内召开首次家庭会议，与家属详细沟通照护计划内容。另外，在居民入住后的每季度，个案管理师都会组织召开家庭会议、居民委员会会议和照护计划会议，以及时更新居民的照护

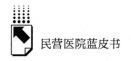

需求。在全流程中，将由来自 10 个条线的工作人员，配合完成对居民的护理服务。其中，个案管理师将作为"1 + N"服务模式的核心，充当居民利益代言人、各条线协调人、服务品质把关人、服务纠纷调解人和风险预警监测人的角色；老年医生则是护理公寓服务的核心，负责提供有效的老年医疗服务；康复医生/治疗师则主要服务于因疾病、受伤或手术而丧失部分功能的居民；护士/护理师则负责为居民提供专业护理和生活照料服务。除此之外，还有临床药师负责协同医生完成用药评估和用药随访，确保居民用药合理、安全；感控人员负责对感染高风险人群进行评估和感染预防指导。另外，还有文娱活动师负责实施有意义的活动和项目；营养师负责营养诊治，确保菜单符合居民个性化的营养需求；餐饮服务人员则负责菜单制定、配餐和送餐服务。最后，运行保障人员负责护理公寓房间、公共区域保洁以及记忆照护区空间设计评估及整改。

（五）提供配套医疗服务

针对老年人群慢病为主、多病共存的特征，泰康之家养老社区配套了二级康复医院。社区医疗服务体系由社区医务室、社区配建康复医院以及泰康之家自有医院中心和外部医疗机构构成，形成三级诊疗体系。社区配建康复医院学科定位以老年全科医疗为基础，以康复医疗和突发急症紧急救治为特色，同时提供外院转诊、重疾绿通、安宁疗护、健康管理等服务，还可以提供血透、胶囊胃镜、胃肠超声造影、水疗等特色医疗服务项目。燕园康复医院是燕园社区居民抢救的首接医院，以心脏、呼吸、肾衰竭为特色急救项目。2016 年 1 月至 2018 年 10 月共计紧急救助 723 例，康复医院救治 408 例，转外院 88 例。成功抢救人数约 115人，转诊人数约 50 人。

不同于普通医院，社区配建康复医院针对社区居民提供的医养结合服务包括以下三种。①独立区高危老人：指导治疗，加强疾病的监测与药物的调整，在疾病加重的前期控制病情，恢复活力状态，突发事件的紧急救治。②独立区普通老人：入住前评估及 72 小时再评估，建立健康档案，家庭医生的管理，个性化医疗服务，风险预测及干预。③护理业态老人：病房家庭病床管理模式，引进 GRS，欧葆庭管理体系。

（六）健康管理服务

有效健康管理是降低病人疾病复发和入院风险、保持老人独立性和生活质量的重要手段。泰康之家健康管理服务的主要内容包括：①健康评估筛查，建立及完善居民健康档案、健康干预、家庭随访、基础医疗服务，由管家、社工、护士以及医生共同开展；②家庭责任制医生负责基础疾病诊疗，对接多学科团队；③多学科团队开展专科医疗服务，提供医疗服务包（多学科会诊、个性化干预服务）。服务流程包括入住前、入住后定期和即时的老年综合评估、信息整理，团队讨论、制定和实施干预方案，监测以及干预方案的调整。

泰康之家引入 GRS 老年综合评估体系，采取了个案管理、"1 + N"多学科团队模式，同时在服务中融入了康复指导，形成了泰康之家健康管理的特色和创新之处。从干预方式来看，泰康之家健康管理服务大体可分为如下两类。①大众健康管理（PHM）：建立高血压、糖尿病、防跌倒等小组，通过家庭责任医生引导、规划，普及健康常识及健康教育，改变老年人的生活方式和运动、饮食等习惯，形成积极主动的自我健康管理理念和模式。②个体慢病管理：泰康之家借助自主研发的健康管理 IT 系统，以全科医生及健康管理师团队为依托，整合老年医学专家资源，与社区医务室、管家部、社工部、餐饮部共同协作，在燕园社区开展了"活力老人慢病管理"项目试点。该项目核心是用药、指标监测、膳食和营养、运动，涵盖老人健康促进、健康咨询、心理疏导等服务内容。2018 年 6 月，粤园养老社区与广东药科大学护理学院合作研究并开展了"个体化运动处方改善老年人慢病"项目。自项目开展以来，许多长者从盲目运动到科学运动，通过运动指导师量身定做的"运动处方"，定期坚持锻炼，身体状况得到了非常大的改善。

此外，为降低跌倒率，提高居民防跌倒意识，燕园社区与康复医院共同开展了第一期"乐活不倒翁"防跌倒小组活动。居民反响热烈，燕园社区

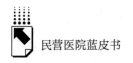
老人跌倒率呈下降趋势。不倒翁课程是由医务室健康管理师、活动部运动指导师、管家、社工多学科团队合作，为社区长者开设的平衡训练课程。活动内容包括健康评估、健康宣教、故事分享、Otago 锻炼等，一个活动周期为八周，共培训 700 余人次，收效良好。

综上，泰康之家的医养结合模式可以类比为美国大型 CCRC 社区与老年病或康复医院组合而成的养老医疗一体化机构。泰康之家正在落地和完善以个案管理、多学科团队、健康档案共享为特征的涵盖了生活照护、健康照护、老年全科医疗、康复医疗的"1 + N"整合照护服务和运营模式。相对于简单的养老机构内设医疗机构或大型医院附属的养老护理机构而言，泰康之家的医养结合模式探索和创新之路走得更远。但总体来说，这种模式仍然处在早期发展阶段，在医养结合机构一体化管理、配建医疗机构的战略和学科定位、不同服务深度协调与整合机制、个案管理和多学科团队专业人才的培养和招募等方面面临诸多挑战。"目标纯正，心无旁骛"，泰康之家将坚持改变国人养老观念和生活方式的初心和使命，坚定地在中国的医养结合模式实践中持续进行探索和创新，为中国养老事业的发展贡献自己的力量。

参考文献

［1］ C. Eng, J. Pedulla, G. P. Eleazer, et al. "Program of All‐inclusive Care for the Elderly (PACE): An Innovative Model of Integrated Geriatric Care and Financing," *Journal of the American Geriatrics Society*, 1997, 45 (2): 223 – 232.

［2］ 李志宏：《医养结合：问题缘起、实践偏差与破解之路》，《中国社会工作》2019 年第 5 期。

B.13
燕达"医养康相结合"养老
模式的创新与实践

周素娟*

摘　要： 先进科学的养老模式是积极应对人口老龄化的基础，燕达金
色年华健康养护中心隶属于燕达国际健康城，经过八年实践
积累，实现了集医疗、养老、康复、社会活动于一体的完整
养老服务体系。医疗服务依托相邻的河北燕达医院与社区卫
生服务中心。中心设立的老年康复科提供专业的康复医学服
务，同时提供专业生活照护服务与丰富多彩的文化活动。燕
达金色年华健康养护中心践行多年的"医养康相结合"养老
模式可对国家医养结合产业发展起到一定的借鉴参考作用。

关键词： 人口老龄化　养老服务　医养结合　社会办医

　　我国正面临人口老龄化的严峻挑战。我国现阶段未富先老、未备而老和
孤独终老的老龄化特点突出，在这种情形之下，医养结合是积极应对人口老
龄化的长久之计。"医养结合"是指医疗资源与养老资源相结合，实现社会
资源利用的最大化，已经成为中国未来老龄事业和产业发展的大趋势和大
方向。

＊ 周素娟，医学硕士，燕达金色年华健康养护中心总经理，中国老年保健协会老年照护评估与
管理分会副主任委员，中国医学促进会健康养老分会成员。

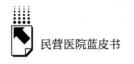
一 燕达建立"医养康相结合"的健康养老新模式

燕达金色年华健康养护中心隶属于燕达国际健康城,经过八年实践,实现了集医疗、养老、康复、社会活动于一体的完整养老服务体系。

燕达国际健康城由燕达医院、燕达康复中心、燕达养护中心、燕达医学研究院、燕达医护培训学院五大板块组成。其中,燕达医院按三级甲等综合性医院设置,床位 3000 张,康复中心床位 1000 张,养护中心床位 10000 张。

燕达金色年华健康养护中心分两期建设,总投资近 60 亿元,一期 2300 张床位于 2016 年全部住满,二期近 8000 张床位于 2018 年 10 月正式开放。养护中心秉承"提高生活质量、保障健康安全、延长寿命"的服务宗旨,建立了国内领先的"医养康相结合"养老服务体系,全程解决自理、介助介护、认知照护和舒缓疗护等不同养老养护需求,是国内运营最早、单体规模最大的全程化持续照护养老社区。

二 燕达医养康模式中的医疗服务

1. 由燕达医院提供疑难重症诊疗服务

与养护中心一河之隔的燕达医院是三级甲等综合性医院。在京冀两地政府及卫生主管部门的支持与推动下,燕达医院自 2014 年 5 月 8 日起先后与北京朝阳医院、北京天坛医院、首都儿科研究所附属儿童医院、北京中医医院、北京协和医院等北京权威医疗机构签署合作协议,并与之开展多层次、多维度的长效、共建型战略合作,与其优质专科形成"均质化"共建合作,逐步提高自身医疗服务水平。目前有数十位来自这些医院的专家长期或定期在燕达医院坐诊。

燕达医院于 2014 年 8 月被纳入北京市新农合定点医疗机构名单,2017 年 1 月燕达医院正式实现北京社保持卡直接结算。国际一流的住院环境和就医设施，使得燕达医院成为养护中心的强大医疗后盾，老人们只需步行5分钟即可抵达医院，享受近在咫尺的医疗服务。患有重病、大病和社区卫生服务中心不具备治疗条件的疾病的宾客，可享受燕达医院的VIP绿色通道服务，赢取黄金抢救时间。

2. 由社区卫生服务中心提供基本医疗服务

在养护中心二期建设的社区卫生服务中心依托燕达医院和与之密切合作的北京五家知名医院，配备了全科医师和多专科医师，设置了老年病科。燕达医院专家定期到社区卫生服务中心出诊。社区卫生服务中心根据诊疗服务半径，开展慢病管理和常见病诊疗服务、定期上门服务。保健医为老年宾客提供疾病诊疗、健康检查、健康评估、健康管理等服务，并将诊疗信息纳入健康管理档案。护士遵医嘱提供护理服务，包括注射治疗、采集标本、居家护理等。心理咨询师则提供生活问题咨询、身心疾病咨询、心理疏导、心理危机干预等服务。患重病、大病和社区卫生服务中心不具备治疗条件的疾病的患者，可通过VIP绿色通道转诊燕达医院。

三 燕达医养康模式中的康复服务

中国每年新增的约1000万名老年人中60%～70%有康复需求。创新养老服务理念和模式，将康复护理加入养老机构提供的特色服务之中，已成为中国养老的发展趋势和必由之路。随着燕达金色年华健康养护中心二期项目正式对外开放，养老服务模式也由最早的"医养结合"升级为"医养康相结合"，加大了康复领域的投资建设，包括成立老年康复科，大批量引进专业的康复人才，为老年宾客提供心脑血管疾病、运动系统疾病方面的专业康复服务。

康复师还会定期上门提供康复指导和康复治疗服务。针对老年人常见病、多发病、退行性疾病等制定个性化的康复计划和运动方案。行动不便的老年宾客可以选择在家配合康复师的治疗，由工作人员将可移动的康复器械

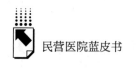
运送到宾客家中供其锻炼使用，也可以选择每周到老年康复科进行康复治疗，体验多项康复理疗项目。

四　燕达医养康模式中的专业生活照护

养护中心根据老年宾客的身体健康状况，为他们提供多个等级的照护服务，配备保健医、护士、中医、康复师、营养师、心理咨询师、护理员、保洁员、社工和理发师等服务人员，定期上门提供各项养老照护服务。

养护中心打造了一支充满爱心、热忱高效的专业护理团队。员工树立了坚定的企业核心价值观：尊老为德，敬老为善，爱老为美，助老为乐。一切工作的重心都围绕这一价值观展开，将为老服务的初心贯彻到底，用爱心、耐心和细心为老年宾客提供全面的个人生活照料服务。护理专员为老年宾客提供的服务包括整理衣物、床铺，洗浴，洗脚，修剪指甲，帮助进行室内外活动、沐浴阳光，晨间晚间护理和各类生活便利服务等。社工定期上门，给予老年宾客精神慰藉、灵性关怀，带动其活动，并帮助其解决矛盾等。

五　养老服务全面升级

"医养康相结合"的特色模式，为在养护中心居住的老人提供了高品质的健康养老服务，养护中心对于老年宾客的餐饮、园林设计、居所环境、精神文化建设和生活娱乐需求都非常重视。

1. 科学合理的营养膳食

作为老年营养餐标准化示范基地，养护中心长期以来非常重视在住长者的饮食健康和营养均衡。养护中心大型营养餐厅可同时容纳 2000 余人就餐，还特别开设豪华包厢，为老年宾客家庭聚会和招待客人提供便利。

养护中心专门建立了蔬菜、米面、肉蛋等供应基地，严格选用应季新鲜果蔬，保障有机健康；在营养师的建议下，根据老年人饮食特点，结合科学合理的膳食搭配，做到低油少盐、荤素相宜，健康和营养兼具；每餐菜品有二三十种,主食有十余种,就餐形式多样,丰俭由己。针对有特殊需求的长者,餐厅还提供清真餐、低脂餐、营养药膳、流食及半流食等。

2. 优美如画的园区环境

养护中心园林的规划参考了国内外的知名园林设计方案,园区内部绿地覆盖率达60%,植物品类丰富,乔木、灌木与花卉科学搭配,因地制宜,形成层次分明、四季常绿的园林景致。

除了视觉美感,养护中心还充分考虑了园林种植的实用性和趣味性,在园区内选种了十余类果树,每到挂果季节,养护中心都会组织大型采摘活动,这既增添了老年宾客的生活趣味,同时也能让他们舒筋健骨,有益身心健康。

一条贯穿东西、长约700米、最宽处可达60米的人工景观河将燕达医院与养护中心巧妙地分隔成两个独立的区域,河流两岸的带状公园既形成了宜人的景观,又提高了周边空气湿度,改善了园区生态环境。另外,还在不同位置建造了三座阳光种植房,供老年宾客种植各类瓜果蔬菜。

3. 温馨舒适的居所空间

燕达金色年华健康养护中心养老居所按照居家风格建设,分为家居式养护区和宾馆式养护区,居住空间安全私密,生活设施及适老化功能一应俱全,并充分考虑到居住者的身体机能及行动特点,在居室的适老化功能上,以简洁、实用、安全为标准进行以人为本的设计建造。

养老居所内所有家具的边缘棱角均设计为圆滑弧形,避免磕碰伤害;卧室、客厅均设有一键紧急呼叫装置,参考中国老年人平均身高体型,设计安全高度,并增设拉绳报警方式,使长者在各种条件下均能够方便及时获得医护人员救助;卫生间面积宽敞,预留看护人员空间,洗浴、如厕均装有水平和垂直扶手,让长者在移动和起蹲时更为省力,湿区安置防滑垫,降低跌倒风险,墙脚装有感应灯;安装具有洁净、冲洗、烘干、加热等功能的智能马桶;盥洗台镜子可调节角度,方便坐轮椅的长者使用;宾馆式养老居所内均实现氧气入室,且设计为隐藏式壁画外形,美观实用;设置的天轨移位和生活辅助系统以及智能床垫、遥感监测等系统,可极大降低长者的意外事故或猝死的发生率。

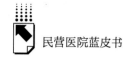

4. 丰富多彩的文化活动

《"十三五"国家老龄事业发展和养老体系建设规划》不但将"丰富老年人精神文化生活"专列一章，而且强调要发展老年教育、繁荣老年文化、加强老年人精神关爱等。养护中心建设的多功能大街贯穿东西，设有老年大学、模拟高尔夫球馆、电影院、健身俱乐部、棋牌室、图书馆、温泉游泳馆、茶馆、咖啡厅、鲜花店、阳光种植房、党员活动室、老年会所等，还设有佛教、天主教、基督教、伊斯兰教等宗教的活动场所，充分满足在住长者各方面的生活需求。

老年大学开设了写意花鸟、书法、舞蹈、瑜伽、朗诵、剪纸艺术、京剧、时装表演、音乐欣赏、交谊舞、电脑知识培训、演唱等三十余门课程，极大地丰富了老年宾客的精神文化生活，有助于培养他们广泛的兴趣爱好，搭建学习交流平台，实现老有所学、老有所乐，帮助他们找到自我价值感与认同感。丰富多彩的活动为老年宾客的养老生活注入了活力，他们也在这些活动中，结交到了新的朋友，增进了相互之间的了解和沟通，很快适应了养护中心的新生活，令家人、子女倍感安心。

综上，燕达金色年华健康养护中心在医养康相结合的特色养老模式道路上践行了八年，积累了丰富经验和良好口碑，得到了广大宾客及家属的充分认可。

参考文献

[1] 《国家统计局：2018 年我国经济运行总体平稳、稳中有进》，新浪财经，2019年 1 月 22 日，http://finance.sina.com.cn/roll/2019 - 01 - 22/doc - ihrfqziz9893049.shtml。

[2] 中国市长协会、国际欧亚科学院中国科学中心：《中国城市发展报告(2015)》，2016。

[3] 习近平：《决胜全面建成小康社会 夺取新时代中国特色社会主义伟大胜利——在中国共产党第十九次全国代表大会上的报告》，人民出版社，2017。

B.14
小规模多机能医养结合机构的模式与实践探索

段 萱[*]

摘　要： 我国已进入老龄化社会，医养结合、社区居家养老将成为具有中国特色的养老模式，并在很长一段时间内占据主流位置，这就衍生出"小规模多机能医养结合机构"。该模式主要为需要生活支援及介护服务的居家老人或有身心障碍者提供以日间照料与身心机能训练为中心的通所服务，也应老人的要求提供短期住宿、上门访问等服务。优护万家率先引入"小规模多机能医养结合机构"模式，实行"多部门联合、交叉监督"的无死角标准化质控管理，建立一套完善的标准化服务体系，保障项目连锁化服务的一致性。未来，连锁化、规模化、平台化、网络化是小规模多机能医养结合机构的发展方向，由以养老机构为主体转为以医疗机构为主体，带动医疗向基层发展，同时提升养老服务专业度，整合上下游融合发展。但现阶段也存在行业管理有待规范、政策支持有待落地、服务人才缺乏以及市场化运营有待形成规模化等问题。

关键词： 养老产业　医养结合　社区嵌入　社会资本

---

* 段萱，优护万家创始人及董事长，中国老龄产业协会医养结合与健康管理委员会副主任，中国民营医院发展联盟执行副主席，对医养结合型养老服务运营模式有较深入的研究和实践。

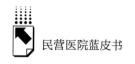
我国老龄化时代已加速到来，伴随着中国老年人未富先老、未老先病，以及根深蒂固的传统养老观念，"医养结合""社区居家"将成为具有中国特色的养老模式，并在很长一段时间内占据主流位置，这就衍生出"小规模多机能医养结合型机构"。这种类型的机构在日本已发展成熟，但在中国才刚刚起步，随着国家相关鼓励政策的不断出台落地、养老需求的不断释放，优护万家作为养老服务行业的先行者，已经率先引入小规模多机能医养结合机构模式，并在集团化、规模化运营中积累了可供行业借鉴的成功经验。

一 小规模多机能医养结合机构模式概述

（一）小规模多机能医养结合机构定义

小规模多机能医养结合机构起源于日本，日本的小规模多机能养老服务模式的正式名称是"小规模多机能型居宅介护"。顾名思义，该模式主要为需要生活支援及介护服务的居家老人或有身心障碍者提供以日间照料与身心机能训练为中心的通所服务，此外也应老人的要求提供短期住宿、上门访问等服务。这里的"小规模"指设施的使用人数一般不超过29人，目的是给老人提供家庭般的生活环境与训练场所，还可以与当地比较熟悉的人进行充分的交流与沟通。

（二）日本小规模多机能医养结合机构发展历程及现状

日本于2006年提倡小规模多机能养老服务模式，并将其纳入介护保险的范畴，可为老人提供比较完备且价格相对低廉的介护服务。日本厚生劳动省2006年4月修订的《介护保险法》提出了在人口密度较高的地区推进小规模多机能养老服务。将上门服务、日托服务、短期入住进行组合，为满足老年人不同的需求提供灵活服务。目前，这一模式已经非常成熟，机构数量近400家，并在不断地拓展更多老年人所需要的服务及模式，也在单项服务领域进行更加专业的深耕细作。

（三）我国小规模多机能医养结合机构发展现状

随着我国各项养老政策的不断推出和落地，各种类型的企业不断进入养老服务市场，养老机构的布局和发展也逐渐发生了一些变化，它们集中在几个转变上："大体量向小体量转变""远郊县向社区转变""自理人群服务提供向刚需人群专业服务提供转变"。小规模多机能医养结合机构由于投入成本相对较低，服务客群容易获取，也越来越受"中小型""轻资产"民企资本所看好。目前也有些区域和机构在尝试，但尚未就该种模式提出完整概念，尚属碎片化服务提供阶段，特别是加入"医养结合"概念后，又增加了"医"的专业度，无形中抬高了进入的门槛。

二 我国小规模多机能医养结合机构的行业环境

（一）政策环境

发展老龄产业，应对老龄化社会，成为我国重要工作。2015 年 11 月 18 日，国家卫生计生委、民政部、国家发展改革委等九部委联合印发《关于推进医疗卫生与养老服务相结合的指导意见》，明确到 2017 年初步建立医养结合政策体系、标准规范和管理制度，到 2020 年基本建立医养结合体制机制和政策法规体系。其中还特别指出要"推动医疗卫生服务延伸到社区和家庭，为居家老年人提供延续性的健康管理服务"。

自 2011 年《国务院关于印发中国老龄事业发展"十二五"规划的通知》后，2013 年、2014 年各项养老政策集中落地。《老年健康蓝皮书：中国老年健康研究报告（2018）》数据显示，目前我国基本形成了"医中设养""养中设医""医养结合"三种模式。截至 2018 年，我国已有 1000 多家医院设立老年病科或转型为老年病医院，2800 多家养老机构内设医疗机构，11500 多对医疗机构与养老机构签约确立医养结合模式。

2019 年，国家层面的养老政策又有了一些方向性的变化和调整，包括

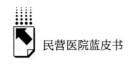

政府加强托底保障，加大对基层养老服务设施、乡镇敬老院、市县福利机构建设投入力度；简化登记审批程序，降低社会力量创办养老机构门槛；将社区居家养老作为主要发展方向；坚持供给与需求协同推进，培育养老市场，丰富养老服务产品，促进老年群体消费，实现供需两端有效衔接。

（二）客户需求

我国1999年进入老龄化社会，60岁人口数量达到1.3亿人，相当于日本的总人口数量。80岁以上人口年均增长3.3%，超出国际标准将近1个百分点，预计2020年全世界每四个65岁以上老年人中就有一个中国老人。法国用了115年进入老龄化社区，瑞士用了85年，美国用了60年，而中国用了18年，如此大的规模、增速和新增人口的断崖式下跌，给我国的社会保障、养老服务体系带来巨大的挑战。

中国老年人群具有高龄化、失能/失智化、慢病化的特点。国家卫健委2019年5月8日召开例行新闻发布会时提到一组数据：截至2018年底，我国60岁及以上的老年人有2.49亿人，占总人口的17.9%，65岁及以上的老年人有1.66亿人，占总人口的11.9%，其中患有慢性病的老年人有1.5亿人，占老年人总数的65%，失能、半失能老年人有4400万人。老年人群体不断扩大，对医疗及护理服务提出了迫切的需求。

然而，受根深蒂固的中国传统文化影响，"养儿防老""在家养老"依旧会在很长一段时间影响着老年人及其子女，虽然目前养老机构在环境、硬件设施、服务等方面都在不断提升，甚至有质的飞跃，但传统观念下，老年人还是需要社区提供帮助，才能够实现在家养老。

三 优护万家的小规模多机能医养结合机构模式实践探索

（一）项目背景

优护万家全称为"北京优护万家养老服务集团有限公司"，是一家专注于为失能老年人提供专业护理服务，以"护理型养老机构运营、居家养老护理、医养人才教育培训及人力资源服务"为主营业务的中外合资企业。核心管理团队历经二级专科医院运营、与央企合作运营郊区多床位全龄型养老公寓，并帮助几十家包括地产、金融企业在内的多种类型的养老企业进行过项目定位。在这段医院运营、养老机构运营、养老产业咨询的过程中，优护万家团队也在不断地分析市场、研究客户需求、研读政策导向，并到日本、欧美等养老服务相对成熟的国家和地区进行考察交流及深度学习。由于核心团队具有从事医疗行业工作的基础，最终将发展方向定位在扎根社区辐射居家，以小规模多机能医养结合机构为落脚点开展专业医养结合服务。并于2016年成立北京优护万家养老服务集团有限公司，建立了"优护万家"品牌。

（二）运营模式及现状

优护万家通过布局北京市海淀区学院路二里庄街道医养结合小机构，探索依托社区的医养结合机构，提供长期住养、短期康复、日间照料、喘息服务、上门服务等多种机能，开展照护、护理、康复、医疗等多种专业服务，并将服务辐射到周边3~5千米有需求的长者家中，以家庭床位弥补小规模床位的服务量不足问题，运营趋势良好，目前已实现多地多点复制。

优护万家始终坚持为老服务无小事，把持续不断提升养老服务品质作为长期目标，从长者需求出发设计服务产品，实行"多部门联合、交叉监督"的无死角标准化质控管理，自主建立一套完善的标准化服务体系，保障项目连锁化服务的一致性。

（三）核心服务内涵

服务原本就是个抽象的概念，很难被定义，服务内涵更是看不见摸不着。优护万家在两年多的机构运营探索中也在不断地总结和提炼自身的核心服务内涵，发现好的服务一定是适合的服务，服务的内涵存在于与客户的"交互"中，即"需求匹配度"，它体现在广度和深度两方面。

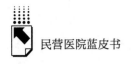

1. 以长者的需求为导向设计服务产品

站在长者的角度做好充分的需求调研，挖掘真实的需求所在，是优护万家在机构建立初期所做的一项重要工作。优护万家从一开始就将服务定位在"长者需要什么""长者最迫切需要什么"，通过对整个社区及周边3千米老年人群近半年时间的走访调研工作，将机构的人群定位为失能、半失能、失智长者，并根据所开展服务配备相应的专业人员。由于量需定制服务，优护万家自开业以来入住率提升迅猛且服务保持供不应求的发展态势。

2. 基于长者的体验不断优化服务内容

针对不同生活能力的长者制定相应的标准化服务模型。对失能长者制定特定的服务模式，对症状较轻、有居家养老需求的长者实施日间康复、晚间回家与家人生活的日间照护模式。

以一位携带胃管入住长者为例，该长者（化名张奶奶）突发脑梗后不能自主进食并伴有右侧肢体偏瘫，出院后入住优护万家。由于长期携带胃管无法自主进食，张奶奶入住时生活态度消极，不愿与人交流。经过专业评估，发现张奶奶吞咽功能完好，故尝试用微量喂水的方式刺激其自主吞咽，并逐渐增加次数，一周后改为喂食小米粥，发现张奶奶可以自主咀嚼，在照护人员的鼓励和帮助下，一个月后张奶奶顺利拔除胃管，自主进食，也因此恢复了对生活的信心，主动要求就偏瘫肢体进行康复训练。机构调整了张奶奶的照护计划，删除管道护理内容，增加肢体康复训练内容。经过一年多的持续训练，这位长者由完全卧床状态恢复到能够在协助下移位至轮椅，坐轮椅参加各种活动，应用辅具自主进食，服务等级也降低了两级。根据对这位长者的服务过程，优护万家也摸索出了脑梗后长者的康复要点，陆续收住了数十位相似情况的长者，逐步形成了一套标准化服务模型。

优护万家的小机构发展速度非常快，着重于将每一项服务的开展都做到"到位"，不急于增加服务项目，而是稳扎稳打。初期以"长者最迫切需求"为切入点开展服务，并通过为每一项服务设定标准、流程、评估、改进提升等步骤，将每一项服务做到极致，之后再逐渐增加"长者普通需求"及"部分长者特殊需求"，故而有了基础服务产品作为支撑，为特殊人群提供个性化服务。

（四）培养专业人才队伍

优护万家着力构建具有竞争力的专业人才培养体系，结合服务过程中沉淀下来的知识以及技能进行培训教材及课程的自主研发。2016年公司成立伊始就与中国老龄产业协会医养结合与健康管理委员会共同发起医养结合照护人才培养项目，并作为项目唯一的企业实施方组织开展各类医养人才培训，三年来已累计培养千余位专业人才。

同时，为了提升养老服务业整体服务水平与人员整体文化素质水平，2017年优护万家与山东省德州职业技术学院合作开展混合老龄学院，将老年服务与管理专业进行"承包"，从制订教学计划、招生、专业课授课到与学生签订就业协议，真正建立以企业期待目标为培养目标、入学即就业的模型。目前，已经有3届大专学历在校生近500人，2017级也将于2019年12月开始实习，2020年正式进入养老服务行业，成为养老服务行业的新生代力量。

四　我国小规模多机能医养结合机构的发展方向

（一）连锁化、规模化、平台化、网络化是发展趋势

2019年4月，国务院办公厅发布关于推进养老服务发展的意见。支持养老机构规模化、连锁化发展。目前，养老服务发展成熟的国家以及我国养老行业规模较大的代表企业都以连锁化、集团化的方式开展服务。连锁化和规模化的医养结合机构也更具有品牌和服务质量方面的优势。同时，随着信息化、科技化程度的加深，很多智能设备不断出现并趋于成熟，平台化、网络化也将成为小规模多机能医养结合机构发展的重要趋势。

（二）由以养老机构为主体转为以医疗机构为主体

目前的小规模多机能医养结合机构绝大多数仍以养老机构为主体，仅有极少数机构可为照护长者提供医疗服务，大多数机构仍依靠与周边医疗资源

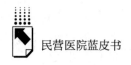

合作方式提供就医服务，这与目前养老机构从业人员素质普遍偏低、养老机构运营者专业度不够有很大关系。若以医疗机构为主体设立小规模多机能医养结合机构，就可以充分利用医疗机构现有资源，将服务范围和深度做到位，故而以医疗机构为小规模多机能医养结合机构设立主体也将成为未来重要的发展方向。

相关数据显示，2017 年我国三级、二级、一级医院和社区卫生服务中心的床位闲置率分别为 1.4%、16.0%、42.5% 和 45.4%，而民营医院的床位闲置率更是达到 36.6%。因此，增加养老相关服务或将成为提高二级以下医疗机构及民营医院医疗资源利用率的有效方案，从而带动基层医疗发展并提升养老服务专业化程度。

老年群体通常以慢病预防、对症治疗、病后（术后）护理为主，大多数情况下在社区即可解决。国家卫健委也不断释放重点发展基层医疗，做好慢病管理、疾病分诊、大病转诊等医疗"第一道关卡"等信号。顺应这一发展方向，小规模多机能医养结合机构能够在社区中引入更多的医疗护理专业服务，为医疗服务向基层发展提供场所及服务需求。

（三）整合上下游融合发展

小规模多机能医养结合机构涵盖的服务多种多样，由于其服务形式灵活、服务人群广泛、服务种类多种多样，必将带动上下游产业，例如老年交通出行、老年康复辅具、老年用品、老年食品及保健品等，均能够将此类型机构作为载体进行相关服务和产品的导入，得到融合发展。

五　我国小规模多机能医养结合机构面临的问题与挑战

（一）行业管理有待规范

目前，国家层面仅有"养老机构""养老照料中心""养老驿站"等建设标准出台，但未明确小规模多机能医养结合机构的概念、建设标准及服务标准，各个企业以自身实践为标准，亟待从整个行业管理角度出台相关规范。

（二）政策支持有待落地

尽管早在 2015 年国务院就颁发了《关于推进医疗卫生与养老服务相结合的指导意见》，鼓励养老机构与周边的医疗卫生机构开展多种形式的协议合作，建立健全协作机制，而且近年来不断推出一系列相关利好政策，但因缺乏系统的政策体系和行动指南，社区医疗卫生机构在为老人提供服务时存在服务内涵不明确、边界划分不清楚等问题。

首先，在我国城市社区医疗卫生服务中，大部分城市是为老人提供一些基本的医护服务，如测量血压、检查身体、健康宣传等。对于失能、半失能的居家养老的老人来说并没有提供相应的服务。北京市为失能和半失能老人提供家庭病床，医保提供部分报销，减轻了老年人的经济压力。但在经济欠发达地区，政府没有能力为每一个社区中失能、半失能的老年人建立家庭病床。其次，家庭医生签约服务收费标准不明、服务内容单一，使得居民对家庭医生提供的服务不太认可。各地政府也难以制定上门服务的价格机制。

（三）服务人才缺乏

据统计，我国有 4000 多万名失能和半失能老年人，按照国际标准（老人和护理员的比例为 3∶1），我国约需要近 1300 万名养老护理员，但是我国目前养老护理员的数量不足 30 万人，与《民政部关于印发〈全国民政人才中长期发展规划（2010～2020 年）〉的通知》要求的 600 万人的目标相去甚远。况且，小规模多机能医养结合机构需要在满足基本服务的基础上，对护理人员的专业知识、操作技能要求均有所提升，因而这部分专业服务人员的缺口非常大。

（四）市场化运营有待形成规模化

场所建设及专业人员配置等相关问题，成为目前小规模多机能医养结合

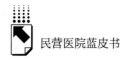

机构未形成规模化发展的掣肘。目前，在我国新建设的小区中，已经有养老服务设施的配建标准出台，但老旧小区中因为服务场所难以提供，所以服务无法开展，这也成为制约此类机构规模化发展的重要原因。

综上，小规模多机能医养结合机构在我国刚刚起步，既顺应了目前我国养老发展的国情，又能够有机会快速发展和布局，发展空间巨大。但由于专业人才的缺乏以及行业的不规范，出现了两个极端，即进入的企业发展不温不火，未进入的企业在止步观望。但根据优护万家的经验，在小规模多机能医养结合机构这一模式中机遇与挑战并存，期待有更多的企业能够加入小规模多机能医养结合机构的建设与运营，发挥各自优势，共同探索、共同推进我国社区居家养老服务。

参考文献

［1］土木亚理子：《認知症やひとり暮らしを支える　在宅ケア　小規模多機能》，岩波书店，2010。

［2］山口 健太郎、三浦 研、石井 敏编著《小規模多機能ホーム読本》，ミネルヴァ書房，2015。

［3］日本全国小规模多机能型居宅介护事业者联络会编写《地域での暮らしを支える小規模多機能型居宅介護～在宅の認知症高齢者のケアを確立する～》，2017。

［4］赤尾宣幸编著《小規模介護事業の経営がわかる本》，セルバ出版社，2015。

［5］建筑思潮研究所编著《小規模多機能福祉拠点》，建筑资料研究社，2014。

［6］日本全国访问看护事业协会编著《看護小規模多機能型居宅介護—開設ガイドブック》，中央法规出版社，2017。

［7］高桥 诚一编著《小規模多機能ケア実践の理論と方法》，全国コミュニティライフサポートセンター，2007。

［8］介護保険事業運営の手引き编集委员会编写《介護保険事業　小規模多機能運営の手引き》，中央法规出版社，2015。

［9］《2019年国家养老政策变化一览》，中研网，2019。

［10］《老年健康蓝皮书：中国老年健康研究报告（2018）》，社会科学文献出版社，2019。

创新实践篇

Innovative Practice Reports

B.15

爱迪眼科医院打造学科
优势病种的实践

张　游*

摘　要： 医疗质量关乎患者的生命和健康权益，是衡量医院诊疗水平
的标准，是医院发展的根基和核心。而病种是医院从事日常
诊疗的基本单元，对疾病实施医疗的过程，可以反映医院的
技术能力和水平。通过打造优势病种可以带动学科发展，对
于民营医院来说，更是提升医疗市场份额和品牌知名度的重
要发展策略。成都爱迪眼科医院经过6年发展，有针对性地
打造医院特色优势专科，从而带动医院诊疗水平全面提升，
在区域内创立了良好的专科品牌特色，取得了良好的社会效
益和经济效益。

---

* 张游，成都爱迪眼科医院 CEO，四川大学华西医院 HMBA，多年从事医院管理及运营工作。

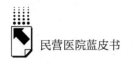
关键词： 优势病种　学科　经验

自新医改实施以来，随着国家各部门利好政策的出台，社会办医有了长足的发展，其中最显著的标志就是民营医疗机构数量的急剧增加。在过去，民营眼科医院可以依靠近视手术与白内障手术而立足，通过营销和社保支持就可以获得可观的利润。而如今，市场趋于饱和导致了利润缩水，民营眼科医院的生存空间也面临巨大考验。成立于2013年5月的成都爱迪眼科医院彻底放弃了过去眼科经营粗放、赢利模式单一的发展模式，把目光瞄准"高医疗水平、精细化服务"的高品质医疗。以放大自身优势打造特色科室，以优势学科创造的社会经济效益拉动医院整体医疗水平的提升，努力打造以"高医疗水平和精细化服务"为核心竞争力的专业眼科医院。建院6年以来，医院结合群众需求、自身特点，着力加强优势病种、重点科室建设，设立了眼底病专科、角膜移植专科、白内障专科、青少年近视防控中心等一批重点学科项目，取得了良好的经济效益和社会效益，有力促进了医院的发展。

一　把握技术定位，加强优势病种建设

在眼科病种中眼底病诊疗难度大、设备投入高、人才培养周期长，为了突出优势病种，医院提出了"以优势学科为重点"的经营策略，开启了成都眼科诊疗市场的"蓝海战略"。在科室建设方面，为了加强优势科室建设，建院初期，医院对眼底病专科在硬件设施、人才培养、科研课题、配套服务等方面优先配给资源，瞄准国内先进水平，让科室优势尽快形成，提升医院竞争力。医院聘请四川大学华西医院原眼科主任医师、华西医院眼底玻璃体切除手术奠基人之一胡玉章教授担任院长。胡玉章教授是我国知名的眼底疾病专家，尤其是视网膜玻璃体切除手术技术精湛，是国内少数玻璃体切除手术过万例的专家之一。胡玉章教授担任爱迪眼科医院院长后，也将四川

大学华西医院的管理模式、学术氛围、严谨的工作态度以及华西一批青年医疗人才吸纳到爱迪眼科医院。

全国民营医院数据评价平台的数据显示，爱迪眼科医院视网膜脱离、玻璃体切除术在全国二级医院中均在95分位值的良好区位，呈现绝对优势病种。

在眼底病专科的带动下，医院在获得良好经济效益的同时，也在竞争激烈的眼科医疗市场中打响了品牌。医院收益的提升为其他亚专科的发展带来人才、硬件、课题资源等方面的基础条件，角膜移植与眼表病专科、屈光矫正专科（近视手术）、视光专科、白内障专科等由于资源配给优势，也逐步得到良好发展。

由于准确把握了技术定位，以优势病种建设为突破口，爱迪眼科医院坚持以疑难眼病诊疗为特色，经过近6年多的发展，从几近饱和的成都眼科市场脱颖而出，医院优势病种、特色科室及品牌打造，不仅为医院争取到了立足之地，也进一步拓展了医院的发展空间。"西南疑难眼病诊疗中心"的品牌效应已辐射西南乃至整个中西部地区。医院各科室收治的疑难危重症平均占比达40.60%；开展的诊疗技术中，48项技术处于国内先进水平，其中5项技术处于国际先进水平；患者满意度达到99.07%。开业6年多来，无严重医疗事故发生。

二 针对病种特色，突出科室优势

特色重点专科的发展不仅需要全院在资源等方面的配合，同时各科室由于病种不同，其发展又具有相对独立性。疾病的特征、患者的诉求、社会效益、可能制约科室发展的问题等，都是科室差异化发展需要考虑的要素。爱迪眼科医院根据病种特征，制定差异化的科室发展战略，可以优化资源分配，更大限度地实现优势科室对整体学科的带动作用。

（一）眼底病专科开启"视网膜脱离急救绿色通道"

组织结构和功能正常的视网膜是获得良好视力的基本条件，如果组织的结构发生病变，其功能亦随之发生异常，视网膜脱离就是典型表现，脱离的视网膜失去了原有的平整性，随着时间延长，视网膜细胞将产生明显的病理性改变。美国眼科学会曾做过一项针对全球 1000 多位眼底病专家的调查，调查结果表明，全球眼底病医生对于视网膜脱离应在早期采取手术的认识是高度一致的，66.1%（其他国家）~69.6%（美国）的医生会在 24 小时内完成手术，94.6%（其他国家）~98.9%（美国）的医生实施手术不会拖过 3 天。[①]

但眼底手术极为复杂，加上技术难度大、医生难以培养、手术设备昂贵等因素，能够开展这类手术的医院稀少，患者不得不集中于大型公立医院。以四川大学华西医院为例，视网膜脱离患者的手术等候期很长，为 2 个月到 3 个月，而视网膜脱离尤其是黄斑部视网膜脱离患者的手术等候时间大于 3 个月，术后视力均只能恢复到 0.1 左右。[②]

黄斑部视网膜脱离病例的最佳治疗手术时期是 1 周内，越早手术保留的视力越佳，一旦错过治疗时机则可能造成永久性失明。因此，及时安排手术是视网膜脱离患者的迫切需求。建院伊始，在院长胡玉章教授倡议下，爱迪眼科就举全院之力开通了国内首条"视网膜脱离 72 小时急救绿色通道"，承诺在 72 小时内为患者安排手术。6 年以来医院坚守承诺，无一台手术例外。2018 年，随着四川大学华西医院眼底病专家、博士生导师张军军教授加盟爱迪眼科，这条"急救通道"不断提速，绝大部分患者在接诊次日即接受了手术。

目前，医院年手术量超过 3000 台，在成都地区仅次于四川大学华西医院，一次性手术成功率在 96% 以上，外省来诊的疑难重症患者占 10% 左右。同时，爱迪眼科医院也是四川地区较早开展 27G 玻璃体切除术的医院。

（二）角膜移植专科打造"国际化"发展路线

在我国，需要接受角膜移植手术的患者约 400 万人，但由于角膜供体严

---

① 张军军：《视网膜脱离为何应尽早手术》，《爱迪眼科论文集》，2018。
② 黎晓新、王景昭：《玻璃体视网膜手术学》（第 2 版），人民卫生出版社，2014。

重不足，每年能够接受角膜移植手术的患者仅 5000 人，患者不得不面临长达几年的漫长等待，而其中更有不少患者在漫长的等待中永远失明。同时，角膜供体匮乏的问题，也严重影响了医生角膜移植手术经验的累积和技术的成长。

角膜移植科室的发展，依赖角膜供体的获得，但国内由于传统观念制约及宣传力度不足，角膜捐献量根本无法满足需求，国内几乎所有眼库都处于"有库无眼"的状态。为支持角膜移植专科的发展，爱迪眼科医院建院时即建立了爱迪眼库，并制定了两条发展路线：一是通过国际捐赠，获取角膜供体资源，以满足患者需求；二是面向社会广泛开展角膜捐献科普宣教工作，促进本地角膜捐献事业发展，从根本上解决角膜供体与患者需求之间的供给矛盾。

1. 积极探索打通角膜移植国际通道

位于南亚印度洋上的斯里兰卡，这个仅 2000 万人口的国家，在半个世纪内向全世界捐赠了约 70000 枚角膜，遍及 57 个国家 114 个城市，另有 1113600 人在眼库登记身后捐献角膜。斯里兰卡人口只有美国人口的 1/15，每年实际捐赠角膜数量却是美国的 2 倍。[1] 2013 年 9 月，在多方努力下，成都爱迪眼科医院与斯里兰卡国际眼库签订合作备忘录，约定斯里兰卡国际眼库每年向爱迪眼库捐赠超过 500 枚角膜。时任中华医学会眼科分会主任委员的赵堪兴教授见证了签约仪式，称这是中国眼科发展史上的历史性时间。2014 年 8 月，爱迪眼库与斯里兰卡国际眼库合作的"爱迪国际联合眼库"正式挂牌成立，斯里兰卡时任总统夫人施兰蒂女士、时任中国驻斯里兰卡大使吴江浩先生为眼库揭牌。至此，四川角膜移植患者的等候时间从过去的 3 年缩短至 2 周，极大地缓解了角膜移植的供需矛盾。随着 2014 年成都—科伦坡直航的开通，"角膜移植国际通道"再次提速，危重症患者可在 1 周内安排手术，实现了角膜移植的急救手术。

随着"角膜移植国际通道"的打通，爱迪眼科医院与国际同道的交流

---

① 姚晓明：《现代眼库实用技术》，人民卫生出版社，2017。

合作不断深入。2015 年，爱迪眼库选派技术骨干前往美国国际复明眼库学习，经考核后，爱迪眼库成为美国国际复明眼库的首位亚洲会员单位；2017 年 3 月，爱迪眼库又与美国阿拉巴马眼库签约，共建"中美国际合作眼库"。国际联合眼库的建立，让爱迪眼库得以共享斯里兰卡眼库和美国眼库的资源，同时学习了角膜劝捐公益事业、角膜供体保存、眼库管理、眼库技术等方面的先进经验，获得了良好发展。

2. 大力发展本地角膜捐献事业

2015 年 1 月 16 日 16 时 55 分，著名青年歌手姚贝娜在北京大学深圳医院病逝，年仅 33 岁。根据姚贝娜遗愿，她将捐出自己的眼角膜，其中一枚角膜捐给了爱迪眼库，并在爱迪眼科医院成功移植给一名凉山州的青年男性患者。在捐赠方与受捐方的同意下，中央电视台、北京卫视、新华网等多家媒体对此进行了连续报道，引起社会各界强烈反响，让角膜捐献公益事业获得了更多人的关注。在姚贝娜捐赠眼角膜事件后，许多爱心人士和公益组织开始关注并投身这一事业。

爱迪眼库积极与媒体协作，让成都新婚夫妇签署角膜捐献志愿书、上校军官易大章捐献角膜等先进事迹被广泛报道。同时，通过印发宣传资料、开展现场活动等方式，借助榜样的力量进一步推进"角膜劝捐公益项目"，取得良好的效果。数据显示，近年来，爱迪眼库获得的本地捐献量和志愿捐献量均以成倍的速度增长。

2017 年 12 月 28 日，国家卫生计生委发布通知，禁止使用境外来源的人体血液（包括血浆及其他血液成分）、组织器官用于临床医疗。至此，虽然爱迪眼库停止了接收国际捐献，但在眼库管理和眼库技术方面的交流仍在继续。尽管国家政策的管控限制了角膜移植的国外通道，但经过前期数年的努力，爱迪眼库的本地角膜捐献已基本可以满足临床需要。有统计显示，爱迪眼科角膜移植手术量已达到全国第三。

建院以来，由于有充足的角膜源保障，角膜移植临床技术也获得了极大提升，达到国内、省内先进水平，成功实施了角膜内皮移植手术、角膜内皮移植联合白内障手术、铆钉型角膜移植手术等高难度手术。2017 年 9 月，爱迪眼科角膜移植手术首席专家姚晓明教授率领爱迪眼库团队，主编出版了国内首部现代眼库技术专著《现代眼库实用技术》。

（三）白内障专科以高品质手术服务"一带一路"沿线国家

白内障手术是复明效果最佳的眼科手术，但如果采取过去的粗放式经营模式，一味地追求"廉价"，只能让医院采用功能单一、视觉质量不理想的人工晶体，不得不放弃使用视觉质量佳、能大幅度提升术后生活品质的高品质人工晶体。爱迪眼科医院白内障专科始终倡导高品质白内障手术，不仅能满足患者术后复明的需求，同时要让患者看得清晰舒适，让白内障手术摆脱"廉价"的标签。

而高品质白内障手术不只是指使用高端人工晶体的白内障手术，相关检查、服务、专科人员配置等，都面临着全面调整。包括新增和更新检查设备，以获取更精确的眼部数据，为患者"量眼定制"复明方案；升级配套服务，优化就诊流程及就医环境；设置专科助理，协助进行人工晶体选择、回访、复查提醒等。通过不断努力，在过去的 6 年，爱迪眼科白内障专科高端晶体使用占比超过 96%，在省内居于前列。

爱迪眼科白内障专科在将国际先进医疗技术"引进来"的同时，积极践行国家"一带一路"倡议，开展对外医疗援助，将医院高品质医疗"送出去"，服务"一带一路"沿线国家，以光明架通民心桥梁。

2013 年至 2018 年，爱迪眼科援外医疗队三次受邀前往缅甸，开展白内障慈善复明手术，超过 500 名缅甸白内障患者因此重见光明，并创下当地最高龄白内障手术纪录。2014 年至 2019 年，爱迪眼科医院先后两次派人员前往尼泊尔开展白内障慈善复明手术，共计为 300 名当地患者成功实施了手术；2019 年与尼泊尔曼·默汉医院签订"中尼眼科医疗合作项目"，以促进中尼友好眼科中心的建立。此外，爱迪眼科医院专家团队还赴塞拉利昂、柬埔寨等国为数百位白内障患者实施慈善手术。[1]

---

[1] 周文强、谢亚婷、赖慧敏：《践行"一带一路"倡议，爱迪眼科光明行动》，《四川医院管理》2019 年第 2 期。

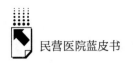
2014 年 9 月，在习近平主席对斯里兰卡进行历史性访问期间，以爱迪眼科医院姚晓明教授为首的医疗队在斯里兰卡开展"中斯友好光明行"活动。习近平主席夫人彭丽媛、斯里兰卡时任总统夫人施兰蒂·拉贾帕克萨共同出席活动启动仪式，此次光明行，共计为 1000 名斯里兰卡白内障患者实施了手术。2018 年，爱迪眼科援外专家团再度受邀前往斯里兰卡，在其首都科伦坡开展慈善光明行活动，为 100 名白内障患者实施了慈善复明手术。同时，爱迪眼科与当地医院签订了合作备忘录，建立"联合眼科中心"，在为当地患者实施复明手术的同时，为对方提供人才培训、技术交流、远程会诊等方面的便利，这是我国首个由民营医院在"一带一路"沿线国家开展的医疗合作项目。

（四）小儿眼科与视光专科打造青少年近视防控中心

青少年近视防控工作是重要的公共卫生问题。爱迪眼科医院始终高度关注青少年近视防控问题，多次配合相关部门开展多项青少年近视防控公益活动及科研项目，以实现"治假、防真、控加深"的儿童青少年近视防控目标。全面引入近视防控镜片、离焦软镜、角膜塑形镜、硬性高透氧性角膜接触镜，以及视觉训练等青少年近视防控技术，专业开展框架眼镜（近视防控镜片）验配、角膜接触镜（离焦软镜、角膜塑形镜、硬性高透氧性角膜接触镜）验配、视觉训练、后巩膜加固术等，为具备不同眼部条件的青少年和儿童提供科学全面的近视防控方案。

2015 年 10 月，受成都市青羊区、蒲江县卫生与教育部门指派，成都爱迪眼科医院创建了成都首个"青少年近视防控试点基地"，蒲江县北街小学（广定校区）和蒲江县大塘九年制义务学校被选为试点校区。爱迪眼科医院向两校捐赠国际标准视力表灯箱 81 台，定期在两校开展近视防控讲座、眼健康普查，建立视力档案，并对调研对象进行近视防控的科学干预。项目结束后，向政府相关部门提供了反馈报告，为成都市青少年近视防控工作的开展提供翔实、严谨的数据支持。

建院以来，爱迪眼科医院小儿眼科与视光专科平均每年在社区、企事业单位、学校等开展 80 余场眼健康讲座；平均每年为 50 余所学校开展成都市中小学生秋季眼健康体检项目；平均每年举办约 65 场"爱眼护眼·我是小医生职业体验亲子活动"，超过 600 个家庭参与，参加活动的儿童及青少年通过扮演小小眼科医生和聆听讲座，学习爱眼护眼知识，并参加了免费眼健康体检。在寓教于乐中普及爱眼护眼知识。此外还开展多种形式的眼健康亲子公益活动和眼健康科普知识传播。爱迪眼科在青少年近视防控方面的相关工作获得了患者、社区、学校师生及领导部门的认可，2019 年成为首批"成都市视力保护科普基地"。

三 采用"筑巢引凤"模式，构建人才梯队

医疗人才队伍的建设是专科建设和发展的第一要素，同样也是民营医院在发展过程中容易出现的"瓶颈"。从内因上看，民营医院的人才队伍建设主要面临的问题有：①一线骨干紧缺，尤其缺少学科带头人；②人才结构不合理，青年骨干医师、中坚人才储备缺乏；③资金、科研项目、信息等公共资源不平衡，造成民营医院难以实现人才的可持续发展；④人才队伍不够稳定。针对上述问题，爱迪眼科采用"筑巢引凤"模式，在医院管理、培训与进修、学术科研、人力资源管理等方面加大投入，为医院吸引、培育了一批高素质人才，逐步完善了三级人才梯队的建设。目前，医院拥有博士生导师、硕士生导师等高级职称专家 29 人，拥有中级职称及初级职称医师 22 人。

（一）以先进理念及规范化管理吸引高端人才

2018 年，四川大学华西医院眼底病专家、博士生导师张军军教授及四川大学华西医院白内障专家、硕士生导师刘谊教授携手加盟爱迪眼科，一度引发业界关注。而吸引两位国内一流眼科专家加盟的因素，不是资金的诱惑，而是理念上的志同道合。

爱迪眼科由四川大学华西医院眼底病专家胡玉章教授创办，与四川大学

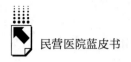

华西医院严谨、规范的办医及管理理念一脉相承。医院一直坚持"以患者为中心、以医疗质量为核心、以临床工作为优先"的原则，避免因追逐市场短期利益而造成的管理混乱。此外，医院提出的"视网膜脱离72小时救治绿色通道""高品质白内障手术"等服务患者的理念，与专家个人职业诉求相符，也是吸引顶尖人才加盟的砝码。

（二）多元化继续教育培养人才梯队

1. 定期开展医院内部业务培训

医院坚持每周开展院内业务培训，包括临床病例分析探讨、先进治疗技术及理念的学习、个案治疗经验的分享等，并有学科带头人总结、指导，有利于青年医生拓展思维，快速成长。医院建立了显微手术操作实验室，有骨干医生带教，帮助青年医生在手术技术方面实现快速成长。

2. 鼓励青年医生参与培训和进修

爱迪眼科为医务人员提供了良好的培训、进修的环境，为青年骨干医生的培养创造有利条件。医院鼓励青年医师、护士参加各种形式的进修、规培，提供保留岗位、优先录取、薪资提升等优待，在很大程度上避免了人才流失。

3. 发挥窗口优势创造学习机会

得益于医院国际化发展路线，作为成都眼科医疗对外的一张"国际名片"，爱迪眼科医院有机会邀请到国内外眼科专家、医院管理专家到院交流、带教，有助于青年医生开阔视野，提升实际分析和解决问题的能力。

（三）营造良好科研、学术氛围

爱迪眼科医院坚持科研、学术与临床并重的原则，让临床技术聚焦于医疗前沿，必须坚持科研与学术的引导。而科研、创新精神是优秀的医疗人才必不可少的素质，因此在医院营造出良好的学术氛围，也是人才队伍建设的重要举措。

医院每年派出骨干专家、青年医生参与美国眼科年会、亚太眼科年会、全国眼科年会等国内外专科学术会议，并通过奖励机制鼓励医生参与会议论文投稿。此外，连续六年举办西部地区疑难眼病峰会，邀请国内顶尖眼科专家授课，吸引来自全国各地的数百名医生参与。医院举办的"西部地区眼科临床病例研讨会"，邀请院内及西部地区青年医师登台分享病例，顶尖专家对之分析探讨，有助于青年医师展示自我、拓宽视野。

医院特别设立不同级别的奖励机制，鼓励医生参与科研创新及学术论文撰写，共获得 10 项国家发明专利，每年均有多篇论文发表于眼科核心期刊。每年均编印《爱迪眼科论文集》，鼓励临床医务人员及医院管理人员投稿，鼓励医护人员进行科研创新和学术研究，提升专业素质。

四 软硬实力两手抓，全面提升学科能力

（一）硬实力抓设施设备升级

医院专科建设离不开诊疗设备的升级、硬件设施的配套等硬实力的提升。随着医院的快速发展，知名度与辐射范围不断扩大，门诊量、住院量及手术量每年均有大幅提升。原有院区已无法满足患者需求，时常出现门诊拥堵、住院床位紧张的状况。同时医院专科建设的细化分科、优化流程等需求也亟须院区扩张。2018 年 1 月，爱迪眼科医院新院区 B 区正式投入使用。新院区的投入使用，不仅使医院面积扩大，收治病人的人数增加，更对专科的建设起到推动的作用。医院面积的拓展促成大批新增设备的入场，包括角膜共焦显微镜、眼表综合分析仪、强脉冲光治疗仪、免散瞳广角激光扫描检眼镜等检查治疗设备，以及眼底玻璃体切除系统、白内障超乳系统、手术显微镜等手术设备，从而大大提升了专科疾病的诊断及处置能力。

相关专科也开设了专病门诊。如小儿眼科与视光专科增设了多间医学验光室、角膜接触镜专用检查室、角膜接触镜配镜室、角膜接触镜取镜室、视觉训练室等，接诊能力进一步提升，缓解了小儿眼科与视光专科、屈光矫正（近视手术）专科、白内障专科等科室共用医学验光室造成的拥堵状况。由

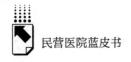

角膜移植及眼表病专科独立出干眼门诊，为患者提供更加专业、优质、有针对性的诊疗服务。

医院 B 区还增设远程会诊中心，为其他地区医院提供远程会诊及病例探讨的渠道，让爱迪眼科优势专科可以协助服务更多患者，增强医院辐射能力及知名度。

（二）软实力抓精细化医疗服务

民营医疗要做好公立医院的补充角色，在专科建设方面更要注重细节服务，如就诊流程便捷性、环境的舒适性、服务的精细化等。患者是否拥有良好的就诊体验，也是民营医院专科建设的一项指标。

1. 从医院整体设计体现细节服务

爱迪眼科医院精细化服务理念从医院设计上即可得到体现，医院内部设计由国际著名设计公司担当，并参考医务人员及知名医院管理专家意见，在患者挂号、就诊、缴费、住院等流程上精细设计，在保障就诊环境简洁明亮的同时，减少了患者来回奔波的距离。2016 年，爱迪眼科的医院装潢设计荣获"2016 第十一届中国国际建筑装饰及设计艺术博览会国际环艺创新设计作品大赛—华鼎奖疗养医疗空间类一等奖及十佳精品案例奖"。

2. 提供家一般温馨的住院环境

在住院环境方面，爱迪眼科病房均按照星级酒店标准设置，病房洗手间设置扶手及防滑设施，病房灯光设置有照明及夜灯等多种模式；病房走廊设置灯箱，用于疾病科普宣传及院内新闻展示；住院部医生办公室采用开放式设计，让患者能够直观地看到医生的工作状态，减少心理隔阂；此外，医院还提供便民箱、送餐、冰箱及热餐等便民服务，改善患者的住院体验。

3. 患者就诊三对一精准服务

医院设置客户服务部，开展的工作包括：咨询（线上、线下）、分诊、导诊、投诉处置、预约挂号、患者乘车就餐安排以及就诊回访工作。服务于患者就诊的前、中、后期，让患者明明白白就诊：前期大致了解自己的疾病，了解自己疾病诊疗的医生及其团队；就诊期间，了解自己的就诊、检查、治疗及入院流程；出院后了解日常注意事项及复查时间。

4. 设置专科助理实现精细化管理

专科助理一职的设立源于台湾长庚医院，2003 年四川大学华西医院引入该职位，并开设专科助理培训班。爱迪眼科医院在眼底病科等重点专科设置了专科助理，横向协助医生、科室主任开展流程再造，实现精细化管理，提升患者的满意度；纵向隶属于医院管理层，协助进行发展策略的制定，合理配置资源，提高管理效能和医院业绩，降低运营成本，使医院的可持续发展得到保障。

自设立专科助理岗位以来，各科室工作流畅度有了明显提升，医生工作效率及患者满意度得到提高，专科医疗质量有了进一步提升。在专科助理配合下，医院门诊量、住院量及手术量较过去同期分别增长了33.5%、41.8%、50.4%，取得了良好的社会效益、经济效益和品牌效益。

综上，构建优势病种群是适应现代医疗发展的客观需求，可以实现医院的"蓝海战略"，有利于医院资源的高效运用和医院的低成本运营，有利于医院学科交叉融合，形成新理论和创新成果，从而提升医院的核心竞争力。2018 年，爱迪眼科获批成为"三级眼科医院"，并多次荣膺"全国诚信民营医院""四川省先进民营医疗机构""四川省诚信民营医疗机构"等荣誉。2019 年 6 月通过了成都市卫健委重点专科建设评审，是 2019 年成都市卫健委重点学科（实验室）和重点专科建设项目评审中唯一入选的眼科重点专科医院，也是唯一获选的非公医疗机构。爱迪眼科医院在发展过程中，打造优势病种特色重点专科，以技术定位为先导占领市场先机；以专科特色为抓手实现特色发展；以人才队伍建设为中心，践行可持续发展路线；以提升医疗质量和医疗技术为核心，以软硬件提升的具体实现形式，全面推进优势病种重点科室的发展，并实现全学科持续发展的路径。

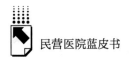
参考文献

［1］张军军：《视网膜脱离为何应尽早手术》，《爱迪眼科论文集》，2018。

［2］黎晓新、王景昭：《玻璃体视网膜手术学》（第2版），人民卫生出版社，2014。

［3］姚晓明：《现代眼库实用技术》，人民卫生出版社，2017。

［4］周文强、谢亚婷、赖慧敏：《践行"一带一路"倡议，爱迪眼科光明行动》，《四川医院管理》2019年第2期。

B.16
武汉市普仁医院的临床
学科能力建设之路

李 力　徐大勇　吴国俊　汪 沅*

摘　要： 本报告分析总结近年来武汉市普仁医院临床学科能力建设与实践，找出医院临床学科能力建设的有效方法，探讨临床学科能力建设对综合医院服务能力及发展的影响。经过 50 余年发展，武汉市普仁医院统筹规划、集中力量建设了一批高质量、有特色的重点专科，有力地促进了医院医疗、教学、科研工作水平。民营医院综合服务能力的提升，与临床学科能力的建设有着密切关系。加强临床学科能力建设是推动三级综合民营医院全面发展的重要策略。

关键词： 民营医院　综合医院　服务能力　学科建设　重点专科

　　武汉市普仁医院创建于 1955 年，经过 60 多年的发展，已成为一所集医疗、预防、科研、教学、保健于一体的大型现代化三级甲等综合性医院。随着医疗技术的高速发展，学科建设成为医院品牌和竞争的重要阵地。尽管新医改以来，我国民营医院的发展取得了长足进步，民营医

---

* 李力，武汉市普仁医院科教部主任，病理科副主任医师，武汉科技大学医学院副教授；徐大勇，武汉市普仁医院院长，心内科主任医师，武汉科技大学医学院教授；吴国俊，武汉市普仁医院副院长，肝胆外科主任医师，武汉科技大学医学院教授；汪沅，武汉市普仁医院院长助理，泌尿外科副主任医师，武汉科技大学医学院副教授。

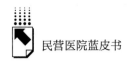
院临床重点学科建设取得了一定成就，但和大型三甲公立医院相比仍存在颇大差距。随着人民群众对医疗服务的需求日益多样化，民营医院的学科建设与创新发展越发重要。武汉市普仁医院紧紧围绕"质量、安全、服务、管理、绩效"主题，加强医院临床重点学科建设与管理，着力打造医院品牌和优势，在区域内医疗市场竞争激烈的情况下，全面提升核心竞争力。

一 三级民营综合医院加强学科能力建设的必要性

1. 医学技术发展的需求

三级综合医院作为医疗服务体系的中坚力量，是我国医学发展的引领者。在当前"互联网+"时代，要求三级民营综合医院必须不断更新学科知识体系，与时俱进，才能保证医院的品牌和学科竞争力。

2. 国家政策的要求

"健康中国"战略提出建立优质高效医疗服务体系。对于三级综合医院来说，拥有优质高效医疗服务体系意味着拥有一流的人才、技术和管理，这就要求医院强化学科建设，增强实力。国家一系列政策推进医疗改革，如在医联体建设方面，要求三级综合医院帮扶县级医院，提供全方位的支持；在医药价格综合改革上，实现零加成，并推进按 DRG 收费，敦促三级综合医院必须强化核心技术，提升医疗质量。在医疗服务行动计划上，要求提高患者满意度，意味着各医院必须提升内涵建设，以服务品质赢得群众肯定。

3. 来自行业竞争的压力

据相关数据统计，乌镇互联网医院在线最高日接诊量超过 7.2 万人次；宁波云医院由政府主导，多方参与构建 O2O 协同平台；杭州建立国内首家 Medical Mall 的医疗资源共享模式，多元化办医格局形成。"十二五"期间，中央财政向县级医院、基层医疗机构倾斜，使得基层医疗机构环境有效改善，规模扩大，工作量提升，县级及以下医院实力不断增强。近期国务院办公厅下发《关于促进"互联网+医疗健康"发展的意见》，对互联网与医疗健康深度融合做出进一步部署。在这种趋势下，三级民营综合医院要想继续发挥引领作用，必须拓展思路，以创新赢得未来的生存与发展。

二 普仁医院临床学科建设的实践

1. 临床学科能力建设的重要意义

临床重点专科聚集了医院人才、技术、科技和设备设施等优势资源，是医院生存发展的中坚力量。医院通过重点建设具有特色和优势的专科，为社会提供更优质的医疗服务，使其在整体或在某一专业技术方面成为本地区有特色、有影响或有竞争力的专科，达到省内领先或国内先进水平。同时带动医院相关专科发展，从而整体提升医院的专科建设水平和人才培养水平，为医院的可持续发展提供技术和人才储备，对提高医院的科技创新能力和核心竞争力、科学规划医疗资源配置、开展优质医疗服务、搭建合理的人才梯队、提升区域辐射带动能力有着十分重要的意义。

2. 坚持专科化发展思路

学科建设的水平直接反映出医院的整体水平和学术地位，这几年，武汉市普仁医院统筹规划、集中力量建设了一批高质量、有特色的重点专科，有力地促进了医院医疗、教学、科研工作水平。普仁医院采取重点科室、重点投入、重点扶植，同时兼顾弱势学科的政策。通过不断地促进优势学科的建设，充分发挥其示范效应，以点带面，"扶强顾弱"，积极培育有较大潜力的学科，从而促进医院整体学科的共同发展。

武汉市普仁医院妇产科和骨科一直是医院的重点学科，经过60余年的发展和沉淀，拥有雄厚的技术力量，在武汉市乃至湖北省内均享有盛誉，在此基础上，医院新组建了生殖医学科、数字医学骨科等专科；将骨科细分为脊柱外科、手足显微外科、创伤外科、关节外科4个独立运行的亚专科，老牌优势专科的技术向纵深有了新发展，亚专科建设有了新成效。目前，普仁医院已有神经内科、内分泌科2个湖北省级重点专科，心内科、普外科、骨科、儿科、康复科等15个市级重点专科。

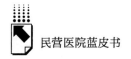

3. 牢牢把握实用高效的创新原则

持续强化专业创新能力建设，不强求自主创新，也不盲目跟风，确定了"先僵化，再固化，后优化"的新技术引进路线，每引进一项新技术新业务，必须消化、吸收和再创新，普仁医院每年开展新技术新业务超过100项，完成例数超过5万例次。医院对这些项目的考核不仅仅是引进来就算数，而是从开展的例数、创造的效益等多维度进行监控，从而跳出"引进再引进"的怪圈，让每一项开展的新技术、新业务达到技术创新、能力提升的目的，取得了较好的经济效益和社会效益。

同时，严格落实医疗新技术全程质量管理制度，从项目人员的准入开始，强化项目的立项、目标、管理、风险、绩效、成果及效益等方面的全流程管理，使医疗技术的开展规范化。各学科带头人亲自抓新技术的论证、引入与全程医疗技术质量管理，如辅助生殖技术从供体、受体选择，到移植过程和围生期管理、排斥反应的处理等，在降低医疗风险的同时，保证技术项目开展质量，最终能够达到预期目标。

4. 构建健全高效的人才培养体系

科技创新的关键在人，普仁医院始终高度重视人才的引进工作，把人才队伍建设工作纳入每年的考核目标中，促使创新团队的带头人彻底转变观念，放宽胸怀，以高度的大局意识和强烈的责任意识主动引进人才，建立人才与业绩挂钩并随市场行情调节的薪酬分配制度。近三年，普仁医院引进各类专业技术人员近300人，其中博士15人、硕士90余人，约半数人员具有高级技术专业职称。

与此同时，积极构建一个健全高效的人才培养体系，加大实施高层次创造性人才的培养力度，造就拔尖人才和领军人物。关注对中青年学术带头人和学术骨干的培养，鼓励并支持他们继续求学深造，医院先后派多名骨干去美国哈佛大学医学院等世界一流医学机构长期进修、学习深造，30余人次参加国际学术会议交流，80余人次先后在国内著名医学机构进修学习。同时有短平快进修学习实践技术等培养方式。通过多层次、多方式培养专业技术人员，人才梯队建设成效显著。

随着人才的引进与培养，医院的教学体系日臻完善，师资力量明显增强，临床带教能力显著提高，并承担武汉科技大学医学院医学本科、硕士教学工作。作为住院医师规范化培训基地，普仁医院高度重视规培工作，投入大量高素质的师资从事临床带教，制定教学计划，开展教学查房、疑难病例讨论、手术病例讨论、多学科联合会诊等工作，出色完成各年度住院医师规培工作。

医院努力营造良好的学术氛围，举办形式多样的学术活动，3年间，普仁医院举办国家、省、市各级继续教育学习班100余场，举办院内讲座培训300余场。通过邀请各级各类专家学者走进普仁医院开办学术讲座等方式，开展多种形式的学术交流活动。

三　医院科技创新能力不断提升

1. 建立院士专家工作站

科技创新是医院持续快速健康发展的原动力，医院的科研水平、科技成果和科技人才是衡量一所现代化医院医疗和学术水平的重要指标。普仁医院作为一所民营三级甲等综合性医院，想在激烈的竞争环境下持续快速健康发展，就必须依靠科研创新不断增强医院的核心竞争力。2019年6月6日，武汉市普仁医院与中国科学院院士、干细胞与生殖生物学国家重点实验室主任刘以训教授正式签订院士工作站技术合作协议，院士专家工作站正式成立，为普仁医院进一步提升科技创新能力，可发挥如下积极作用。

（1）提供决策咨询和技术指导：主要针对武汉市普仁医院生殖医学研究和人类辅助生殖技术方面提供技术支持、信息咨询服务，同时为研发团队在研发过程中提供技术指导，保证研发方向的正确性。

（2）指导和帮助解决关键技术难题：在院士专家团队指导帮助下，着力解决利用自体经血细胞和脐带组织来源细胞提高胚胎着床率、种植率以及抱婴率等相关疑难问题。

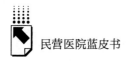

（3）指导和帮助科技成果转化：根据武汉市普仁医院发展实际情况，承接院士部分科技成果的孵化和转化工作，引进院士专家的科技项目成果，实施成果转化，帮助医院培育拥有自主知识产权的自主产品。

（4）指导和帮助开展人才培养：通过院士专家的技术创新和技术攻关，带动和促进医院科技创新团队的自主创新能力，帮助医院培养高层次创新人才，指导医院申请国家级基金课题。

2. 成立生殖医学中心

武汉市普仁医院生殖医学科率先在武汉市青山区开展生殖医学研究和人类辅助生殖技术，普仁医院也是该地区唯一具备开展辅助生殖技术资格的三级甲等医院，为该地区及周边辐射区域提供规范的不孕不育诊疗服务及辅助生殖技术。生殖医学科设有女性不孕门诊、男性不育门诊、男科实验室、人工授精实验室、人工授精手术室、取卵室、胚胎移植室、胚胎实验室等。团队技术力量雄厚，可开展超促排卵、宫腔内人工授精等一系列辅助生殖技术，在不孕不育、复发性流产、遗传优生、高龄助孕等方面具有丰富的临床经验。刘以训院士工作站挂牌后，将进一步提升生殖医学中心的学科能力。

3. 在多专科开展3D打印技术应用研究

3D打印技术是一种在计算机技术辅助下，利用数学模型将粉末状塑料、金属等材料，通过逐层堆积的方式打印出实物模型的快速成型技术，凭借其打印速度快、打印产品保真性强等诸多优势，逐渐在越来越多领域得到重视并加以应用。随着影像学和数字化建模等科技的进步，3D打印技术在医疗领域的应用越来越广泛。

2013年，武汉市普仁医院就在国内数字骨科创始人钟世镇院士、裴国献教授等专家的指导下，率先成立了华中地区首家数字化骨科实验室暨数字医学实验室。2015年，医院斥资近500万元购置了目前国际一流、国内领先的系列医疗专用3D打印机。实验室成立以来，致力于3D打印技术在临床各科室的运用研究，目前已涉及骨科、口腔科、脑外科、肝胆外科、呼吸内科等诸多科室。运用3D打印技术，针对患者实施有效的术前计划及手术模拟，为复杂病例患者提供个性化、精细化、微创化的服务。其中"3D打印技术在骨科临床治疗中的运用研究"相关课题已经获批武汉市卫计委重点临床研究计划项目,"髋臼骨折螺钉植入导向器的研制及应用"的研究成果经湖北省科技厅组织国内专家鉴定,达到国内领先水平。

四 科研制度化管理保证科研成果厚积薄发

近年来,武汉普仁医院始终坚定不移地实施科研制度化管理,不断提升科技创新的综合实力,取得了令人瞩目的成果。

1. 对科研项目实行责任制,科技创新工作佳绩不断

医院要求每个学科都要提出短、中、长期学科规划,特别是新技术、新业务发展规划,将专业学科带头人确立为项目带头人,纳入目标责任制,进行定期的检查、考核和实施严格的奖惩;将科技创新工作目标作为干部任用的一个重要标准。

三年来,科研立项达100余项,累计20余项科研成果通过省市级验收,多项科研课题获得省部级奖项。其中骨科团队"3D打印个体化椎弓根螺钉导向器辅助治疗脊柱损伤"研究项目获得2018年度湖北省科技进步三等奖;肝胆外科的"ICG清除试验(ICG R15)和有效肝脏血流量(EHBF)在评估肝胆手术前后肝脏储备功能的对比应用研究"课题在近50家单位的申报课题中脱颖而出,顺利通过吴阶平医学基金会肝病医学部"肝功能评估方法研究基金"课题审核;心血管内科的"依折麦布防治糖尿病心肌病的作用及机制研究"获得湖北省科技厅自然科学基金立项;麻醉科的"麻醉废气职业暴露对暴露人群外周血淋巴细胞凋亡的影响研究"获评职业危害识别与控制湖北省重点实验室开放基金重点项目。此外,医院先后获得冶金医学奖(原冶金部下设冶金医学会设立)二等奖3项、三等奖7项,获国家实用新型专利20余项,发明专利30余项,参与编写专著28部。

2. 对科研论文发表实行责任制,质和量均有明显提高

近年来,医院努力建设好医院数字图书馆,共享武汉科技大学图书数据库,为医院广大医务技术人员查询医学科研文献提供了便捷的通道和平台。

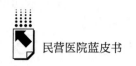

医院发布相关制度，要求中级职称以上医护人员每年至少有一篇论文以第一作者发表于统计源期刊。对于年终未完成论文发表指标的科室和个人，医院将给予相应的警示。近三年来，医院发表核心期刊论文 400 余篇，其中 SCI 论文 50 余篇、中文核心期刊论文近 180 篇。

3. 对重点专科建设实行责任制

医院要求各专业制定好本专业的近期及中长期学科建设规划，特别是已确定的各级重点专科，必须要有更为详细的规划和目标，在新技术、新业务的开展，科研论文的发表，省市学术会议的召开以及学科带头人的学术影响力提升等方面要有具体的目标，定期进行评价考核。

4. 对学科带头人的学术地位实施考核制度

力促各专业在各领域学术地位的提升，把各专业带头人在市级学会乃至省级学会中任常委以上职务作为重要的业务考核指标。目前，医院有 100 余名医务人员在各级各类学会任职委员、常委、副主委或科技期刊编委。

五 普仁医院重点学科建设的体会

1. 建立科学的评价标准，明确专科建设发展方向

一所综合医院的临床重点专科建设水平，直接反映其整体服务能力。重点专科建设标准要确保参考国家、省市级相关法规，国内外各种评审标准及国内外普遍使用的标准。同时，要体现医院发展的实际，结合医院的办院理念、发展规划、学科建设的现状，才能保证临床重点专科建设的发展方向。①

2. 要保持医院的科技创新竞争力

三级综合医院应时刻关注医学前沿，加强新型学科、高精尖技术的发展。三级综合医院拥有丰富病例资源，应充分发挥这一优势，注重临床型转化医学研究，在医学前沿上找准发力点，不断寻求突破，保证学科发展具有

---

① 杨进彬：《医院临床重点专科建设的新思路与实践》，《现代医院管理》2016 年第 1 期，第 2~4 页。

持久的竞争力。

综上所述，临床学科能力建设、发展重点专科是未来医院发展的根本，抓好重点专科的建设就等于抓住了医院发展的关键。这将成为医院建名科、育名医、创名院的重要组成部分。加强民营医院重点专科建设，是提升医院竞争力、影响力和综合服务能力的有效途径。

参考文献

[1] 吉蕾蕾：《乌镇互联网医院在线最高日接诊量超过 7.2 万人次》，中国经济网，http：//www. ce. cn/xwzx/gnsz/gdxw/201712/03/t20171203_ 27076426. shtml。

[2] 袁媛、吕坤、马琳等：《加强临床重点专科建设的实践探索与成果》，《中国卫生标准管理》2016 年第 3 期。

[3] 李振化、王桂华：《3D 打印技术在医学中的应用研究进展》，《实用医学杂志》2015 年第 7 期。

[4] 许青武、王桢、罗正学等：《临床医学学科带头人胜任特征的模型》，《第四军医大学学报》2007 年第 21 期。

[5] 林梅、黄俊星、钱晓惠等：《加强医院重点学科的建设》，《中华医学科研管理杂志》2010 年第 6 期。

[6] 徐俊华：《建设和发展医院优势学科群实现医院可持续发展》，《中国卫生产业》2015 年第 23 期。

[7] 李凤如、史培娜、刘建：《我院学科建设与人才培养的实践与思考》，《医院院长论坛 – 首都医科大学学报》（社会科学版）2015 年第 1 期。

[8] 杨进彬：《医院临床重点专科建设的新思路与实践》，《现代医院管理》2016 年第 1 期。

[9] 张明、危莉、周琼等：《医改新形势下三级综合医院开展学科创新路径探索》，《中国医院》2019 年第 1 期。

[10] 席晓莺、颜家瑜、王筱金等：《医学学科建设与发展的相关因素分析》，《上海交通大学学报》（医学版）2009 年第 9 期。

[11] 要跟东、崔凤勤、檀增桓等：《综合医院临床重点学科建设的体会》，《中国卫生产业》2014 年第 7 期。

[12] 张怡宁、崔泽、刘琳等：《某省会城市省级医学重点（发展）学科科技奖励现状分析》，《医学研究与教育》2019 年第 2 期。

B.17
平安医疗的重点专科发展之路

黄怀鹏*

摘　要： 石家庄平安医院通过创新管理手段、人性化服务管理，实现了医疗质量与医疗服务的双提升，同时坚持"以名医带名科，以名科铸名院"，建立国家重点专科。医院坚持以中医为主、中西医结合发展，发挥中医药特色优势，促进医疗技术的全面发展。全院实施一体化管理模式，按照统一的标准和规范，对各科室各部门的医疗资源进行整合。医院还搭建科研平台，重视人才梯队建设，营造良好的科研氛围，增强了科研实力。

关键词： 民营医院　重点专科　学科建设　医疗质量　服务能力

石家庄平安医院始建于1987年，伴随着改革开放的脚步，一路栉风沐雨、发展壮大，目前已跨越式发展成为一所集医疗、预防、教学、科研、康复于一体的三级综合性医院。医院目前开放床位1100张，血液病科为国家临床重点专科，风湿病科为国家中医药管理局"十二五"重点专科，实验诊断学部通过了ISO15189（CNAS）认证。在近两年香港艾力彼医疗机构排名中，石家庄平安医院始终位列"中国非公医院50强"。医院还先后获得"全国诚信民营院""全国最具价值民营医院"等荣誉称号。多年来，平安医院一方面以血液病科、风湿病科等重点专科为抓手，打造"名医名院"，

---

* 黄怀鹏，研究员，石家庄平安医院院长，中国医院协会民营医院管理分会副会长，河北省医院协会民营医院会长。

发挥名医的集群效应，在患者中树立了响当当的口碑；另一方面，在医疗卫生改革事业中勇立潮头，通过创新管理手段、人性化服务管理，实现了医疗质量与医疗服务双提升。

一 同心协力，确定发展方向

1985 年，国务院批转《关于卫生工作改革若干政策问题的报告》，提出"必须进行改革，放宽政策，简政放权，多方集资，开阔发展卫生事业的路子，把卫生工作搞好"，这标志着我国的全面医改正式启动。年仅 26 岁的牛景月从山东中医药大学的肿瘤与血液病专业硕士研究生毕业后在一家职工医院当院长，但是受到工厂破产的影响，医院的经营也遇到了困难。为了让医院摆脱困境，牛院长走上了大刀阔斧的创业之路。

"攘外必先安内"，只有在医院内部进行科学管理才能使职工团结一心，在医疗改革的浪潮中赢得自身发展。而医院的发展，人才是第一要素。牛院长为了引进高技术人才，把自己的平安医院股份毫无保留地平分给几位研究生同学，这几位同学后来都成为医院的院长和学科带头人，为平安医院的人才培养、学科建设、医疗技术水平提高做出了卓越贡献。为了让职工爱院如家，牛院长鼓励"人人持股做股东"——优秀员工每年都能获得一定金额的股份，根据医院每年的经营情况领取分红——让员工真正参与到医院的管理中来。

医院领导班子深刻认识到，要在激烈的医疗市场竞争中站稳脚跟并赢得发展，必须培育自己的特色专科，在大医院的技术薄弱环节上拾遗补阙、异军突起。医院由此确定了以中医为主、中西医结合的发展方向，发挥中医药特色优势，以专科专病建设为龙头，并以大专科带动小综合，以特色促进医疗技术的全面发展。

二 以名医带名科，以名科铸名院

平安医院成立之初，立足实际情况，加强人才引进，实施重点带动，加快推进"以名医带名科，以名科铸名院"的发展战略，为医院的发展注入了强大动力和勃勃生机。1999年医院迁新址、2012年医院新门诊病房大楼落成，平安医院从名不见经传的小职工医院迅速发展成为拥有两个国家重点专科的综合性医院，血液病科、风湿病科两大重点专科在石家庄市、河北省乃至全国树立了良好品牌。吴维海、李学增就是这两个重点专科的学术带头人，作为20世纪90年代毕业的山东中医药大学硕士研究生，他们在当时民营医院生存十分艰难的境况下开始了血液病科、风湿病科学科建设的探索之旅，凭着精湛的医术、视患者为亲人的慈悲之心，一心扑在疑难重症疾病的诊治上，终于把血液病科、风湿病科发展壮大成为国家重点专科。

1. 平安医院血液病科的发展之路

在医院的大力支持下，吴维海教授在1993年成立了石家庄市博士血液病研究所，这是我国较早开展中西医结合治疗血液病的专业机构，形成了以专业研究生为主体、以专科专病为中心、以科研为先导、以临床为基础的高科技模式，为此，研究所凝聚了一大批优秀的青年医务工作者，在医院和专科良好的氛围中，这些年轻医师逐渐成长为科室骨干力量。

血液病科设有5个病区，开设233张病床，配有国内中西医结合医院规模最大、最先进、标准最高的骨髓移植病房9间24张洁净层流床。骨髓移植病房采用现代化、人性化设计，物流和人流通道设计合理流畅，每一间病房的全遮光窗帘的开关由患者遥控，患者可以感受到自然光线的日夜节律。移植病房内配备瓦里安直线加速器、COBE血细胞分离机（用于外周血造血干细胞采集）、八色流式细胞仪、实时定量PCR仪、−80°深低温冰箱（冻存造血干细胞）等设备。此外，血液病科还开设了临床血液实验中心以及白血病、贫血、出凝血3个专病研究室，建立了分子生物学、遗传学、细胞培养3个基础实验室。

2016年以来，平安医院开展的中西医结合造血干细胞移植取得良好成绩。医院引进国内著名移植专家张耀臣教授作为领衔专家，已成功开展100例造血干细胞移植，且76%为异基因移植，移植技术日趋成熟，建立起了一套完整的移植体系，移植方式、移植方案、预防移植物抗宿主病

（GVHD）与感染方法行之有效，移植成功率高，并发症少，患者生活质量明显提高。2019年6月血液病科成功主办了中西医结合造血干细胞移植学术研讨会及患者联谊会，与会的国内血液病学界知名专家及数百名移植患者对平安医院移植技术给予了充分肯定。

经历了二十多年的不懈努力，平安医院血液病科以提高疾病疗效为中心，以中医、中西医结合为支撑，以技术和服务为双翼，如今已经建设成为人才梯队完整、仪器设备高档、医教研水平先进的临床学科。先后被评为河北省重点中医专科，国家中药医药管理局"十一五""十二五"重点专科，国家临床重点专科（中医专业）建设单位。中国中西医结合学会血液病医疗中心，是中国中西医结合学会血液学专业委员会副主任委员单位、河北省中医药学会和河北省中西医结合学会血液学专业委员会主任委员单位。

学术带头人吴维海被评为河北省名老中医、石家庄市名老中医，曾担任中国中西医结合学会血液学专业委员会副主任委员、中国民族医药学会血液病分会副会长；学术继承人李建英为天津中医药大学博士研究生，担任中国民族医药学会血液病分会理事，河北省中医药学会血液病专业委员会第一届、第二届主任委员。

2. 平安医院风湿病科的发展之路

平安医院风湿病科成立于1996年，李学增主任医师为学术带头人，王晓军主任医师为学术继承人。目前共有3个病区，开设150张床位。2013年扩建了中医康复理疗中心，2015年成立了风湿康复理疗科。学术带头人李学增师从中国中医药学会风湿病学会副主任委员兼山东省分会主任委员张鸣鹤先生，曾担任中华中医药学会风湿病分会委员、河北省中西医结合学会风湿免疫病专业委员会主任委员、河北省中西医结合学会常务理事。

风湿病科二十几年来始终坚持以科研带动临床发展的方向，以"清血祛邪解毒，活血通络逐瘀"为主导治法，创建"免疫逐痹再生治疗体系"，开展的治疗方案有血液净化疗法治疗急危重及顽固性风湿免疫病，UAV-1紫外线光疗治疗硬皮病，刺灸通督理脊疗法治疗强直性脊柱炎，激光点灼、微创电子针镜治疗类风湿关节炎、强直性脊柱炎等关节病变，

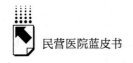

激光照射治疗皮疹及皮肤改变，中药熏蒸、中药中频离子导入治疗皮肤及内脏损害，腮腺导管注射治疗干燥综合征，超声雾化吸入治疗肺间质病变等。

风湿病科目前是国家中医药管理局"十二五"重点专科、河北省重点中医专科、河北省中西医结合学会风湿免疫病专业委员会主任委员单位、中国医促会预防及治疗免疫性疾病示范专科单位。

三　发挥中医药特色优势，提高临床疗效

为发挥中医药特色，血液病科、风湿病科制定了优势病种的诊疗方案并在临床诊疗活动中严格执行，鼓励科室人员对这些优势项目进行临床科研并给予适当的经费资助，对中医药特色优势予以充分宣传报道。通过以上措施和方法，为疑难病患者解除了痛苦，提高了业务和经济效益，获得了较多的科研课题和科研成果，发表了较高质量的临床科研论文。

血液病科根据国家临床重点专科建设规划和目标，将再生障碍性贫血（髓劳）、骨髓增生异常综合征（髓毒劳）、急性白血病（白血病）、原发性免疫性血小板减少症（紫癜病）作为四大优势病种，突出中医中药特色，每一病种均有规范的中医诊疗方案及中医护理方案，每年根据方案实施情况进行疗效总结与分析，优化诊疗方案；开展临床路径管理，每一季度进行临床路径实施效果评价分析（入组率、入组完成率、变异率及整改措施等）及中医护理效果评价分析（中医护理效果评价、中医护理技术依从性及满意度等）；重视临床有效处方筛选和制剂研发，根据上述重点病种的证候诊断筛选临床处方，研制院内系列中药制剂；积极开展中医适宜技术，如中药中频脉冲电治疗、中药熏洗治疗、艾灸、耳穴埋豆、穴位贴敷、中药热罨包、中药渍渍等，使每一个病人都能得到中医辨证论治及辨证施护。总之，血液病科以提升临床疗效、解决治疗难点、优化诊疗方案和临床路径、发展中医适宜技术、强化科技创新和特色建设为主要发展方向。

风湿病科始终以"坚持中西医结合，突出中医特色"为发展方向，优

化病种尪痹（类风湿性关节炎）、大偻（强直性脊柱炎）、燥痹（干燥综合征）诊疗方案，同时制定阴阳毒（系统性红斑狼疮）、皮痹（硬皮病）、肌痹（皮肌炎/多发性肌炎）的诊疗方案，提高本专科诊治水平。依托临床，积极开展科研，中标省市部级课题2项。科室规模有序扩张，通过重点专科建设，把风湿病科打造成国内中西医结合治疗风湿病领域的知名专科。

风湿病科积极围绕优势病种在中医理论、技术、药物、设备等方面进行创新。目前市场上流通的治疗燥痹口干症状的药物甚少，平安医院研制出的参桑润燥颗粒为滋阴润燥之品，有利于缓解患者口干症状，方便服用，不良反应轻，适合燥痹患者应用；同时依据"阳中求阴理论"灵活加用少量温中助阳药物，疗效显著提高。中药湿敷和双藤宣痹丸合用治疗阴阳毒顽固皮疹，操作简便，内外合治联合应用，减少了不良反应，减轻了患者的经济负担。UVA-1光疗联合三白方治疗皮痹（硬皮病），有助于皮肤软化白润。应用微创针镜改善关节炎致畸形患者的关节功能，同时可酌情配合中药离子导入、熏蒸及电磁手足浴治疗等，进一步提高疗效。

为配合临床做好中药制剂的研发、生产工作，建院之初，医院制剂室就已进行筹建，目前已经由最早的手工制作膏贴和胶囊，发展成为具有35个批准文号、5条制剂生产线，建筑面积1200平方米的大型制剂室。

血液病科团队结合临床实践研制出再生胶囊、地黄止血胶囊、乾坤生血胶囊、肝脾消胶囊、青黄胶囊、鳖甲生血丸、菊连生板颗粒、龙藤生血丸、芪坤扶正颗粒等一系列重要制剂。其中，再生胶囊获得1997年巴黎国际医药博览会金奖。

风湿病科结合临床实践研制出五痹胶囊、五痹解毒胶囊、五痹扶正胶囊、三藤通痹丸、双藤宣痹丸、参桑润燥颗粒、双龙抗纤胶囊等一系列中药制剂。其中，"五痹胶囊治疗系统性硬皮病的临床与实验研究"获得2006年河北省中医药学会科学技术二等奖及2007年石家庄市科学技术进步一等奖；"酸苷颗粒联合针刺治疗原发性干燥综合征临床研究"获得2016年河北省中医药学会科学技术二等奖。

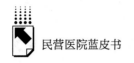
四　搭建平台，建设专科人才梯队

一是结合医院人力资源现状及专科发展需要，制定系统的人才引进、培养计划，分阶段、定目标，引进一批技术过硬的拔尖专家，培养一批具有潜质的业务骨干，储备一批富有创新思维的后备梯队，逐渐形成一支具有较强影响力的领军队伍和有发展潜力的中坚力量。

二是确立人才优先的发展战略。医院不断健全人才引进、培养、晋升等机制，以及高层次人才、学科骨干、优秀人才的激励机制，为人才提供发展成长平台。

三是不断创新用人机制，畅通人才成长渠道。完善人才使用、人才评价、人才激励方法，建立择优录用、竞聘上岗、以岗定薪的用人机制，薪酬分配向关键技术岗位、学科骨干、高层次和优秀人才倾斜，积极创造有利于人才成长和发展的良好环境。

四是建立人才培养基地，有计划选送优秀人员进修深造；同时与国内多所知名医科大学保持用人联系，通过发布招聘信息、组织人才招聘会等形式择优引进录用专业技术人员。近年来，医院用于学科发展、人才引进、人才培养的经费近千万元，派出赴北京、天津、上海等国内著名院校进修深造的业务骨干100余人，培养在职研究生40余人。目前，医院拥有博士后2人、博士6人、硕士50余人。

五是加强师承教育，注重重点专科中医经验传承人才的培养。吴维海教授是河北省名老中医、石家庄市名老中医，师承学员为血液病科张振会、马传宝主任。风湿病科学术带头人李学增负责学科建设、学术指导，并培养学术继承人戈海青，传承其学术思想和临床经验。每年均有医师到北京协和医院、天津血研所、北京广安门医院进修学习，同时，积极参加中医、中西医结合风湿病全国性学习班培训、学术会议等，建立了一支积极向上的学术型团队。石家庄平安医院为河北医科大学附属医院、河北中医学院附属医院、石家庄医高专附属医院，有河北中医学院兼职教授40余人，还担任河北医科大学中西医结合学院中医基础理论课的教学任务，每年接收河北医科大学、河北中医学院、石家庄医高专、石家庄人民医高专、沧州医高专等医学院校的见习生、实习生数百人。

五　科学管理，质量立院创平安

医疗质量既是患者的生命线，也是医院的生命线。所以在医院创办之初，就确立了"质量立院、管理强院"的管理思路，并将院名定为"平安"。

为确保医疗质量，医院在不断完善基础管理及制度建设的基础上，逐渐建立以患者安全为目标的医疗质量管理体系，2018 年开始按照三甲医院的要求实行全面质量管理，并持续改进。投巨资构建现代化诊治平台，先后购置 7000 多万元的诊疗仪器；医疗质量管理委员会及各质量相关委员会定期召开会议，就医疗质量、患者安全问题进行研讨，推动医疗质量持续改进，狠抓医疗质量和医疗安全核心制度的落实。对工作中发现的各种医疗隐患、不良事件均进行及时调查核实，采取针对性措施进行改进。

追求管理创新，向管理要效益，是平安医院发展探索中的重要课题，医院在内部运行机制改革及绩效管理探索方面较有成效。医院借导入企业管理理念，聘请省级三甲医院管理专家进行指导，加强行政职能和临床科室的专业技能培训。各部门间职能界定更清晰、管理更顺畅，真正形成了行政管理全方位地为医疗一线服务、医疗一线为患者服务的模式。

逐渐建立合理、公平、透明的薪酬绩效分配体系，形成了医院良好的绩效文化。通过绩效考核、多元化的分配激励机制，医疗质量和服务水平不断提高，获得了良好的社会效益和经济效益。

为提高临床医护的工作效率，医院一直推行医护一体化，医护每天三次联合查房，医护共同查房，查房时间固定、长期医嘱按规定时间完成，增加信息系统支持，建立移动查房车系统，方便医生开具医嘱和护士执行医嘱，疑难病例、危重患者、新入院患者、死亡病例讨论相结合，由此规范了医护各项工作流程，医护将更多时间还给患者，大大提升了患者的满意度。

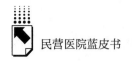

同时加强优质护理服务，医院重点专科和其他科室都在推行无陪护病房。及时到位的治疗护理，规范科学的工作流程，周到细致的生活护理，个性化的心理疏导，良好的护患沟通，使患者身心获得安全感、满足感。

六　开拓创新，营造科研良好氛围

在医院领导班子和学术带头人的共同努力下，医院科研工作积极开拓创新，改变管理理念，努力营造科研氛围。

医院制定和修订一系列科研管理办法，目的是营造宽松的科研氛围，加大奖励力度，调动临床科技人员的积极性，奖励在科研工作中成绩突出的人员，争取高层次的科研课题，获得高水平的科研成果，发表高质量的学术论著。同时，加强学术交流，规范外出参加学术会议的管理规定，使科技人员了解科研发展趋势、掌握前沿热点、开展深入研究；医院制定相关政策鼓励高质量学术论文的发表。

在一系列激励政策的导引下，近年来，科研成果显著，"中药（补肾）治疗骨髓增生异常综合征"获得中华中医药学会科技进步奖，"再生方治疗低危骨髓增生异常综合征临床研究""五痹胶囊治疗系统性硬皮病的临床与实验研究""三痹通痹丸治疗类风湿性关节炎的疗效及安全性评价"等共20余项研究获得河北省中医药学会科技进步奖；承担省级课题40余项，发明专利10多项。

七　一体化运营，扩大专科影响力

以平安医院为核心的河北平安健康集团，旗下有8家医院（开放医疗床位4000余张）、7家医养服务机构，尚有3家医药研发生产基地、1家健康管理中心、1家医学检验实验室。集团自2017年以来，全面实施一体化管理模式，按照统一的标准和规范，对集团各单位的医疗资源进行整合。集团的专家、专科、技术、人才等优势资源实现共享，打造集团内部的三级医疗网。

平安医院成为疑难急危重症患者的治疗中心。目前医院重点专科的专家定期到分院坐诊，分院对接科室医生有计划地到平安医院血液病科、风湿病科进修、学习，通过师带徒、培训、考核等方式，逐步建立起专科在三级医疗网的核心团队，扩大专科影响力，塑造平安专科品牌，造福更多血液病、风湿病患者。

平安医院从最初的一家濒临破产的职工医院成长壮大为现在的健康集团，得益于国家改革开放后相关政策对民营医院发展的引领，得益于省市各级政府、社会友人的支持，得益于医院坚定不移的发展战略，得益于"一切为了患者"的建院宗旨，得益于"平安人"身上肩负的沉甸甸的社会责任。唯有砥砺前行才能不忘初心，唯有不断创新进取才能传承历史，回顾过去，"平安人"充满自豪；展望未来，"平安人"任重道远。

参考文献

［1］吴学敏：《民营医院管理的创新模式与探索》，《中国卫生产业》2014 年第 7 期。

［2］闫波：《民营医院管理模式与经营策略分析》，《才智》2015 年第 34 期。

［3］《医院管理者将从经验管理走向科学管理》，《中国卫生质量管理》2017 年第 1 期。

［4］刘舒宁：《新医改以来我国民营医院发展趋势研究》，硕士学位论文，中国医科大学，2018。

［5］张璞如：《民营医院发展与政府规制改革》，硕士学位论文，辽宁大学，2016。

［6］罗黎明、王忠报：《民营医院发展现状及对策建议》，《中国人口报》2018 年 5 月 25 日，第 3 版。

B.18
以多学科诊疗模式打造
规范化肿瘤临床诊疗基地

——安徽济民肿瘤医院开展多学科诊疗模式的实践

安徽济民肿瘤医院刘爱国*

摘　要： 安徽济民肿瘤医院建院以来，逐步建设和完善肿瘤多学科诊疗模式（MDT），通过对MDT的规范管理和持续改进，将医院打造成合肥地区规范化的肿瘤临床诊疗基地。患者经MDT评估确定诊疗方案后，医院以管理制度保证各临床学科对MDT方案的执行力，让患者得到优质、个性化的治疗。16年来，济民肿瘤医院坚持实施MDT并注重实施中的持续改进，不仅为初诊患者的早诊、早治及诊疗方案的科学、合理性创造了基本条件，也提高了诊治疑难重症肿瘤疾病患者的诊疗水平，以综合优势塑造了肿瘤诊疗的品牌。未来，医院将进一步把个体化医学、精准医学、快速康复理念融入肿瘤诊疗，建立肿瘤MDT标准化操作流程，实现医疗服务质量的持续改进。

关键词： 民营医院　肿瘤医院　恶性肿瘤　多学科诊疗模式　规范化

---

* 作者简介：刘爱国，教授，医学博士，肿瘤外科主任医师，安徽济民肿瘤医院院长，历任安徽省抗癌协会理事长、中国医院协会民营医院管理分会安徽省分会会长。主要研究方向为乳腺癌临床与基础。

国家卫生健康委员会于 2018 年 8 月 28 日发出通知明确指出，2018～2020 年在全国范围内开展肿瘤多学科诊疗试点工作，要求以点带面，逐步在全国推广多学科诊疗模式（MDT），将个体化医学、精准医学、快速康复理念融入肿瘤诊疗。这是从国家层面对 MDT 推进肿瘤临床诊疗规范化重要作用的肯定和政策指导。安徽济民肿瘤医院是民营三级肿瘤专科医院，自 2003 年创办医院起，就将 20 世纪 90 年代美国率先提出的肿瘤多学科诊疗模式落实到医院临床诊疗管理之中，坚持开展肿瘤诊疗多学科会诊工作。整合医院可借助的省内外专家资源，努力打造中西医结合规范化的肿瘤临床诊疗基地，随着医院的发展，MDT 愈发规范，成为医院领导重视、专家团队积极参与、全院医务人员关心、就诊患者欢迎的整合医学诊疗模式。

一 敏锐捕捉 MDT 的行业热点

肿瘤 MDT 是在医学研究、医学理念和医疗技术进步基础上形成的科学、合理的肿瘤诊疗模式。2001 年，笔者作为访问学者赴美国进修学习，正值美国肿瘤学界 20 世纪 90 年代探讨的肿瘤 MDT 刚进入临床实践的时期，笔者以专业敏感性认识到了 MDT 的重要性。随着临床医学的发展，恶性肿瘤的诊疗逐步形成肿瘤外科、肿瘤内科、肿瘤放疗科以及肿瘤生物免疫治疗等亚专科，各学科均是以单一的手段开展肿瘤诊疗，并引导着本学科向纵深发展。这种情况必然会限制肿瘤诊疗技术的横向发展，影响患者实际治疗效果。随着对肿瘤生物学、肿瘤播散规律的研究，医学模式转化为生物—社会—心理医学模式，肿瘤治疗目标也从追求无瘤生存时间转变为保持生存质量前提下延长生存时间乃至带瘤生存时间。业界也逐步认识到单一治疗手段的局限性，各学科间技术壁垒和偏见已经开始影响肿瘤的有效治疗，肿瘤治疗的各专业人才资源和技术资源的整合成了众望所归，进而逐步奠定了 MDT 在肿瘤治疗中的重要地位。

MDT 作为整合医疗资源的社会活动，能够整合医师团队和患者的共同目标，自然成为人们理想的平台。美国的实践显示，MDT 能够让各科专家

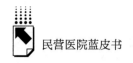

从各自角度评估肿瘤患者病情，以正确心态共同为患者确定最佳治疗方案和目标，合理衔接各种治疗手段，真正体现了"以病人为中心"的现代医疗服务宗旨。

二 在皖率先开展乳腺癌 MDT

至 21 世纪初，由于医院管理体制的限制，肿瘤治疗的各学科均关注本学科专业的发展，加之院内绩效考核及经济管理制度的影响，尽管大部分肿瘤专家在理论上能够认同 MDT 对于肿瘤病人的重要性，在临床科室落地实施时却面临诸多困难，几乎没有一家医院能够规范地开展这项工作。笔者回国后，深感当时所在医院的管理体制缺乏实施 MDT 的条件，维持现状将会拉大安徽省肿瘤治疗水平与先进水平的差距。

基于这一忧虑，2003 年，笔者牵头创办了一所以诊治乳腺肿瘤为主的乳腺病医院，在安徽省境内率先开展乳腺癌 MDT。借助于安徽省抗癌协会和本院肿瘤专家优势，建立了乳腺癌 MDT 专家团队，对所有收治的乳腺癌患者均组织肿瘤内科、肿瘤外科、放疗科、影像学科、病理科等学科专家会诊讨论，为患者确定最佳治疗方案。由于多学科专家会诊和充分的医患沟通，乳腺癌患者治疗的依从性较以往单一专科治疗时明显提高。MDT 的实践，锻炼了队伍，激发了热情，为进一步开展多病种的 MDT 积累了宝贵经验。

三 实时开展肿瘤多病种 MDT

随着医院的发展，原有乳腺癌单病种 MDT 的组织形式已经不能适应三级肿瘤专科医院开展多病种 MDT 的需要，医院着手在组织结构、工作程序和实施标准等方面进行相应的调整和改进。经过十年的努力，安徽省济民肿瘤医院于 2013 年通过了安徽省卫计委组织的等级医院评审，成为三级肿瘤专科医院，设立了肿瘤内科、肿瘤外科、妇科肿瘤科、肿瘤放射治疗科、肿瘤介入治疗科、病理科、影像科等专科，充实了学科人才，配备了完善的医疗设备。具备相应的条件后，医院适时开展了肿瘤多病种 MDT。与单一病种 MDT 相比，肿瘤多病种 MDT 要求更高，我们在实践中着力抓好以下几方面问题。

1. 扩大充实专家团队

为开展多病种 MDT，必须配备强有力的和多学科的专家队伍。为此，医院加强了专家团队建设，广泛吸引人才，有效利用各方面专家资源，根据不同病种和病情邀请专家参加多学科会诊。

2. 指定 MDT 主持专家

确定一名高年资的外科主任医师、业务副院长担任 MDT 主持专家，要求其具有把握肿瘤多学科知识的通识能力，具有综合治疗的理念，具备临床医学与基础研究的经验，能够对不同治疗手段进行合理的运用和衔接，并在医院具有较高的权威性和号召力，能够在 MDT 讨论时，协调各临床科室打破学科壁垒，为患者制订个性化、规范化的诊疗方案。

3. 提高全员对 MDT 的认知度和执行力

严格培训各肿瘤学科医护人员，要求其高度认识 MDT 在患者治疗中的作用，有能力整理好 MDT 讨论时需要的患者资料，记录好各学科专家的意见，并能够认真执行 MDT 确定的治疗方案。

4. 建立完善 MDT 规章制度

在开展乳腺癌 MDT 取得的经验基础上，完善医院 MDT 管理制度和 MDT 会诊意见执行力定期督查制度。明确各科室申请 MDT 的工作要求，确定 MDT 的流程，保证多病种 MDT 规范化开展，保证治疗方案的科学性、合理性和治疗的及时性、有效性。

四　医院 MDT 管理日趋规范化

医院在总结多年开展 MDT 经验的基础上，经过多次院务会的认真研究，制定并完善了相关规划和管理制度，自 2014 年第二季度起，在医院开展更

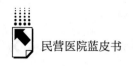

为规范的 MDT，保证 MDT 规范化、常态化。

1. 建立相对稳定的多病种 MDT 专家团队

开展 MDT 需要高水平的专家团队。医院以安徽省抗癌协会理事长单位的学术影响力，组建了一支由本院和省内外几所大型医院知名专家和学科带头人组成的 MDT 专家团队，学科分布既有肿瘤内科、肿瘤外科、放疗科、介入科、中西医结合科、心内科、胸外科、神经内科、内分泌科、骨科等临床学科，亦有影像科、病理科。参与医院 MDT 的专家有梅蔚德教授、许伯寿教授、黄书文教授、鲁令传教授、刘爱国教授、陈振东教授、顾康生教授、姜永健教授、杜为忠教授、范平生教授、周平教授、赵砚峰教授、鲍家启教授、于芳教授、刘晓教授、杨明功教授、傅佳教授、邵惠南教授等 34 人。医院业务院长、肿瘤内科主任医师陈振东教授担任 MDT 主持人，程仿元副院长负责 MDT 组织工作。

2. 确定开展 MDT 会诊的固定时间

除了国家规定的节假日外，要求参加会诊专家严格遵守制度，每周二、周四下午准时参加 MDT 会诊。要求患者所在科室在每次会诊前一日，按照医院 MDT 的管理制度要求充分准备会诊的相关资料。

3. 制定开展 MDT 的管理制度

制定本院开展 MDT 的管理制度，由分管院长和医务处负责落实。制度内容包括以下几点。

（1）明确科室申请 MDT 的工作流程：要求科室对门诊就诊患者和住院患者申请 MDT 病情评估进行妥善的选择，及时对需要会诊的患者进行一次科内讨论。讨论由科主任主持，重点检查会诊资料准备情况，提出需要解决的具体问题。在科主任指导下，安排一名主管医师做好患者的病历摘要，整理好患者各项辅助检查资料，按要求填写 MDT 申请表，提出会诊目的及需要解决的问题，交医务处审批。

（2）针对性遴选会诊专家：根据患者病情从专家团队中邀请相关学科专家参加会诊，做好时间安排和资料准备。

（3）明确会诊工作的程序：先由患者的主治医师报告病情和辅助检查

资料，提出会诊目的和要求，回答会诊专家的提问。与会专家从各自学科专业角度进行分析讨论，集体为患者查体，询问病情并阅读影像资料。进一步分析病情，表达对不同医疗方案的诊疗观点和意见，科室做好记录。主持人综合专家意见，在与会专家达成共识的基础上，为患者确定最佳的个体化诊疗方案。

（4）明确科室实施 MDT 的职责：医院明确规定，MDT 会诊确定的诊疗方案是科室必须执行的方案，执行科室应当无条件服从。对继续在本科治疗的患者，及时熟悉 MDT 会诊确定的治疗方案并予以落实；对转科患者，及时书写转科记录，与转入科室联系完成转科程序。在执行过程中，及时与患者沟通，取得患者及家属的知情与同意。各科室在执行 MDT 会诊意见过程中，做好执行情况的病程记录，记录观察到的病情变化和治疗效果等相关情况。

（5）建立管理督查机制：医院在每周三上午行政总查房时，对科室执行 MDT 治疗方案的情况进行督查；医务处定期征求专家意见，总结 MDT 工作情况，运用 PDCA 医院质量管理工具，努力实现医院 MDT 工作的持续改进。

4. 倡导民主平等的学术风气

在 MDT 会诊的讨论中，专家不分学科和年资，平等地发表本学科的诊疗意见，各抒己见，畅所欲言，并认真对待分歧意见，做到相互尊重、取长补短，由主持人最后归纳总结，努力将个体化医学、精准医学、综合诊疗和快速康复理念融入患者的诊疗方案中，形成最有利于患者治疗的个体化诊疗方案。

五 实施规范化肿瘤 MDT 的体会

医院在 2014 年之前，开展乳腺癌 MDT 和多病种 MDT 有 500 多例，自 2014 年 4 月 19 日实行制度化、规范化 MDT 以来的 5 年多时间，每周开展 2 次 MDT 会诊，共会诊各类肿瘤患者 2500 多人次，平均每次 MDT 会诊讨论 6

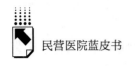

例肿瘤患者。通过 MDT 会诊，为大多数患者评估了病情，明确了一些疑难病例的诊断或进一步检查路径，选择了符合患者病情的最佳诊疗方案。

1. 发挥开展 MDT 的本院优势

医院建立多病种 MDT 专家团队得到省内各大医院多学科专家的大力支持和积极参与。医院领导层认识统一，对开展 MDT 给予了充分的肯定和有效的引导，并在时间、地点和经济方面给予保障。此外，民营医院更加强调员工的执行力，能够有效克服体制弊端，避免分科体系对执行 MDT 会诊确定的治疗方案存在的不利影响，也不会发生为了科室经济利益而留住患者阻碍治疗方案执行的现象。

2. 规范首诊肿瘤患者的临床路径

大量临床研究证明，肿瘤患者的第一次治疗非常重要，如果首诊治疗决策失当，将会影响患者日后治疗的实施和预后情况。在济民肿瘤医院，对第一次来院就诊的肿瘤患者均安排 MDT 会诊，充分评估病情，确定最佳的诊疗方案。5 年多的实践证明，MDT 给患者带来了很好的预后，确诊时间缩短，及时确定治疗方向和临床路径，取得了明显的治疗效果，大大改善了肿瘤患者生存质量。

3. 解决了诊疗存在的疑难问题

对于诊断困难或在治疗中发生问题的疑难病例，科室都能够按照规定及时申请 MDT 会诊。经过会诊评估，各学科专家集思广益，解疑释难，都能够在较短时间内为患者的诊断和治疗明确方向和路径。

4. 为年轻医师提供了良好的成长环境

医院规范培训并严格要求各肿瘤学科年轻医师，让他们充分认识 MDT 对肿瘤患者诊疗的作用，从而积极参加 MDT。通过规范培训，年轻医生均能整理好 MDT 需要的患者资料，并在 MDT 会诊现场记录各学科专家的意见，认真执行 MDT 会诊确定的治疗方案，并在病程记录中记录执行过程和诊治效果。医院年轻医师团队的临床诊疗水平获得了普遍提高。

5. MDT 规范化显著提高医院的社会影响力

实施 MDT 几年来，省内外有数百位基层医疗机构的医务人员来医院现场观摩 MDT，会诊专家为他们普及 MDT 的理念和具体做法，加深了基层医务人员对 MDT 的认识和对肿瘤疾病综合治疗以及科学化、规范化诊疗路径的理解。通过这些基层医务人员，又能够让更多的肿瘤患者认识 MDT 并从中受益。

另外，通过接受 MDT 的患者对治疗信息的传递，医院开展 MDT 形成了良好的社会影响，不仅有省内多个城市三级医院的肿瘤患者前来要求多学科会诊，部分外省如辽宁、河南、海南等地的肿瘤患者也会慕名前来医院申请 MDT。

6. MDT 规范化进一步提高了患者满意度和遵医性

开展规范化 MDT 5 年多来，医院已为 3000 余例多种恶性肿瘤患者实施 MDT，很多患者亲临 MDT 会诊现场，感受专家们严谨的作风和认真的态度，增进了对病情的理解和对诊疗措施的了解。在 MDT 会诊方案的实施过程中，医务人员注意与患者充分沟通，就诊患者对诊疗的满意度也保持在高位状态，依从性提高，医患关系更加和谐。医院从患者的心理情绪、接受服务协调性高低、对 MDT 确定个体化治疗方案的感受及患者治疗依从性四个方面，对每位出院患者满意度进行调查，患者满意度一直保持在98％以上。

六 肿瘤 MDT 面临的挑战与机遇

1. 需要克服进一步推进 MDT 的不利因素

进入 21 世纪，医学研究证明"整合治疗"是最佳治疗模式，而 MDT 则是落实整合治疗理念的最好方式。但在我国，现阶段进一步推进恶性肿瘤的 MDT 仍然存在一些不利因素。

（1）医院管理体制对 MDT 存在制约

当前我国医院的绩效考核和经济管理模式对开展 MDT 存在不利的影响。

（2）行业竞争的制约

各医院之间及医院内科室之间仍然存在业务竞争，本应当采取 MDT 综

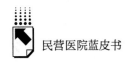

合治疗方案的中晚期肿瘤患者，往往仍被所在科室用单一的治疗方法进行治疗。

（3）医保政策的制约

经过 MDT 会诊确定综合治疗方案后，所实施的治疗方法也可能不符合当地医保部门的管理要求，以至于部分患者最终不能接受 MDT 治疗方案。

（4）临床医师对肿瘤 MDT 的认识不足

恶性肿瘤患者往往分布在各个临床学科，医师会更多地关注本学科的某类肿瘤的纵深发展，关注本学科治疗肿瘤患者的手段，而忽视其他学科可能存在更好的替代医疗方案。

（5）对 MDT 政策的执行力度不够

MDT 需要行政管理部门对程序和标准进行更明确的规定。尽管早在 2010 年，卫生部就印发了《市县级医院常见肿瘤规范化治疗指南》，要求医院根据患者病情分期、病理类型和身体状况制定合理的诊疗方案和最优化的治疗流程，2011 年发布的《三级综合医院等级评审标准实施细则（2011 年版）》中，也明确要求新诊断肿瘤病例必须接受联合会诊后制定综合治疗方案，但是，仍缺乏落地实施的政策，未能同时确定多学科会诊的具体操作流程和标准，患者所在科室各自为政并采用本科室单一方案治疗的情形颇为常见。

2. MDT 发展前景给民营医院带来机遇

MDT 是现代医学发展的硕果，我们深刻体会到，推进并规范实施 MDT 任重道远，需要医学界的关注，更需要全社会的支持。必须通过强化 MDT 理念的宣传，主动将 MDT 纳入肿瘤医院内部制度建设，组建高效能的 MDT 团队，强化医务人员对 MDT 的认识和执行力，为 MDT 的广泛实施开辟更加宽广的道路。

国家卫健委于 2018 年 8 月 28 日发出通知，决定于 2018～2020 年在全国范围内开展肿瘤多学科诊疗试点工作。要求以点带面，逐步在全国推广 MDT。首先从消化系统肿瘤开展试点工作，并逐步扩大病种范围。重点要将个体化医学、精准医学、快速康复理念融入肿瘤诊疗。通过建立肿瘤 MDT

标准化操作流程，加强对医务人员和患者的宣教。国家卫健委的政策是民营肿瘤医院开展 MDT 强有力的引导力量，也进一步坚定了济民肿瘤医院持续开展 MDT 的决心，以及持续改进提升 MDT 质量的信心。

2012 年美国临床肿瘤学会年会提出："合作战胜癌症，多学科综合诊断和治疗是永恒的主旋律。"济民肿瘤医院坚持开展肿瘤诊疗 MDT，取得了一定的实践经验和成效。然而，肿瘤 MDT 任重道远，济民肿瘤医院将继续巩固开展肿瘤 MDT 的现有工作成果，认真落实国家卫健委的通知精神，遵照法律法规的相关要求，为进一步推进医院以及在更大范围开展肿瘤诊疗 MDT 发挥应有的作用。

参考文献

［1］何毅刚、孙延荣：《肿瘤多学科会诊制度的实践探讨》，《医院管理论坛》2014 年第 7 期。

［2］王莹、张晓洁、刘新亚、刘衍琼：《PDCA 循环在肿瘤多学科诊疗模式管理中的应用》，《新疆医学》2015 年第 4 期。

［3］华长江、郝虹：《肿瘤多学科会诊的现状与展望》，《医学综述》2015 年第 3 期。

［4］国家卫健委：《关于开展肿瘤多学科诊疗试点工作的通知》，2017。

附　录

Appendices

B.19
2018年全国民营医院医疗服务
统计资料

表1　2018年各地区医疗卫生机构诊疗人次

单位：万人次

地区	诊疗人次	地区	诊疗人次
总计	830801.7	江西	21232.3
东部	426271.3	山东	65561.8
中部	206735.2	河南	58542.8
西部	197795.1	湖北	35149.5
		湖南	26927.4
北京	23515.8	广东	84530.3
天津	11997.8	广西	25574.3
河北	43137.3	海南	5078.5
山西	12962.8	重庆	15968.8
内蒙古	10548.1	四川	51599.4
辽宁	19869.0	贵州	16358.6
吉林	11040.6	云南	25832.8

续表

地区	诊疗人次	地区	诊疗人次
黑龙江	11178.0	西藏	1640.8
上海	27016.9	陕西	19628.0
江苏	59442.1	甘肃	13245.9
浙江	62755.2	青海	2533.6
安徽	29701.9	宁夏	4145.7
福建	23366.8	新疆	10719.2

表2 各类医院诊疗人次

单位：亿人次

医院名称	2010年	2015年	2016年	2017年	2018年
总计	20.40	30.84	32.70	34.39	35.77
按登记注册类型分					
公立医院	18.74	27.12	28.48	29.52	30.51
民营医院	1.66	3.71	4.22	4.87	5.26
按医院等级分					
三级医院	7.60	14.98	16.28	17.26	18.55
二级医院	9.31	11.72	12.17	12.68	12.85
一级医院	1.46	2.06	2.18	2.22	2.25
按类别分					
综合医院	15.11	22.57	23.85	25.02	25.89
中医医院	3.28	4.85	5.08	5.28	5.48
专科医院	1.68	2.77	3.06	3.31	3.56

表3 2018年各地区医院诊疗人次

单位：万人次

地区	合计	公立医院	民营医院
总计	357737.5	305123.7	52613.8
东部	190573.7	163253.6	27320.1
中部	82794.7	69919.6	12875.0
西部	84369.1	71950.5	12418.7
北京	14882.8	12776.0	2106.8
天津	6957.2	5454.3	1502.9
河北	15138.8	12402.6	2736.2
山西	6084.4	5099.4	985.0

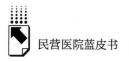

续表

地区	合计	公立医院	民营医院
内蒙古	5262.0	4707.5	554.5
辽宁	10130.0	8398.6	1731.4
吉林	5461.4	4679.0	782.4
黑龙江	6543.5	5646.5	897.0
上海	15829.0	14635.9	1193.1
江苏	26425.6	20328.0	6097.6
浙江	28305.2	24972.4	3332.8
安徽	11822.7	9494.2	2328.5
福建	10142.9	9122.2	1020.7
江西	7120.9	6316.3	804.5
山东	23296.6	19456.0	3840.7
河南	20711.9	16743.2	3968.7
湖北	14171.2	12660.5	1510.7
湖南	10878.6	9280.3	1598.3
广东	37483.2	33903.8	3579.3
广西	10183.0	9554.6	628.3
海南	1982.5	1803.8	178.7
重庆	7120.3	5969.0	1151.3
四川	19863.3	16368.9	3494.4
贵州	7086.9	5350.6	1736.2
云南	10868.6	8963.6	1905.0
西藏	669.8	522.1	147.7
陕西	9004.1	7669.6	1334.6
甘肃	5190.3	4668.7	521.6
青海	1301.0	1129.9	171.1
宁夏	2130.8	1785.9	344.9
新疆	5689.0	5260.1	429.0

表 4　各类医院入院人数

单位：万人

医院名称	2010 年	2015 年	2016 年	2017 年	2018 年
总计	9524	16087	17528	18915	20017
按登记注册类型分					
公立医院	8724	13721	14750	15595	16351

续表

医院名称	2010 年	2015 年	2016 年	2017 年	2018 年
民营医院	800	2365	2777	3321	3666
按医院等级分					
三级医院	3097	6829	7686	8396	9292
二级医院	5116	7121	7570	8006	8177
一级医院	464	965	1039	1169	1209
按类别分					
综合医院	7505	12335	13402	14360	15040
中医医院	1168	2102	2279	2493	2669
专科医院	733	1380	1546	1706	1900

表5　2018 年各地区医院入院人数

单位：万人

地区	合计	公立医院	民营医院
总计	20016.9	16351.3	3665.7
东部	8038.7	6727.3	1311.4
中部	6143.5	4949.9	1193.6
西部	5834.7	4674.1	1160.6
北京	339.8	294.4	45.3
天津	155.3	146.4	8.9
河北	993.6	816.3	177.3
山西	421.5	333.0	88.5
内蒙古	332.4	298.2	34.1
辽宁	671.4	536.1	135.3
吉林	372.4	299.5	72.9
黑龙江	519.1	429.4	89.7
上海	396.1	373.2	22.9
江苏	1173.3	879.1	294.3
浙江	923.7	795.9	127.8
安徽	824.8	633.9	190.9
福建	466.9	399.9	67.0
江西	571.2	471.5	99.7
山东	1446.6	1200.0	246.5
河南	1460.5	1139.8	320.7
湖北	938.5	818.3	120.2
湖南	1035.6	824.6	211.0

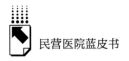

续表

地区	合计	公立医院	民营医院
广东	1369.6	1193.1	176.5
广西	603.6	549.5	54.1
海南	102.4	92.8	9.7
重庆	480.7	347.6	133.1
四川	1287.7	964.7	323.0
贵州	639.1	449.8	189.3
云南	765.4	603.6	161.8
西藏	27.1	20.7	6.4
陕西	671.6	539.3	132.4
甘肃	386.1	337.6	48.5
青海	86.7	73.9	12.9
宁夏	109.3	88.1	21.1
新疆	445.0	401.1	43.9

表6　各级公立医院诊疗人次及入院人数

	2010 年	2015 年	2016 年	2017 年	2018 年
诊疗人次（亿人次）	18.74	27.12	28.48	29.52	30.51
三级医院	7.53	14.62	15.85	16.71	17.90
二级医院	9.02	10.86	11.11	11.43	11.38
一级医院	1.02	1.04	1.02	0.91	0.80
入院人数（万人）	8724	13721	14750	15595	16351
三级医院	3065	6633	7444	8063	8892
二级医院	4941	6525	6795	7071	7063
一级医院	287	347	328	291	247

表7　医院分科诊疗人次及构成

单位：万人次，%

科别	门诊人次		构成	
	2017 年	2018 年	2017 年	2018 年
总计	336302	349548	100.0	100.0
预防保健科	1714	1758	0.5	0.5
全科医疗科	4897	5048	1.5	1.4
内科	70590	73868	21.0	21.1
外科	31892	33501	9.5	9.6

续表

科别	门诊人次		构成	
	2017 年	2018 年	2017	2018
儿科	31435	31625	9.3	9.0
妇产科	31588	31602	9.4	9.0
眼科	10360	10846	3.1	3.1
耳鼻咽喉科	9302	9818	2.8	2.8
口腔科	10467	11210	3.1	3.2
皮肤科	9919	10338	2.9	3.0
精神科	4773	5214	1.4	1.5
传染科	4425	4780	1.3	1.4
肿瘤科	3506	3969	1.0	1.1
急诊医学科	16649	17634	5.0	5.0
康复医学科	3010	3222	0.9	0.9
中医科	60933	62840	18.1	18.0
其他	30841	32275	9.2	9.2

注：本表系医院分科门急诊人次数。

表8 非公医疗机构医疗服务情况

机构名称	2010 年	2015 年	2016 年	2017 年	2018 年
总诊疗人次数(万人次)	135036	171420	176050	183721	188431
医院(家)	16582	37121	42184	48691	52614
基层医疗卫生机构(家)	118258	134018	133599	134758	135586
占同类机构比重(%)	23.1	22.3	22.2	22.5	22.7
医院(%)	8.1	12.0	12.9	14.2	14.7
基层医疗卫生机构(%)	32.7	30.9	30.6	30.4	30.8
出院人数(万人)	878	2407	2820	3361	3701
医院(家)	797	2334	2746	3280	3629
基层医疗卫生机构(家)	78	68	65	71	66
占同类机构比重(%)	6.2	11.5	12.5	13.8	14.6
医院(%)	8.4	14.6	15.8	17.4	18.2
基层医疗卫生机构(%)	2.0	1.7	1.6	1.6	1.5

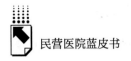

表9　医院病床使用率

单位：%

	2010 年	2015 年	2016 年	2017 年	2018 年
总计	86.7	85.4	85.3	85.0	84.2
按登记注册类型分					
公立医院	90.0	90.4	91.0	91.3	91.1
民营医院	59.0	62.8	62.8	63.4	63.2
按医院等级分					
三级医院	102.9	98.8	98.8	98.6	97.5
二级医院	87.3	84.1	84.1	84.0	83.0
一级医院	56.6	58.8	58.0	57.5	56.9
按类别分					
综合医院	87.5	86.1	86.2	86.0	85.1
中医医院	84.1	84.7	84.9	85.0	84.7
专科医院	85.7	83.2	82.6	81.6	81.3

表10　2018 年各地区医院病床使用率

地区	合计(%)	公立医院(%)	民营医院(%)
总计	84.22	91.07	63.20
东部	84.11	91.21	62.21
中部	84.25	90.14	64.86
西部	84.33	91.92	62.87
北京	83.43	90.89	57.62
天津	77.53	85.72	39.12
河北	82.68	89.91	59.59
山西	79.60	86.79	57.85
内蒙古	76.06	83.25	40.87
辽宁	78.09	86.52	54.73
吉林	76.02	83.51	52.37
黑龙江	73.84	77.47	60.74
上海	95.85	99.32	80.83
江苏	86.36	94.88	69.58
浙江	89.46	96.18	70.67
安徽	83.26	90.09	64.90
福建	83.93	89.82	58.97
江西	86.72	90.56	72.35

续表

地区	合计(%)	公立医院(%)	民营医院(%)
山东	82.53	89.65	59.58
河南	87.62	92.79	71.84
湖北	92.65	98.93	62.13
湖南	84.28	90.93	64.13
广东	83.03	90.17	55.80
广西	87.61	90.95	67.37
海南	79.59	83.16	57.42
重庆	82.20	91.23	63.16
四川	88.71	98.35	68.81
贵州	81.76	93.61	62.04
云南	85.76	96.51	60.07
西藏	64.60	67.74	53.39
陕西	83.96	91.14	63.12
甘肃	81.61	85.20	61.88
青海	73.15	77.62	49.93
宁夏	79.85	86.85	56.49
新疆	85.55	90.09	55.16

表11 医院平均住院天数

单位：天

医院名称	2010 年	2015 年	2016 年	2017 年	2018 年
总计	10.5	9.6	9.4	9.3	9.3
按登记注册类型					
公立医院	10.7	9.8	9.6	9.4	9.3
民营医院	8.4	8.5	8.6	8.7	8.9
按医院等级					
三级医院	12.5	10.4	10.1	9.8	9.6
二级医院	9.4	8.9	8.8	8.7	8.8
一级医院	9.1	9.0	9.0	8.6	8.8
按类别					
综合医院	9.8	8.9	8.7	8.6	8.5
中医医院	10.6	9.9	9.8	9.6	9.5
专科医院	17.3	14.5	14.2	14.2	14.3

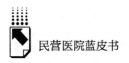

表12　医院医师日均担负诊疗人次和住院床数

单位：人，张

医院名称	医师日均担负诊疗人次		医师日均担负住院床数	
	2017 年	2018 年	2017 年	2018 年
总计	7.1	7.0	2.6	2.5
按登记注册类型分				
公立医院	7.6	7.5	2.6	2.6
民营医院	5.3	5.0	2.3	2.3
按医院等级分				
三级医院	7.9	7.8	2.6	2.6
二级医院	6.8	6.7	2.7	2.7
一级医院	5.7	5.5	1.9	1.9
按类别分				
综合医院	7.3	7.1	2.5	2.5
中医医院	7.4	7.3	2.3	2.3
专科医院	6.1	5.9	3.3	3.2

表13　城市医院住院病人前十位疾病构成情况

顺序	2017 年		2018 年	
	疾病种类（ICD-10）	构成（%）	疾病种类（ICD-10）	构成（%）
1	呼吸系病	10.90	呼吸系病	12.82
2	消化系病	9.80	消化系病	9.75
3	妊娠、分娩和产褥期病	7.41	妊娠、分娩和产褥期病	6.79
4	泌尿生殖系病	6.59	泌尿生殖系病	6.22
5	损伤、中毒和外因	5.88	脑血管病	5.48
6	脑血管病	5.44	缺血性心脏病	5.46
7	恶性肿瘤	5.37	损伤、中毒和外因	5.32
8	缺血性心脏病	5.01	恶性肿瘤	5.28
9	肌肉骨骼系统和结缔组织疾病	3.99	肌肉骨骼系统和结缔组织疾病	3.76
10	内分泌、营养和代谢疾病	3.62	内分泌、营养和代谢疾病	3.54
	十种疾病合计	64.01	十种疾病合计	64.42

注：本表系政府办综合医院数字。

表14 县级医院住院病人前十位疾病构成情况

顺序	2017		2018	
	疾病种类（ICD-10）	构成（%）	疾病种类（ICD-10）	构成（%）
1	呼吸系病	17.65	呼吸系病	22.07
2	妊娠、分娩和产褥期病	11.49	消化系病	10.50
3	消化系病	10.72	妊娠、分娩和产褥期病	10.21
4	损伤、中毒和外因	9.47	损伤、中毒和外因	8.31
5	脑血管病	6.91	脑血管病	6.94
6	泌尿生殖系病	5.80	泌尿生殖系病	5.27
7	缺血性心脏病	4.16	缺血性心脏病	4.54
8	传染病和寄生虫病	3.41	肌肉骨骼系统和结缔组织疾病	3.14
9	肌肉骨骼系统和结缔组织疾病	3.33	神经系病	2.82
10	神经系病	2.94	内分泌、营养和代谢疾病	2.62
	十种疾病合计	75.88	十种疾病合计	76.42

注：本表系政府办综合医院数字，县级医院包括县和县级市医院。

表15 中医类医疗机构诊疗量

单位：万人次，%

机构名称	2010年	2015年	2016年	2017年	2018年
中医类诊疗总量	61264.1	90912.5	96225.1	101885.4	107147.1
中医类医院	36026.5	54870.9	57670.4	60379.8	63052.7
中医医院	32770.2	48502.6	50774.5	52849.2	54840.5
中西医结合医院	2702.6	5401.4	5927.3	6363.0	6821.0
民族医医院	553.8	966.8	968.7	1167.5	1391.1
中医类门诊部	975.9	1761.9	1978.3	2322.6	2821.0
中医门诊部	808.9	1567.4	1757.4	2063.9	2504.8
中西医结合门诊部	164.6	192.1	217.9	253.0	310.0
民族医门诊部	2.4	2.4	3.0	5.7	6.2
中医类诊所	9178.3	11781.4	12517.9	13660.9	14973.2
中医诊所	6796.1	9215.8	9886.0	10894.3	11993.5
中西医结合诊所	2283.8	2446.7	2517.9	2644.4	2856.9
民族医诊所	98.3	118.8	114.1	122.2	122.8
其他机构中医类临床科室	15083.4	22498.3	24058.5	25522.2	26300.3
中医类诊疗量占总诊疗量	14.7	15.7	15.8	15.9	16.1

注：包括中医科各专业、中西医结合科、民族医学科。

表 16　其他机构中医类临床科室诊疗人次

机构名称	2010 年	2015 年	2016 年	2017 年	2018 年
门急诊量(万人次)	15083.4	22498.3	24058.5	25522.2	26300.3
综合医院	8089.2	10069.2	10286.8	10273.2	10269.7
专科医院	390.2	563.5	635.7	653.0	682.8
社区卫生服务中心(站)	2512.9	5571.7	6178.5	6611.4	6939.4
乡镇卫生院	3419.5	5662.9	6148.5	6930.8	7323.4
其他机构	671.6	631.1	809.0	1053.8	1085.1
占同类机构诊疗量(%)					
综合医院	5.4	4.5	4.3	4.1	4.0
专科医院	2.3	2.0	2.1	2.0	1.9
社区卫生服务中心(站)	8.9	7.9	8.6	8.6	8.7
乡镇卫生院	3.9	5.4	5.7	6.2	6.6
其他机构	1.0	0.7	0.5	1.0	0.6

表 17　药品费用

指　标	2010 年	2014 年	2015 年	2016 年	2017 年
药品总费用(亿元)	8835.9	13925.0	16166.3	17602.4	18203.0
医疗机构药品费用	6324.3	9290.3	10739.9	11524.9	11997.8
门诊药品费用	3270.3	4203.4	5065.8	5471.3	5960.0
住院药品费用	3054.0	5086.9	5674.1	6053.6	6037.8
零售药品费用	2511.6	4634.7	5426.4	6077.6	6205.2
人均药品费用(元)	658.9	1018	1176.1	1280.5	1309.5
药品费用占卫生总费用的(%)	41.6	37.2	37.2	36.3	34.4

资料来源：卫生总费用核算。

表 18　医疗工业主营业务收入

单位：亿元

指　标	2010 年	2014 年	2015 年	2016 年	2017 年
总　计	12073	24553	26885	29636	29826
化学原料药	2438	4240	4614	5035	4992
化学制剂	3428	6304	6816	7535	8341
中药饮片	634	1496	1700	1956	2165
中成药	2474	5806	6167	6697	5736
生物生化制品	1261	2750	3164	3350	3311
卫生材料	623	1662	1859	2125	2267
制药器械	73	159	182	173	187
医疗器械	1141	2136	2382	2765	2828

资料来源：《中国医药统计年报》。

表 19 医药工业利润

单位：亿元

指 标	2010 年	2014 年	2015 年	2016 年	2017 年
总计	1407	2460	2769	3215	3519
化学原料药	236	312	351	445	436
化学制剂	424	734	817	950	1170
中药饮片	56	105	124	138	153
中成药	310	598	668	736	707
生物生化制品	187	322	387	420	499
卫生材料	62	152	170	192	214
制药器械	7	18	19	16	15
医疗器械	125	219	233	318	325

资料来源：《中国医药统计年报》。

表 20 药品生产经营企业数

指 标	2010 年	2015 年	2016 年	2017 年
药品生产企业数（家）	4678	5065	4176	4376
药品经营企业数（万家）	41.5	46.7	46.6	47.2
药品批发企业数（万家）	1.3	1.4	1.3	1.3
药品零售企业数（万家）	40.1	45.3	45.3	45.9
零售连锁企业数（家）	2310	4981	5609	5409
零售连锁企业门店数（万家）	13.7	20.5	22.1	22.9
零售单体药店数（万家）	26.2	24.3	22.6	22.5

资料来源：国家药品监督管理总局统计公报。

表 21 医疗卫生机构数

单位：家

机构名称	2010 年	2015 年	2016 年	2017 年	2018 年
总计	936927	983528	983394	986649	997434
医院	20918	27587	29140	31056	33009
基层医疗卫生机构	901709	920770	926518	933024	943639
专业公共卫生机构	11835	31927	24866	19896	18034
其他机构	2465	3244	2870	2673	2752
总计中：					
非公医疗卫生机构	447995	439862	440887	447160	459365
医院	7068	14518	16432	18759	20977
基层医疗卫生机构	440782	424784	423899	427777	437636

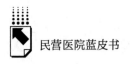
表 22　医院数

单位：家

医院	2010	2015	2016	2017	2018
总计	20918	27587	29140	31056	33009
按登记注册类型分					
公立医院	13850	13069	12708	12297	12032
民营医院	7068	14518	16432	18759	20977
按医院等级分					
三级医院	1284	2123	2232	2340	2548
二级医院	6472	7494	7944	8422	9017
一级医院	5271	8759	9282	10050	10831
按类别分					
综合医院	13681	17430	18020	18921	19693
中医医院	2778	3267	3462	3695	3977
专科医院	3956	6023	6642	7220	7900

表 23　2018 年分等级医院数

单位：家

医院名称	医院	综合医院	中医院	专科医院
总计	33009	19693	3977	7900
三级医院	2548	1396	448	603
甲等	1442	786	326	257
乙等	431	281	88	45
丙等	28	22	0	6
二级医院	9017	4680	1848	2186
甲等	4322	2568	1352	262
乙等	1406	921	228	194
丙等	78	42	9	24
一级医院	10831	7985	874	1641
未定级医院	10613	5632	807	3470

表 24　2018 年各地区医院数

单位：家

地区	合计	按登记注册类型		按医院等级		
		公立医院	民营医院	三级医院	二级医院	一级医院
总计	33009	12032	20977	2548	9017	10831
东部	13036	4570	8466	1178	3206	4747
中部	9481	3611	5870	644	2865	3094

续表

地区	合计	按登记注册类型		按医院等级		
		公立医院	民营医院	三级医院	二级医院	一级医院
西部	10492	3851	6641	726	2946	2990
北京	648	217	431	102	148	371
天津	420	140	280	43	71	190
河北	2108	713	1395	71	566	1100
山西	1368	475	893	57	365	309
内蒙古	818	352	466	80	311	300
辽宁	1369	459	910	134	311	474
吉林	780	272	508	51	244	143
黑龙江	1105	580	525	96	347	305
上海	358	177	181	47	104	8
江苏	1853	467	1386	161	400	756
浙江	1288	442	846	134	237	49
安徽	1140	353	787	68	376	461
福建	641	267	374	77	214	293
江西	716	340	376	69	234	150
山东	2580	809	1771	181	629	993
河南	1825	696	1129	94	507	971
湖北	995	405	590	130	324	264
湖南	1552	490	1062	79	468	491
广东	1553	735	818	206	487	437
广西	624	332	292	77	264	176
海南	218	144	74	22	39	76
重庆	800	245	555	48	150	182
四川	2344	692	1652	200	567	348
贵州	1309	280	1029	58	294	625
云南	1280	416	864	69	375	275
西藏	158	117	41	12	28	73
陕西	1175	473	702	64	357	350
甘肃	626	291	335	37	196	59
青海	220	113	107	20	96	12
宁夏	231	67	164	13	76	88
新疆	907	473	434	48	232	502

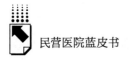

表 25 医疗卫生机构床位数

单位：万张

机构名称	2010 年	2015 年	2016 年	2017 年	2018 年
总计	478.7	701.5	741.0	749.0	840.4
医院	338.7	533.1	568.9	612.0	652.0
基层医疗卫生机构	119.2	141.4	144.2	152.9	158.4
专业公共卫生机构	16.5	23.6	24.7	26.3	27.4
其他机构	4.3	3.4	3.2	2.9	2.6
总计中：					
非公医疗卫生机构	41.2	107.5	127.6	153.5	176.5
医院	37.4	103.4	123.4	148.9	171.8
基层医疗卫生机构	3.8	3.9	3.8	4.1	4.4

表 26 2018 年各地区医疗卫生机构床位数

单位：张

地区	床位总数	医院	公立医院	每千人口医疗卫生机构床位数
总计	8404088	6519749	4802171	6.03
东部	3253527	2626720	1932171	5.60
中部	2687513	2023466	1517739	6.17
西部	2463048	1869563	1352261	6.51
北京	123626	116397	88721	5.74
天津	68247	60337	47186	4.38
河北	421916	320739	237771	5.58
山西	208305	163584	119562	5.60
内蒙古	159006	126378	102122	6.27
辽宁	314440	265968	189664	7.21
吉林	166994	140384	101505	6.18
黑龙江	250129	209578	161779	6.63
上海	139029	120787	97403	5.74
江苏	491522	387981	249306	6.11
浙江	332086	293690	208762	5.79
安徽	328123	253595	180942	5.19
福建	192473	148012	117482	4.88
江西	249490	172843	134763	5.37
山东	608459	460703	339326	6.06
河南	608519	455677	339947	6.34

续表

地区	床位总数	医院	公立医院	每千人口医疗卫生机构床位数
湖北	393514	281455	228284	6.65
湖南	482439	346350	250957	6.99
广东	516929	416243	326648	4.56
广西	255940	173207	146697	5.20
海南	44800	35863	29902	4.79
重庆	220104	162147	107834	7.10
四川	598898	442215	293810	7.18
贵州	245639	189167	116250	6.82
云南	291194	223272	155270	6.03
西藏	16787	12604	9650	4.88
陕西	253711	204359	150508	6.57
甘肃	162737	126147	101500	6.17
青海	39146	32521	26419	6.49
宁夏	41005	35698	26273	5.96
新疆	178881	141848	115928	7.19

表27　医院床位数

单位：万张

机构名称	2010 年	2015 年	2016 年	2017 年	2018 年
总计	338.7	533.1	568.9	612.0	652.0
按登记注册类型					
公立医院	301.4	429.6	445.5	463.1	480.2
民营医院	37.4	103.4	123.4	148.9	171.8
按医院等级					
三级医院	106.5	204.8	221.4	236.0	256.7
二级医院	160.1	219.7	230.3	245.1	255.4
一级医院	25.7	48.2	51.8	58.5	63.0
按类别					
综合医院	245.0	372.1	392.8	417.2	437.9
中医医院	42.4	71.5	76.2	81.8	87.2
专科医院	45.9	76.3	84.5	94.6	105.4

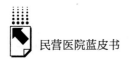

表28　各类医疗卫生机构人员数

单位：万人

指标	2010 年	2015 年	2016 年	2017 年	2018 年
医院卫生人员	422.7	613.3	654.2	697.7	737.5
卫生技术人员	343.8	507.1	541.5	578.5	612.9
执业（助理）医师	126.1	169.3	180.3	193.3	205.4
注册护士	146.9	240.8	261.3	282.2	302.1
基层医疗卫生机构卫生人员	328.2	360.3	368.3	382.6	396.5
卫生技术人员	191.4	225.8	235.4	250.5	268.3
执业（助理）医师	94.9	110.2	114.5	121.4	130.5
注册护士	46.7	64.7	69.6	76.9	85.2
专业公共卫生机构卫生人员	62.5	87.7	87.1	87.2	88.3
卫生技术人员	48.7	63.9	64.6	66.2	67.8

表29　非公医疗卫生机构人员数

单位：万人，%

指标	2010 年	2015 年	2016 年	2017 年	2018 年
人员数	139.7	204.7	225.1	255.5	287.0
卫生技术人员	82.3	141.6	159.3	185.4	213.8
执业（助理）医师	40.8	63.0	69.4	79.5	91.0
注册护士	25.3	54.0	63.2	76.1	90.6
占同类机构人员比重	17.0	19.2	20.2	21.8	23.3
卫生技术人员	14.0	17.7	18.9	20.7	22.5
执业（助理）医师	16.9	20.7	21.7	23.4	25.2
注册护士	12.4	16.6	18.0	20.0	22.1

表30　医院卫生人员数（2018 年）

单位：人

机构名称	卫生人员	卫生技术人员	执业（助理）医师	注册护士
总计	7375273	6129201	2053527	3020813
按登记注册类型				
公立医院	5748267	4867846	1631164	2414000
民营医院	1627006	1261355	422363	606813
按医院等级				
三级医院	3355058	2843456	950189	1460551

机构名称	卫生人员	卫生技术人员	执业（助理）医师	注册护士
二级医院	2790244	2332773	767036	1129442
一级医院	555837	442751	164330	190900
按类别				
综合医院	5165122	4347507	1450976	2174831
中医医院	998777	846105	302068	375744
专科医院	1009342	774352	243498	396477

Abstract

Social development has brought new space for development of private hospitals. Since the new medical reform, it has triggered a new upsurge in private health institutions under continuous release of the policy. In 2019, National Health Commission of the People's Republic of China and other ten ministries and commissions jointly issued opinions on promoting and standardizing sustainable and healthy development of social health care, which once again released important favorable policies. Development prospect of private health institutions in China is promising from long-term goal. General summary of development report of private hospitals in 2019 in China is divided into general report, policy development, investment and financing operation, integration of healthcare and senior care and innovative practice.

General report is based on overall situation of the development of private hospitals in China from 2018 to 2019. In the part of policy development, data of regional development of private hospitals in Jiangsu province and Guangxi Zhuang autonomous region are analyzed. Since 2018, medical insurance management system in China has been gradually improved, and means of medical insurance management have become increasingly refined, and therefore private hospitals are more significantly affected by the new medical insurance policy. "Report on impact of the new policy of medical insurance on social health care" explores influence of the new medical insurance policy on development of private hospitals, and provides a reference for development and transformation of private hospitals. In the part of investment and financing operation focuses on development trend of Chinese private health institutions in the next decade, analysis of M & A transactions of private hospitals in China in recent years, investigation of development needs of private hospitals and policy development of private hospitals in Jiangsu province. Integration of healthcare and senior care has become a hot field of social capital in recent years, In the part of integration of healthcare and senior care contains a research and development report on policy of integration of healthcare and senior care by National Health Commission of the People's Republic of China, summarizes and analyzes development models of several kinds of medical and nursing institutions that are relatively mature and characteristic in China at present around the topic of intelligent senior care. Construction of clinical key disciplines is an important symbol of hospital's medical service capacity. After nearly 20 years of development, some key disciplines of private hospitals stand out. In the part of innovative practice introduces construction of key disciplines and hospital's innovation and development experiences from Aidi Ophthalmic Hospital of Chengdu, Puren Hospital of Wuhan, Hebei Ping'an Medical Group and Anhui Jimin Cancer Hospital.

Keywords: Private hospitals; Medical services; Resource allocation

Contents

I General Report

Abstract: The general report provides a descriptive analysis of the resource allocation of private medical institutions and the capacity of outpatient inpatient treatment in 2015 −2018 according to the relevant data of the 2019 China Health and Health Statistics Summary. The purpose is to understand the status quo of private medical institutions in China and to clarify their status and role in China's medical service system. On the whole, the allocation of resources for private medical institutions has further increased, and the number of institutions, human resources and the number of beds has continued to rise. Corresponding to the growth of public hospitals, the growth of private hospitals and the growth of investment funds far exceed that of public hospitals. At the same time, the capacity of private hospitals for diagnosis and treatment, outpatient services and hospitalization services have maintained a growth rate of around 15%. However, there are many development bottlenecks in private medical institutions. First, there is a lack of standardized and effective implementation policies and implementation standards. Second, the lack of a policy environment for the construction of a talent team and medical technicians have the same promotion channels as public medical institutions. Third, the public has partial bias against private medical institutions. Therefore, private medical institutions can only allow private medical institutions to further develop their space by accelerating the implementation of relevant policies through external measures and strengthening their own standardized and scientific management.

Keywords: Private hospitals; Medical services; Resource allocation

Ⅱ Policy Development Reports

B. 2 Policy Research Report on the Private Hospitals' Development in Jiangsu Province

Huang Xiaoguang, Su Lili, Hou Jingjing, Hu Cuiling, Zhou Zhiwei / 019

Abstract: To understand the current condition of the policies and strategies for private hospitals' development, find the weakness and offer effective policy recommendations. Method: By literature review, the research had a study on policies to promoting private hospitals' development. And according to data from authoritative institutions, the research had an analysis of policy implementation. Result: Policy implementation in Jiangsu Province has had a positive effect on private hospital's development, in terms of the number of private hospitals, numbers of bed in hospitals, service volume and so on. But problems still exist, such as unfair policy environment, ambiguous orientation of private hospitals and poor policy implementation. Conclusion: Government in Jiangsu Province should further encourage the development of private hospitals, optimize the support policy to private hospitals and strengthen the policy implementation. Meanwhile, market supervision should be reinforced for better development of both private hospitals and medical market.

Keywords: Private hospital; Current situation; Policy research

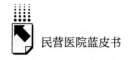

B. 3 Investigation and Research on the Current Situation of Social Medical Service in Guangxi Zhuang Autonomous Region from 2011 to 2017

Huo Haiying, Chen Xue, Cui Dier, Huang Zhaoming / 039

Abstract: Social medical service is an important part of China's health service system. In order to gain an in-depth understanding of the current situation of social medical service in Guangxi, to sort out the advantages and effects, to find out the problems, to analyze the gaps with the brother provinces and to learn from the experience, so as to provide evidence-based recommendations for the formulation and implementation of local policies for the social medical service in Guangxi, the research team conducted a literature study on the development of social medical service in Guangxi Zhuang Autonomous Region from 2011 to 2017 and field research in some areas. The results suggested that Guangxi's social medical institutions have sufficient development space and relatively loose access space. Policies were issued at different levels of the main body to encourage and guide the social medical service, and to promote the quality and safety of social medical institutions. However, there were still many problems in the breakthrough and implementation of the social medical policy. Therefore, it was recommended to build an cross-sectoral cooperation mechanism. The departments of health care, medical insurance, market supervision, industry and commerce, civil affairs, development and reform, public and private sectors should strengthen their ties, coordinate and cooperate, clarify responsibilities, and conduct consultations and effective solutions to practical problems. At the same time, it emphasized the evidence-based formulation and implementation of local policies to promote the sustainable, healthy and standardized development of Guangxi social medical service.

Keywords: Private hospitals; Social medical service; Medical institution; Guangxi Zhuang Autonomous Region

B. 4   Effect of New Policy for Medical Insurance on Private

Hospitals in China   *Xie Yu*, *Li Yongbin*, *Xiang Guochun* / 054

Abstract: Since 2018, with the establishment of National Medical Security Bureau, medical insurance management system in China has been gradually improved and means of medical insurance management have become more and more refined, and effect of medical insurance on medical service system has become more and more prominent. As an important part of medical service system in China, private hospitals are still a supplement of public hospitals, which are more affected by new policy for medical insurance. From policy perspective, the paper analyzes main measures and logic of new policy for medical insurance, and probes into effect of the new policy of medical insurance on development of private hospitals in order to provide a reference for transformation of private hospitals.

Keywords: Essential medical insurance; Private hospital; Private health institutions; Centralized bidding and procurement ; Payment system

Ⅲ   Investment and Financing Operation Reports

B. 5   Winning the Next Decade for Private Hospitals in

Medical Security Market

　　—*Research on Development Trend and Winning Strategy of*

　　　Chinese Social Medical Institutions   *Boston Consulting Group* / 064

Abstract: With driving by increasing market consumption capacity and beneficial government policies, private hospitals in China have developed rapidly in the past twenty years. Now, the number of private medical institutions has gradually exceeded that of public medical institutions. The technology and scale of private hospitals have been greatly improved, and pattern of diversified competition has gradually taken shape. Although the overall environment is encouraging, private hospitals in China still face challenges of increasing market supervision, lack

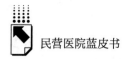
of social trust and intensifying talent competition. It is expected that in the next decade, growth of private hospital market will mainly come from "quantitative change" to "qualitative change" and it shows five major trends: wide recognition of value-based healthcare, continuous influx of diversified capital, increasing marketization of doctor resources, accelerated development of commercial insurance and rapid rise of online healthcare. How private hospitals have made great progress in the next ten years? This report puts forward six winning strategies for private hospitals covering business positioning, talent management, patient sourcing, operational management, external collaboration and cooperation with insurance companies.

Keywords: Private health institutions; Private hospital; Market trend; Value-based healthcare; Winning strategy

B. 6 Analysis of M&A of Private Hospitals in China in 2013 −2019

Qian Liqiang / 084

Abstract: With increasing government's policy support for social capital investments in hospitals, investment in private hospitals has become a hot topic in the investment field in recent years. Data analysis of private hospital mergers and acquisitions (M&A) from 2013 to the first half of 2019 shows that due to factors such as policy planning, industrial integration and technological development, private hospital M&A in China has experienced development process of preparation stage, peak stage and adjustment stage, and it gradually transferred to "value investment" in the past five years. In the process, both industrial and financial investors integrate interest chain through a variety of investment models to seek investment return on investment. It should be noted that M&A process of private hospitals involves many risks associated with policy, capital raising, profit distribution, post-investment integration, etc. Therefore, effective measures should be taken to avoid investment risks, such as doing a good job in regulation and sub-market research, performing feasible investment planning, due diligence and talent, as well as improving medical technology and service capabilities.

Keywords: Private hospital; Mergers and acquisitions; Investment Model

B. 7 Development Status and Strategy of Private Hospitals in Jiangsu Province

Huang Xiaoguang, Su Lili, Hou Jingjing, Hu Cuiling, Zhou Zhiwei / 101

Abstract: The research reveals the development status of private hospitals in Jiangsu Province, and provides effective policy Suggestions for further encouraging and attracting social capital to invest in medical and health care fields. Method: Use the China Statistical Yearbook of Health and Family Planning, Jiangsu Health Development Statistics Bulletin, and the relative date provided by Jiangsu Health and Family Planning Commission Information Center, some private hospitals. Descriptive analysis and comparative analysis are adopted to study the number, grade, bed allocation, health human resources, medical service quantity, operating income and expenditure, service efficiency and medical expenses of private hospitals in Jiangsu province in 2012 −2016. Results: At present, private hospitals in Jiangsu province are growing rapidly as a whole, and the number of hospitals, number of beds, service quantity and other medical service market share have all increased rapidly, but there are still a series of problems such as unclear market positioning, shortage of medical and health resources, and difficulty in implementing policies. Conclusion: Private hospitals should adhere to diversified development and correct positioning, strengthen their own talent construction, and form a talent reserve. The government should do a good job in government supervision and standardize the medical service market.

Keywords: Private Hospitals; Nongovernmental Hospitals; Development; Strategy Research

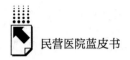

B. 8　　Investigation and Analysis on Needs of Development and
　　　　Construction of Private Hospitals in China

Private Hospital Branch of Chinese Hospital Association,

Beijing Zhong Wei Yun Institute of Medical Data Analytics

and Application Techology / 120

Abstract: In view of increasing pressure and challenges of market competition in the process of development of private hospitals, private hospital branch of CHA and related departments have conducted a special questionnaire survey on needs of development and construction of private hospitals in China recently in order to fully understand development needs of private hospitals, effectively play role and advantages of CHA in policy coordination, resource planning, service docking, etc and help private hospitals accurately docking various resources, technologies, products and financial channels. The results show that the demand for development of private hospitals is strong, while the foundation of information construction for private hospitals is relatively weak, and therefore it is hoped that excellent hospital management system and professional training should be introduced into management for private hospitals. In view of this, it is necessary to speed up cultivation and expansion of the number of high-quality groups of private hospitals, form as soon as possible a industry backbone with distinctive characteristics, strong service ability and high social reputation, as well as a number of benchmarking hospitals so as to promote healthy development of the industry.

Keywords: Private hospital; Private health institutions; Development need; Investigation and research

Ⅳ Integration of Healthcare and Seniorcare Reports

Abstract: As a valid endowment pattern to meet the medical and nursing needs of the elderly, the integrated health and care in China has gradually entered a new stage of standardized development. As an institutional innovation of the endowment pattern, The integrated health and care is not only an inevitable choice to achieve the goal of healthy aging, but also an inevitable choice to actively cope with the urgent population aging situation in the new era under the background of "Healthy China" strategy that "richen slowly and aging fast," and "rich but overworked". China attaches great importance to the issue of aging. In order to actively promote "healthy aging" and explore a healthy elderly care pattern, a series of policies have been issued since 2013 to promote the development of integrated health and care, which has effectively promoted the development of the integrated health and care. At present, there are three main patterns of integrated health and care in China: institution nursing service, community nursing service and home-based care, and then gradually accumulate some experience. But overall, there are still many difficulties in the integrated health and care in China, mainly reflected in the multi-head management of government departments, the lack of supporting policies, systems and standards, shortage of professional medical staff, high service charge levels, single content of service, and the imperfect supervision and evaluation of the integrated health and care. The integrated health and care will be the key direction of the current and future endowment pattern in China. It is urgent to strengthen the top-level design and promote the development of practice.

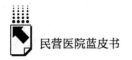

Keywords: Population aging; Theintegrated health and care; Endowment patterns

B. 10　Essential of Cultivating Wisdom in Medical Care
——*Research on Trend of Medical and Health Care Industry based on International Experience and Domestic Pilot Programs*
KPMG Markets Group-Senior Care Team / 166

Abstract: Under the background of accelerated aging in China, the demand for long-term care services for the elderly has been rising. Urbanization and minority children have transformed the traditional family care model. Chinese government is fully opening up its senior care market under initiative of the "Healthy China 2030" plan and related action plans, and is exploring the establishment oflong-term care insurance system. In addition, the government also encourages the transformation from private owned medical facility to senior care facility in order to develop an integrated system of healthcare and senior care. Based on experiences from developed countries and domestic pilot programs, science and technology development in addition of integrated system of healthcare and senior care maytarget senior care demands more accurately, improve the efficiency of service and open up payment channel, all of which will eventually stimulate new industrial kinetic energy to form a benign development ecosystem of healthy industry.

Keywords: Integration of healthcare and senior care; Long-term care; Wisdom senior care

B. 11 Rethinking the Mode of Integration of Healthcare and
Senior Care under the Background of Continuously
Increasing Aging

Jian Sihua, Wu Ping, Zheng Qun, Zhao Jian, Bai Guoyin / 190

Abstract: China is facing a problem of rapid aging, and proportion of the elderly growing much faster than the world average. It is predicted that Chinese pension industry will reach 13 trillion yuan by 2030. The huge market potential is attracting more and more participants. Although new institutions and home community pension products are emerging in market, most of the products have the problem of lack of medical attributes. The ultimate goal of integration of healthcare and senior care is to deal with the "last mile" problem of senior care, actively solve existing shortcomings of senior care model, learn from advanced models of foreign countries and develop by combination of own cultural traditions and actual needs, and then the integration of healthcare and senior care systems is getting better and better.

Keywords: Private hospital; Integration of healthcare and senior care; Senior care model

B. 12 Exploration and Practice of Medical and Elder Care Services
Model in Taikang Senior Living Community *Luo Jiangtao* / 208

Abstract: Since the opening of the first senior living community in 2015, Taikang Senior Living Community Ltd has now formed a layout of 20 cities, and senior living communities in 4 sites run well. In terms of business model, Taikang Senior Living Community Ltd took the lead in introducing model of large CCRC (continuing care retirement community with on-site primary care) community in United Statesinto China, and built secondary rehabilitation hospital or primary general hospital so as to form a unique mode of medical and elder care services.

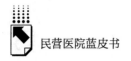

From service point of view, we provide independent living, assisted care, memory care and professional care services. At the same time, we provide a series of health care services relying on self-owned rehabilitation hospital such as health management, emergency first aid, general geriatric department, rehabilitation, tranquillity care and green channel for referrals. By this way, we have formed a comprehensive full-care integrated care model of "CCRC + Hospital", which is like Programs of All-Inclusive Care (PACA) model for the elderly, and probes into and practices the mode of medical and elder care services model in domestic community for medical and elder care services.

Keywords: Private health institutions; Integration of healthcare and senior care; Continuing care retirement community; Integrated care; Long-term care

B. 13　Innovation and Practice of Yanda's Senior Care Model of "Integration of Healthcare and Senior Care"

Zhou Sujuan / 217

Abstract: Advanced scientific senior care model is the basis of actively responding to the aging of population. Yanda Golden Age Health Care Center is affiliated to Yanda International Health City. After eight years of practice, it has realized a complete senior service system which integrates medical treatment, senior care, rehabilitation and social activities. Its medical service relies on neighboring Hebei Yanda Hospital and Community Health Service Center. Elderly rehabilitation department set up by the center provides professional rehabilitation medical services, as well as professional life care services and rich cultural life activities. Yanda Golden year Health Care Center has practiced "integration of healthcare and senior care" model for many years, which can play a certain reference for development of medical and nursing care industry in China.

Keywords: Aging of population; Senior care; Integration of healthcare and senior care; Private health institutions

B. 14　Exploration on Model and Practice of Small-scale

　　　　Integrated Institutions with Multi-functional Medical

　　　　and Elder Care Services　　　　　　　　*Duan Xuan* / 223

Abstract：China is experiencing an aging society. Integrated medical care and elderly care institutions" and " home-and community-based care services " model will become a model of elder care with Chinese characteristics, and it is likely to continue to dominate in a significantly long term, which leads to institutionsof " small-scale integrated institutions with multi-functional medical and elder care services" . The model mainly provides day care and physical and mental function trainingfor the elderly or the physically handicapped who need life support andnursing services, as well as short-term accommodation and door-to-door visits at requests of the elderly. Beijing United-Home Senior Care Services Group Limited Companytook the lead in introducingthe model of small-scale integrated institutions with multi-functional medical and elder care services, implementing all-wavestandardized quality control managementof multi-departmental joint and cross-supervision, establishing a set of perfect standardized service systemand ensuring consistency of group chain service of the project. In the future, chain, scale, platform and networking are the development direction of model of small-scale integrated institutions with multi-functional medical and elder care services. It requires from elder care services institutions to the main body of medical institutions to promote development of medical care to grass-roots level and improve the professionalism of elder care service simultaneously, and integrate upstream and downstream development. However, there are also some problems at this stage, such as industry management needs to be regulated, policy support needs to be landed, service talents are lack, and market-oriented operations should to be scaled up.

Keywords：Elder care service industry；Integration of healthcare and senior care；Community embedded；Social capital

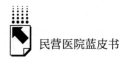
V Innovative Practice Reports

Abstract: Medical quality is the footstone and core of hospital development, which is related to patient's life and health rights, and it is the standard for evaluating level of diagnosis and treatment of hospital Type of disease is the basic unit of daily diagnosis and treatment in hospitals. Process of implementing medical treatment for disease can reflect technical ability and level of hospitals. It is an important development strategy to improve market share and brand awareness of private hospitals by building dominant disease species to drive development of the subject. After 6 years of development, AIDI Ophthalmology Hospital has established a good specialty brand in the region and obtained good social and economic benefits by targeting specialty of hospital characteristics to lead to an overall improvement in level of diagnosis and treatment in the hospital.

Keywords: Dominant disease species; Subject; Experience

Abstract: Objective The paper analyzes and summarizes clinical medical subjects ability construction and practice in Wuhan Puren hospital in recent years to find out effective methods of clinical medical subjects ability construction in hospitals and to discuss influence of clinical medical subjects ability construction on service capacity and development in general hospitals. After more than 50 years of development, the hospital has been built a number of high-quality and distinctive key specialties by overall planning and concentrating efforts, which have greatly promoted medical treatment, teaching and scientific research in the hospital. The promotion of comprehensive service capacity in private hospitals is closely related to construction of clinical medical subjects ability. Strengthening the construction of clinical medical subjects ability is an important strategy to promote the overall development of three-level general private hospitals.

Keywords: Private hospital; General hospital; Service Ability; Medical subjects construction; Key specialty

Abstract: Ping'an hospital has achieved double improvement in medical quality and medical service through innovative management means and humanized service management. Meanwhile, it establishes national key specialties on persisting inthe principle of "famous doctors leading to famous departments, and famous hospitals building by famous departments". The hospital adheres to the development of traditional Chinese medicine as the first place and integrated traditional Chinese and western medicine, giving full play to advantages of traditional Chinese medicine and promoting all-round development of medical technology. The hospital implements the integrated management mode and integrates the medical resources of all departments according to the unified standards and norms. The hospital also sets up a scientific research platform, attaches importance to construction of talent echelon, creates a good scientific research atmosphere and enhances the strength of scientific research.

Keywords: Private hospital; Key specialty; Subject construction; Medical quality; Service capabilities

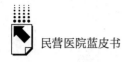

B. 18   Establishmentof a Standardized Clinical Tumor Diagnosis

and Treatment Basewith Multidisciplinary Diagnosis

and Treatment Mode

—*Practice of Multidisciplinary Diagnosis and Treatment Mode*

in Anhui Jimin Cancer Hospital

An hui, Jimin, Cancer Hospital Liu Aiguo / 266

Abstract: Since the establishment of Anhui Jimin Cancer Hospital, multi-disciplinary diagnosis and treatment model (MDT) for tumor has been gradually established and improved. The hospital has become a standardized clinical diagnosis and treatment base for Hefei through standardized management and continuous improvement of MDT. After diagnosis and treatment plan for patients has been confirmed by MDT, management system of the hospital will ensure implementation of MDT program in each clinical discipline so that patients can receive high-quality and personalized treatment. In the past 16 years, the hospital insists on carrying out MDT and paying attention to continuous improvement in implementation, which not only provides basic conditions for scientificalness and rationality of early diagnosis and treatment and therapeutic plan forpreliminary diagnosed patients, but also improves diagnosis and treatment for patients with infrequent and severetumor diseases. The brand of tumor diagnosis and treatment is shaped by comprehensive advantage. In the future, the hospital will integrate concept of individualized medicine, precision medicine and rapid rehabilitation into tumor diagnosis and treatment, establish a standardized operation process for tumor MDT and achieve continuous improvement of medical service quality.

Keywords: Private hospital; Cancer hospital; Malignant tumor; Multi-disciplinary diagnosis and treatment model; Standardization

Ⅵ   Appendices

❖ 皮书起源 ❖

"皮书"起源于十七、十八世纪的英国，主要指官方或社会组织正式发表的重要文件或报告，多以"白皮书"命名。在中国，"皮书"这一概念被社会广泛接受，并被成功运作、发展成为一种全新的出版形态，则源于中国社会科学院社会科学文献出版社。

❖ 皮书定义 ❖

皮书是对中国与世界发展状况和热点问题进行年度监测，以专业的角度、专家的视野和实证研究方法，针对某一领域或区域现状与发展态势展开分析和预测，具备原创性、实证性、专业性、连续性、前沿性、时效性等特点的公开出版物，由一系列权威研究报告组成。

❖ 皮书作者 ❖

皮书系列的作者以中国社会科学院、著名高校、地方社会科学院的研究人员为主，多为国内一流研究机构的权威专家学者，他们的看法和观点代表了学界对中国与世界的现实和未来最高水平的解读与分析。

❖ 皮书荣誉 ❖

皮书系列已成为社会科学文献出版社的著名图书品牌和中国社会科学院的知名学术品牌。2016年，皮书系列正式列入"十三五"国家重点出版规划项目；2013~2019年，重点皮书列入中国社会科学院承担的国家哲学社会科学创新工程项目；2019年，64种院外皮书使用"中国社会科学院创新工程学术出版项目"标识。

基本子库
SUB DATABASE

中国社会发展数据库（下设 12 个子库）

全面整合国内外中国社会发展研究成果，汇聚独家统计数据、深度分析报告，涉及社会、人口、政治、教育、法律等 12 个领域，为了解中国社会发展动态、跟踪社会核心热点、分析社会发展趋势提供一站式资源搜索和数据分析与挖掘服务。

中国经济发展数据库（下设 12 个子库）

基于"皮书系列"中涉及中国经济发展的研究资料构建，内容涵盖宏观经济、农业经济、工业经济、产业经济等 12 个重点经济领域，为实时掌控经济运行态势、把握经济发展规律、洞察经济形势、进行经济决策提供参考和依据。

中国行业发展数据库（下设 17 个子库）

以中国国民经济行业分类为依据，覆盖金融业、旅游、医疗卫生、交通运输、能源矿产等 100 多个行业，跟踪分析国民经济相关行业市场运行状况和政策导向，汇集行业发展前沿资讯，为投资、从业及各种经济决策提供理论基础和实践指导。

中国区域发展数据库（下设 6 个子库）

对中国特定区域内的经济、社会、文化等领域现状与发展情况进行深度分析和预测，研究层级至县及县以下行政区，涉及地区、区域经济体、城市、农村等不同维度。为地方经济社会宏观态势研究、发展经验研究、案例分析提供数据服务。

中国文化传媒数据库（下设 18 个子库）

汇聚文化传媒领域专家观点、热点资讯，梳理国内外中国文化发展相关学术研究成果、一手统计数据，涵盖文化产业、新闻传播、电影娱乐、文学艺术、群众文化等 18 个重点研究领域。为文化传媒研究提供相关数据、研究报告和综合分析服务。

世界经济与国际关系数据库（下设 6 个子库）

立足"皮书系列"世界经济、国际关系相关学术资源，整合世界经济、国际政治、世界文化与科技、全球性问题、国际组织与国际法、区域研究 6 大领域研究成果，为世界经济与国际关系研究提供全方位数据分析，为决策和形势研判提供参考。

法律声明

　　"皮书系列"（含蓝皮书、绿皮书、黄皮书）之品牌由社会科学文献出版社最早使用并持续至今，现已被中国图书市场所熟知。"皮书系列"的相关商标已在中华人民共和国国家工商行政管理总局商标局注册，如 LOGO（▧）、皮书、Pishu、经济蓝皮书、社会蓝皮书等。"皮书系列"图书的注册商标专用权及封面设计、版式设计的著作权均为社会科学文献出版社所有。未经社会科学文献出版社书面授权许可，任何使用与"皮书系列"图书注册商标、封面设计、版式设计相同或者近似的文字、图形或其组合的行为均系侵权行为。

　　经作者授权，本书的专有出版权及信息网络传播权等为社会科学文献出版社享有。未经社会科学文献出版社书面授权许可，任何就本书内容的复制、发行或以数字形式进行网络传播的行为均系侵权行为。

　　社会科学文献出版社将通过法律途径追究上述侵权行为的法律责任，维护自身合法权益。

　　欢迎社会各界人士对侵犯社会科学文献出版社上述权利的侵权行为进行举报。电话：010-59367121，电子邮箱：fawubu@ssap.cn。

社会科学文献出版社